国家卫生健康委员会"十四五"规划教材

全国高等学校教材

供医学影像学专业用

医学影像检查技术学 第5版

Medical Imaging Examination Technology

主　编　李真林　于兹喜
副主编　张修石　张　敬　郑君惠

编　委（以姓氏笔画为序）

于兹喜　山东第一医科大学

孔祥闯　华中科技大学同济医学院附属协和医院

石凤祥　中国中医科学院广安门医院

吕发金　重庆医科大学附属第一医院

任　宏　浙江大学医学院附属邵逸夫医院

刘义军　大连医科大学附属第一医院

刘泉源　滨州医学院附属医院

李真林　四川大学华西医院

吴　波　武汉大学中南医院

张　敬　天津医科大学总医院

张修石　哈尔滨医科大学附属肿瘤医院

周高峰　中南大学湘雅医院

郑君惠　华南理工大学附属广东省人民医院

姚飞荣　苏州大学附属第一医院

郭建新　西安交通大学第一附属医院

唐鹤菡　四川大学华西医院

曹国全　温州医科大学附属第一医院

彭文献　上海健康医学院

雷军强　兰州大学第一医院

戴贵东　西南医科大学附属医院

编写秘书

余　伟　四川大学华西医院

罗　维　华南理工大学附属广东省人民医院

U0284575

人民卫生出版社

·北　京·

版权所有，侵权必究！

图书在版编目（CIP）数据

医学影像检查技术学 / 李真林，于兹喜主编. —5
版. —北京：人民卫生出版社，2022.6（2024.6重印）
全国高等学校医学影像学专业第五轮规划教材
ISBN 978-7-117-33085-5

Ⅰ. ①医… Ⅱ. ①李…②于… Ⅲ. ①影像诊断－医
学院校－教材 Ⅳ. ①R445

中国版本图书馆 CIP 数据核字（2022）第 080500 号

人卫智网	www.ipmph.com	医学教育、学术、考试、健康，购书智慧智能综合服务平台
人卫官网	www.pmph.com	人卫官方资讯发布平台

医学影像检查技术学
Yixue Yingxiang Jiancha Jishuxue
第 5 版

主　　编：李真林　于兹喜
出版发行：人民卫生出版社（中继线 010-59780011）
地　　址：北京市朝阳区潘家园南里 19 号
邮　　编：100021
E - mail：pmph @ pmph.com
购书热线：010-59787592　010-59787584　010-65264830
印　　刷：北京铭成印刷有限公司
经　　销：新华书店
开　　本：850×1168　1/16　印张：15　插页：4
字　　数：423 千字
版　　次：2000 年 10 月第 1 版　　2022 年 6 月第 5 版
印　　次：2024 年 6 月第 4 次印刷
标准书号：ISBN 978-7-117-33085-5
定　　价：52.00 元
打击盗版举报电话：010-59787491　E-mail：WQ @ pmph.com
质量问题联系电话：010-59787234　E-mail：zhiliang @ pmph.com
数字融合服务电话：4001118166　E-mail：zengzhi @ pmph.com

全国高等学校医学影像学专业第五轮规划教材修订说明

医学影像学专业本科教育始于 1984 年,38 年来我国医学影像学专业的专业建设、课程建设及教材建设都取得了重要进展。党的十九大以来,国家对高等医学教育提出了新要求,出台了《"健康中国2030"规划纲要》《国家积极应对人口老龄化中长期规划》《关于加强和改进新形势下高校思想政治工作的意见》等重要纲领性文件,正在全面推动世界一流大学和世界一流学科建设。教材是教学内容的载体,不仅要反映学科的最新进展,而且还要体现国家需求、教育思想和观念的更新。第五轮医学影像学专业"十四五"规划教材的全面修订,将立足第二个百年奋斗目标新起点,面对中华民族伟大复兴战略全局和世界百年未有之大变局,全面提升我国高校医学影像学专业人才培养质量,助力院校为党和国家培养敢于担当、善于作为的高素质医学影像学专业人才,为人民群众提供满意的医疗影像服务,为推动高等医学教育深度融入新发展格局贡献力量。

一、我国高等医学影像学教育教材建设历史回顾

1.自编教材 1984 年,在医学影像学专业建立之初,教材多根据各学校教学需要编写,其中《放射学》《X 线物理》和《X 线解剖学》在国内影响甚广,成为当时教材的基础版本。由于当时办医学影像学(原为放射学)专业的学校较少,年招生人数不足 200 人,因此教材多为学校自编、油印,印刷质量不高,但也基本满足当时教学的需要。

2.协编教材 1989 年,随着创办医学影像学专业的院校增加,由当时办医学影像学专业最早的天津医科大学发起,邀请哈尔滨医科大学、中国医科大学、川北医学院、泰山医学院、牡丹江医学院等学校联合举办了第一次全国医学影像学专业(放射学专业)校际会议。经协商,由以上几所院校联合国内著名的放射学家共同编写本专业核心课与部分基础课教材。教材编写过程中,在介绍学科的基础知识、基本理论、基本技能的基础上,注重授课与学习的特点和内容的更新,较自编教材有了很大进步,基本满足了当时的教学需要。

3.规划教材 1999 年,全国高等医学教育学会医学影像学分会成立后,由学会组织国内相关院校进行了关于教材问题的专题会议,在当年成立了高等医药院校医学影像学专业教材评审委员会,组织编写面向 21 世纪医学影像学专业规划教材。

2000 年,由人民卫生出版社组织编写并出版了国内首套 7 部供医学影像学专业使用的统编教材,包括《人体断面解剖学》《医学影像物理学》《医学电子学基础》《医学影像设备学》《医学影像检查技术学》《医学影像诊断学》和《介入放射学》。

2005 年,第二轮修订教材出版,增加了《影像核医学》和《肿瘤放射治疗学》,使整套教材增加到 9部。同期,我国设立医学影像学专业的学校也由 20 所增加到 40 所,学生人数不断增长。

2010 年,第三轮修订教材完成编写和出版,增加了《医学超声影像学》,使该套教材达到 10 部。此外,根据实际教学需要,将《人体断面解剖学》进行了系统性的修改,更名为《人体断面与影像解剖学》。此时,我国设立医学影像学专业的学校也增加到 80 所,年招生人数超过 1 万人。第三轮教材中的《医学影像检查技术学》《医学影像诊断学》《介入放射学》《影像核医学》和《肿瘤放射治疗学》还被评为了普通高等教育"十二五"国家级规划教材。

2017 年,第四轮修订教材完成编写和出版。在广泛征求意见的基础上,将《人体断面与影像解剖学》更名为《人体断层影像解剖学》,将《影像核医学》更名为《影像核医学与分子影像》。该套教材编写更加规范,内容保持稳定。全部理论教材品种都配有相应的数字化网络增值服务,开启移动学习、线上学习新模式。同步配套编写的学习指导与习题集,更加便于学生复习和巩固理论知识。

前四轮规划教材的编写凝结了众多医学教育者的经验和心血，为我国的高等医学影像学教育做出了重要贡献。

二、第五轮医学影像学专业规划教材编写特色

近年来，国家对高等教育提出了新要求，医学影像学发展出现了新趋势，社会对医学影像学人才有了新需求，医学影像学高等教育呈现出新特点。为了适应新时代改革发展需求，全国高等学校医学影像学专业第四届教材评审委员会和人民卫生出版社在充分调研论证的基础上，决定从 2020 年开始启动医学影像学专业规划教材第五轮的修订工作。

1. 修订原则

（1）**教材修订应符合国家对高等教育提出的新要求。**以人民满意为宗旨，以推动民族复兴为使命，以立德树人为根本任务，以提高质量为根本要求，以深化改革为根本出路，坚持"以本为本"，推进"四个回归"，培养合格的社会主义建设者和接班人。

（2）**教材修订应反映医学影像学发展的新趋势。**医学影像学多学科交叉的属性更加明显，人工智能技术在医学影像学领域的应用越来越普遍，功能影像和分子影像技术快速发展。

（3）**教材修订应满足社会对医学影像学人才的新需求。**社会对医学影像学人才的需求趋于多样化，既需要具有创新能力和科研素养的拔尖人才，又需要具有扎实的知识和较强实践能力的应用型人才。

（4）**教材修订应适应医学影像学高等教育的新特点。**医学影像学高等教育的新特点包括：信息化技术与医学影像学教学的有机融合，教师讲授与学生自学的有机融合，思想政治教育与专业课教育的有机融合，数字资源与纸质资源的有机融合，创新思维与实践能力的有机融入。

2. 编写原则与特色

（1）**课程思政融入教材思政：**立德树人是高等教育的根本任务，专业课程和专业教材的思政教育更能充分发挥润物无声、培根铸魂的作用。通过对我国影像学发展重大成果的介绍，对我国医学影像学专家以及普通影像医务工作者勇于担当、无私奉献、生命至上、大爱无疆精神的解读，引导当代高校医学生树立坚定的文化自信。

（2）**统筹规划医学影像学专业教材建设：**为进一步完善医学影像学专业教材体系，本轮修订增加三本教材：新增《医学影像学导论》，使医学影像学专业学生能够更加全面了解本专业发展概况；新增《医学影像应用数学》，满足医学影像学专业数学教学的特殊需求；新增《医用放射防护学》（第 3 版），在前两轮教材编写中，该教材作为配套辅导教材获得良好反馈，鉴于目前对医学生提高放射防护意识的实际需要，本轮修订将其纳入理论教材体系。

（3）**坚持编写原则，打造精品教材：**坚持贯彻落实人民卫生出版社在规划教材编写中通过实践传承的"三基、五性、三特定"的编写原则："三基"即基本知识、基本理论、基本技能；"五性"即思想性、科学性、创新性、启发性、先进性；"三特定"即特定对象、特定要求、特定限制。精练文字，严格控制字数，同一教材和相关教材的内容不重复，相关知识点具有连续性，内容的深度和广度严格控制在教学大纲要求的范畴，力求更适合广大学校的教学要求，减轻学生负担。

（4）**为师生提供更为丰富的数字资源：**为提升教学质量，第五轮教材配有丰富的数字资源，包括教学课件、重点微课、原理动画、操作视频、高清图片、课后习题、AR 模型等；并专门编写了与教材配套的医学影像学专业在线题库，及手机版医学影像学精选线上习题集系列供院校和学生使用；精选部分教材制作线上金课，适应在线教育新模式。不断发掘优质虚拟仿真实训产品，融入教材与教学，解决实践教学难题，加强影像人才实践能力的培养。

第五轮规划教材将于 2022 年秋季陆续出版发行。希望全国广大院校在使用过程中，多提宝贵意见，反馈使用信息，为下一轮教材的修订工作建言献策。

2022 年 3 月

主编简介

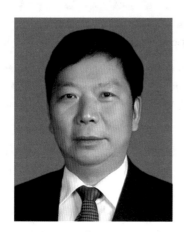

李真林

　　1966年10月出生于四川省邛崃市。现任四川大学华西临床医学院/华西医院医学影像技术系主任，博士研究生导师；中华医学会影像技术分会第9届委员会主任委员；中华医学会第26届理事会理事；国家卫生健康委人才交流服务中心人才评价资深专家；中国医师协会医学技师专业委员会第1届委员会副主任委员；四川省放射医学质量控制中心副主任；四川省第11批省卫生计生委学术技术带头人。*British Journal of Radiology* 审稿人，《中华放射学杂志》《中华放射医学与防护杂志》《临床放射学杂志》《实用放射学杂志》等编委。

　　从事教学工作35年，辛勤耕耘在医学影像技术教育教学一线，探索医学影像技术学科建设与人才培养。专业上主要探讨影像检查新技术和新方法，影像检查规范化与个性化，以CT低剂量、灌注，MRI功能和分子成像，AI质控等为研究方向。近5年参与发表专家共识8篇；发表第一及通讯作者文章76篇；主持国家级、省部级等各类课题20余项；主编教材7部，专著10余部。获宝钢优秀教师奖、全国医学影像技术学科建设领军奖、四川省科学技术进步奖一等奖、四川省医学科技奖一等奖、华夏医学科技奖、四川省有突出贡献的优秀专家、四川省卫生计生系统先进个人等各类荣誉20余项。

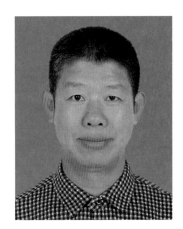

于兹喜

1963 年 4 月生于山东省平度市。现任山东第一医科大学教授，医学影像技术教研室主任，硕士研究生导师。

从事医学影像技术及相关课程的教学与科研工作 37 年。1985 年毕业于青岛医学院医疗专业，1999 年毕业于山东医科大学医学影像学专业并获医学硕士学位。担任"医学影像检查技术学""医学影像解剖学"和"医学影像技术专业英语"三门课程的教学工作。除了教学之外还从事临床医学影像诊断，主要是 CT、MRI 的临床应用。编写教材 13 部，其中主编国家级规划教材 7 部。在《中华放射学杂志》及其他国内核心期刊发表论文 20 余篇。承担科研课题多项。曾获中华医学会放射学分会"种子计划"项目 1 项，全国首届医学影像技术中青年论文交流会二等奖，2007 年主持的课程"医学影像检查技术学"被山东省教育厅评为省级精品课程，2009 年获成人教育特色课程，主持建立的医学影像技术实验室为省级示范教学中心。

副主编简介

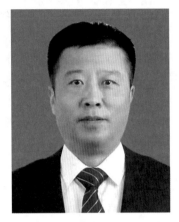

张修石

1964 年 9 月生于黑龙江东宁市。现任哈尔滨医科大学附属肿瘤医院影像中心主任，医学影像学教研室主任，主任医师，教授，博士研究生导师。黑龙江省医学会放射学分会副主任委员，黑龙江省抗癌协会肿瘤影像专业委员会主任委员，中国抗癌协会肿瘤影像专业委员会常务委员。

从事医学影像教学、科研、医疗工作 34 年，培养硕士研究生 27 名，博士研究生 2 名，发表核心期刊及 SCI 收录论文 30 余篇。参编国家卫生计生委"十三五"规划教材等全国高等学校教材，担任医学院校成人教育《医学影像学》副主编，本科生《肿瘤学概论》副主编，《放射防护学》编委，第 2、3 版《医学影像检查技术学》编委，第 4 版《医学影像检查技术学》副主编。

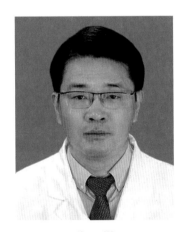

张　敬

1970 年 11 月生于天津市。现任天津医科大学总医院行政副主任，教授、主任医师、硕士研究生导师，中国医学装备协会磁共振应用专业委员会副主任委员，中华医学会放射学分会委员，天津市医师协会放射医师分会会长，天津市医学会放射学分会常务委员。

从事教学工作近 30 年，主要从事神经系统疾病影像诊断和磁共振新技术的临床应用和研究工作，以脑血管病、脑肿瘤、脑外伤及神经系统变性疾病为重点，先后完成国家自然科学基金、天津市自然科学基金重点项目等多项课题，获得天津市科学技术进步奖一等奖 1 项（第四完成人）。

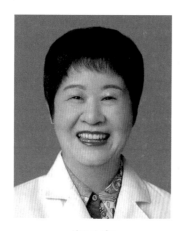

郑君惠

1965 年 8 月出生于广东省揭阳市。现任南方医科大学和华南理工大学硕士研究生导师，华南理工大学附属广东省人民医院放射科主任技师；教育部聘任 2018—2022 年教育部高等学校医学技术专业教学指导委员会委员；中华医学会影像技术分会第 6 届和第 8 届委员会副主任委员；广东省医学会影像技术学分会第 1 届主任委员；广东省医师协会医学影像技师分会主任委员；《中华放射学杂志》第 11 届编委和《中华放射医学与防护杂志》审稿专家。

从事影像技术工作 30 多年和本科教学工作 10 多年，获得广州市科学技术进步奖二等奖 1 项。以第一副主编出版 2018 年高等院校本科生教材《医学影像技术学》。承担多项省部级科研课题项目，在《中华放射学杂志》等国内外核心杂志发表学术论文 10 余篇。

前 言

本版《医学影像检查技术学》是在前4版的基础上，根据"新医科"背景下医学影像人才培养要求和医学影像检查技术学最新发展修订的。医学精准、影像先行，医学微创、影像支撑。临床诊治疾病的模式已经由"经验医学"转变为"循证医学"，并正在向"精准医学"发展。现代医学影像设备特别是国产设备的高速发展，将医学影像推到了前所未有的高度。这就要求影像科诊断医师必须熟悉影像检查技术，了解影像数据的产生、采集和处理等流程。只有在理解图像来源的基础上分析图像，才能对疾病做出精确的诊断。

本教材采用纸数融合，在纸质版教材的基础上拓展数字内容，涵盖视频、动画、微课等，使原本枯燥乏味的知识点更加生动，使抽象的各类检查技术更加形象直观，便于对检查技术的原理、内容、操作技术与图像质量等更好地理解与吸收。同时为贴合新时代学习模式和学习行为，针对医学生影像岗位胜任力，在纸质版内容的基础上，选择经典影像检查技术和有挑战度的检查方式，录制本教材配套的线上金课，进一步提高检查技术的临床应用性；并编写了紧扣本教材重点难点的在线题库，有助于加强学生知识点消化吸收，强化应用。

本教材共5章，强调影像检查技术的规范化与标准化，以期促进医学影像同质和检查结果互认。第一章除介绍X线、CT、MRI、DSA检查技术的应用，医学影像信息与各类影像质量管理和评价外，新增影像大数据人工智能，以及影像检查安全与医院感染防护。第二至第五章分别具体介绍X线、CT、MRI、DSA检查技术在各系统和部位的检查方法，对比剂应用和图像质量控制等。编写过程中，结合教学中教师、学生反映的问题和临床实际应用情况，淘汰已经过时的检查技术，删除较难理解且不实用的内容，增加近年医学影像新技术、新发展、新趋势。力求内容夯实，浅显易懂，适合医学影像诊断与医学影像技术的专业教学使用。

由于水平有限，书中难免存在不少缺点、不足，请读者指正，以便改进。

李真林
2022年6月

目　录

第一章　总论 ··· 1

第一节　X线检查技术 ·· 1
　　一、特点 ··· 1
　　二、主要用途 ··· 1
　　三、主要内容 ··· 1
　　四、限度 ··· 2

第二节　CT检查技术 ·· 3
　　一、特点 ··· 3
　　二、主要用途 ··· 3
　　三、主要内容 ··· 4
　　四、限度 ··· 4

第三节　MRI检查技术 ·· 4
　　一、特点 ··· 4
　　二、主要用途 ··· 5
　　三、主要内容 ··· 5
　　四、限度 ··· 6

第四节　DSA检查技术 ·· 6
　　一、特点 ··· 6
　　二、主要用途 ··· 6
　　三、主要内容 ··· 7
　　四、限度 ··· 7

第五节　医学影像信息系统与大数据人工智能应用 ································· 7
　　一、医学影像信息系统特点 ··· 8
　　二、医学影像信息系统主要用途 ··· 8
　　三、医学影像信息系统主要内容 ··· 8
　　四、影像存储的限度 ··· 9
　　五、大数据人工智能应用 ··· 10

第六节　医学影像质量管理和评价 ·· 11
　　一、医学影像质量管理 ·· 11
　　二、医学影像质量评价 ·· 12
　　三、X线影像的质量控制 ··· 12
　　四、CT图像的质量控制 ·· 12

　　　　五、MRI 图像的质量控制⋯⋯⋯⋯⋯⋯⋯⋯⋯⋯⋯⋯⋯⋯⋯⋯⋯⋯⋯⋯ 13

　　　　六、DSA 图像的质量控制⋯⋯⋯⋯⋯⋯⋯⋯⋯⋯⋯⋯⋯⋯⋯⋯⋯⋯⋯⋯ 14

　　　　七、各种检查方法优选⋯⋯⋯⋯⋯⋯⋯⋯⋯⋯⋯⋯⋯⋯⋯⋯⋯⋯⋯⋯⋯ 14

　　第七节　影像检查安全与医院感染防控⋯⋯⋯⋯⋯⋯⋯⋯⋯⋯⋯⋯⋯⋯⋯⋯ 16

　　　　一、设备安全⋯⋯⋯⋯⋯⋯⋯⋯⋯⋯⋯⋯⋯⋯⋯⋯⋯⋯⋯⋯⋯⋯⋯⋯⋯ 16

　　　　二、患者安全⋯⋯⋯⋯⋯⋯⋯⋯⋯⋯⋯⋯⋯⋯⋯⋯⋯⋯⋯⋯⋯⋯⋯⋯⋯ 16

　　　　三、工作人员安全⋯⋯⋯⋯⋯⋯⋯⋯⋯⋯⋯⋯⋯⋯⋯⋯⋯⋯⋯⋯⋯⋯⋯ 17

　　　　四、影像检查医院感染防控⋯⋯⋯⋯⋯⋯⋯⋯⋯⋯⋯⋯⋯⋯⋯⋯⋯⋯⋯ 17

第二章　X 线检查技术⋯⋯⋯⋯⋯⋯⋯⋯⋯⋯⋯⋯⋯⋯⋯⋯⋯⋯⋯⋯⋯⋯⋯⋯⋯ 20

　　第一节　X 线影像质量基本因素⋯⋯⋯⋯⋯⋯⋯⋯⋯⋯⋯⋯⋯⋯⋯⋯⋯⋯⋯ 20

　　　　一、符合医学影像诊断学的要求⋯⋯⋯⋯⋯⋯⋯⋯⋯⋯⋯⋯⋯⋯⋯⋯⋯ 20

　　　　二、影像的光学密度与灰度⋯⋯⋯⋯⋯⋯⋯⋯⋯⋯⋯⋯⋯⋯⋯⋯⋯⋯⋯ 20

　　　　三、影像对比度和锐利度⋯⋯⋯⋯⋯⋯⋯⋯⋯⋯⋯⋯⋯⋯⋯⋯⋯⋯⋯⋯ 21

　　　　四、空间分辨力和密度分辨力⋯⋯⋯⋯⋯⋯⋯⋯⋯⋯⋯⋯⋯⋯⋯⋯⋯⋯ 21

　　　　五、噪声和伪影⋯⋯⋯⋯⋯⋯⋯⋯⋯⋯⋯⋯⋯⋯⋯⋯⋯⋯⋯⋯⋯⋯⋯⋯ 22

　　第二节　X 线摄影条件基本因素与自动曝光控制⋯⋯⋯⋯⋯⋯⋯⋯⋯⋯⋯⋯ 22

　　　　一、X 线摄影条件基本因素⋯⋯⋯⋯⋯⋯⋯⋯⋯⋯⋯⋯⋯⋯⋯⋯⋯⋯⋯ 22

　　　　二、X 线摄影自动曝光控制⋯⋯⋯⋯⋯⋯⋯⋯⋯⋯⋯⋯⋯⋯⋯⋯⋯⋯⋯ 25

　　第三节　X 线摄影基础知识⋯⋯⋯⋯⋯⋯⋯⋯⋯⋯⋯⋯⋯⋯⋯⋯⋯⋯⋯⋯⋯ 26

　　　　一、解剖学基准线和面⋯⋯⋯⋯⋯⋯⋯⋯⋯⋯⋯⋯⋯⋯⋯⋯⋯⋯⋯⋯⋯ 26

　　　　二、X 线摄影基准线和面⋯⋯⋯⋯⋯⋯⋯⋯⋯⋯⋯⋯⋯⋯⋯⋯⋯⋯⋯⋯ 27

　　　　三、X 线摄影体位、方向、方位及命名原则⋯⋯⋯⋯⋯⋯⋯⋯⋯⋯⋯⋯ 28

　　　　四、体表解剖标志⋯⋯⋯⋯⋯⋯⋯⋯⋯⋯⋯⋯⋯⋯⋯⋯⋯⋯⋯⋯⋯⋯⋯ 29

　　　　五、X 线摄影技术操作原则和步骤⋯⋯⋯⋯⋯⋯⋯⋯⋯⋯⋯⋯⋯⋯⋯⋯ 31

　　第四节　普通 X 线检查技术⋯⋯⋯⋯⋯⋯⋯⋯⋯⋯⋯⋯⋯⋯⋯⋯⋯⋯⋯⋯⋯ 33

　　　　一、透视⋯⋯⋯⋯⋯⋯⋯⋯⋯⋯⋯⋯⋯⋯⋯⋯⋯⋯⋯⋯⋯⋯⋯⋯⋯⋯⋯ 33

　　　　二、X 线摄影技术⋯⋯⋯⋯⋯⋯⋯⋯⋯⋯⋯⋯⋯⋯⋯⋯⋯⋯⋯⋯⋯⋯⋯ 33

　　　　三、乳腺 X 线检查⋯⋯⋯⋯⋯⋯⋯⋯⋯⋯⋯⋯⋯⋯⋯⋯⋯⋯⋯⋯⋯⋯⋯ 51

　　　　四、口腔 X 线检查⋯⋯⋯⋯⋯⋯⋯⋯⋯⋯⋯⋯⋯⋯⋯⋯⋯⋯⋯⋯⋯⋯⋯ 54

　　第五节　造影检查⋯⋯⋯⋯⋯⋯⋯⋯⋯⋯⋯⋯⋯⋯⋯⋯⋯⋯⋯⋯⋯⋯⋯⋯⋯ 59

　　　　一、对比剂⋯⋯⋯⋯⋯⋯⋯⋯⋯⋯⋯⋯⋯⋯⋯⋯⋯⋯⋯⋯⋯⋯⋯⋯⋯⋯ 59

　　　　二、普通造影检查技术⋯⋯⋯⋯⋯⋯⋯⋯⋯⋯⋯⋯⋯⋯⋯⋯⋯⋯⋯⋯⋯ 65

第三章　CT 检查技术⋯⋯⋯⋯⋯⋯⋯⋯⋯⋯⋯⋯⋯⋯⋯⋯⋯⋯⋯⋯⋯⋯⋯⋯⋯ 79

　　第一节　CT 扫描方式⋯⋯⋯⋯⋯⋯⋯⋯⋯⋯⋯⋯⋯⋯⋯⋯⋯⋯⋯⋯⋯⋯⋯ 79

　　　　一、定位扫描⋯⋯⋯⋯⋯⋯⋯⋯⋯⋯⋯⋯⋯⋯⋯⋯⋯⋯⋯⋯⋯⋯⋯⋯⋯ 79

　　　　二、非螺旋扫描⋯⋯⋯⋯⋯⋯⋯⋯⋯⋯⋯⋯⋯⋯⋯⋯⋯⋯⋯⋯⋯⋯⋯⋯ 79

　　　　三、螺旋扫描⋯⋯⋯⋯⋯⋯⋯⋯⋯⋯⋯⋯⋯⋯⋯⋯⋯⋯⋯⋯⋯⋯⋯⋯⋯ 80

　　第二节　CT 图像特点和影响因素⋯⋯⋯⋯⋯⋯⋯⋯⋯⋯⋯⋯⋯⋯⋯⋯⋯⋯ 82

　　　　一、CT 图像特点⋯⋯⋯⋯⋯⋯⋯⋯⋯⋯⋯⋯⋯⋯⋯⋯⋯⋯⋯⋯⋯⋯⋯ 82

二、CT 图像质量的评价指标 ……………………………………………… 83

三、影响 CT 图像质量的因素 ……………………………………………… 85

四、剂量与图像质量 ……………………………………………………… 88

五、提高 CT 图像质量的方法 ……………………………………………… 91

第三节　CT 检查方法 ……………………………………………………… 92

一、检查前准备 …………………………………………………………… 92

二、平扫 …………………………………………………………………… 93

三、增强扫描 ……………………………………………………………… 93

四、CT 灌注成像 ………………………………………………………… 96

五、定量 CT ……………………………………………………………… 99

第四节　人体各解剖部位 CT 检查技术 …………………………………… 101

一、颅脑 …………………………………………………………………… 101

二、头颈部 ………………………………………………………………… 102

三、胸部 …………………………………………………………………… 104

四、腹部 …………………………………………………………………… 105

五、盆腔 …………………………………………………………………… 106

六、脊柱 …………………………………………………………………… 107

七、四肢及关节 …………………………………………………………… 108

八、心脏、大血管和四肢血管 …………………………………………… 109

第五节　CT 图像后处理技术 ……………………………………………… 112

一、2D 图像后处理技术 …………………………………………………… 112

二、3D 图像后处理技术 …………………………………………………… 113

三、能谱 CT 后处理技术 ………………………………………………… 116

四、人工智能后处理技术 ………………………………………………… 119

第四章　MRI 检查技术 …………………………………………………… 120

第一节　MRI 物理原理 …………………………………………………… 120

一、磁共振现象 …………………………………………………………… 120

二、弛豫 …………………………………………………………………… 120

第二节　MR 硬件设备及成像 ……………………………………………… 121

一、MR 硬件设备 ………………………………………………………… 121

二、MR 信号及加权成像 ………………………………………………… 122

三、MRI 的空间定位及 K 空间 ………………………………………… 123

第三节　常用脉冲序列和影响图像质量的成像参数 …………………… 124

一、常用脉冲序列及其临床应用 ………………………………………… 124

二、影响图像质量的成像参数 …………………………………………… 134

第四节　流动现象、伪影及其补偿技术 …………………………………… 137

一、流动现象及其补偿技术 ……………………………………………… 138

二、常见伪影及其补偿技术 ……………………………………………… 139

第五节　MRI 对比剂 ……………………………………………………… 143

一、增强机制 ……………………………………………………………… 144

二、分类 ······144

三、应用 ······145

第六节 MRI 检查安全 ······147

一、安全性 ······147

二、安全要求 ······149

第七节 人体各解剖部位 MRI 检查技术 ······149

一、检查前准备 ······149

二、基本检查方法 ······150

三、颅脑 ······150

四、鞍区 ······151

五、眼眶 ······151

六、鼻及鼻窦、鼻咽部、颌面 ······152

七、咽喉部及颈部 ······152

八、脊椎与脊髓 ······152

九、胸部 ······153

十、乳腺 ······153

十一、腹部 ······154

十二、盆腔 ······154

十三、关节 ······154

第八节 MR 特殊成像技术 ······157

一、磁共振血管成像技术及其临床应用 ······157

二、心脏 MRI 技术及其临床应用 ······161

三、MR 水成像技术及其临床应用 ······164

四、磁共振波谱成像及其临床应用 ······167

五、磁共振功能成像 ······169

六、磁敏感成像技术及其临床应用 ······178

七、组织抑制技术及其临床应用 ······179

八、周围神经 MRI 技术及其临床应用 ······182

第五章 DSA 检查技术 ······185

第一节 DSA 成像概述 ······185

一、基本原理 ······185

二、图像采集 ······186

三、影像处理 ······187

第二节 DSA 成像方法 ······188

一、减影方式 ······188

二、检查技术 ······189

三、操作流程 ······193

第三节 DSA 的临床检查技术 ······194

一、检查前准备 ······194

二、头颈部 DSA 技术 ······194

三、胸部 DSA 技术 ··· 198

四、心脏与冠状动脉 DSA 技术 ·· 200

五、腹部 DSA 技术 ·· 205

六、盆腔 DSA 技术 ·· 211

七、四肢 DSA 技术 ·· 212

推荐阅读 ··· 217

中英文名词对照索引 ··· 219

第一章 总 论

医学影像技术学是以基础医学、临床医学、理学和工学的基本理论为支撑，研究医学成像的原理、方法及其临床应用的一门交叉学科。医学影像检查技术学是医学影像技师操作大型医疗设备，借助某种介质（X线、电磁场、超声波等）与人体相互作用，通过数据采集和图像处理，把人体内部组织器官的结构、密度、组织成分等信息以影像方式表现出来的一门学科，包括X线摄影、计算机体层成像（CT）、磁共振成像（MRI）、超声检查和放射性核素显像等。

第一节　X线检查技术

利用X线的穿透作用将人体三维解剖结构投影为二维平面影像的一种成像技术。X线检查技术是医学影像学重要的组成部分，也是疾病检查的基本方法之一。

一、特　点

X线图像特点：由于人体不同组织器官的密度厚度和对X线吸收衰减能力不同，X线穿过人体后，具有不同信息的X线到达探测器，经模拟或数字转换后形成有密度差异的图像。不同灰度的影像反映了人体组织结构的解剖及病理状态。X线检查具有操作简便、经济实惠的特点。

二、主要用途

1. 健康体检　入学、入职及健康保健时肺部影像检查。常用于人体肺、纵隔、心脏大小形态的观察。

2. 疾病诊断与鉴别诊断　①骨关节疾病：如骨折、炎症、结核、肿瘤等。②胸部疾病：如肺炎、肺脓肿、肺结核、乳腺肿瘤等。③胃肠道疾病：X线片可诊断胃肠道穿孔、肠梗阻等疾病，通过消化道造影检查可显示息肉、肿瘤、炎症等改变，并了解其功能变化。④泌尿系统疾病：X线片可显示结核、钙化与结石。造影检查可显示肾盂、肾盏、输尿管、膀胱的形态，可对肿瘤、炎症、结石、先天畸形等病变做出诊断。⑤其他：如子宫输卵管造影诊断输卵管狭窄和闭塞等。

3. 疗效评估　胸、腹、四肢、关节等部位疾病的疗效评价与术后评估。

三、主要内容

X线检查技术可分为普通检查和特殊检查。普通X线检查有透视、常规X线摄影、软X线摄影和数字X线检查。特殊X线检查包括体层融合、全景拼接、双能摄影、乳腺穿刺活检、造影检查等。

（一）普通X线检查

1. 透视（fluoroscopy）　是利用X线的穿透性和荧光作用，将受检者置于探测器（或影像增强器）与X线管之间，X线穿过人体之后在探测器（或影像增强器）上形成可见影像，并进行实时观察的检查方法。目前主要用于胃肠道造影检查和介入治疗中的透视观察。

2. 常规X线摄影　或称为平片X线摄影（plain film radiography），是指将受检者置于X线

管和屏 - 片组合（screen-film combination）之间，X 线穿透人体后在胶片上形成潜影，再经暗室显影、定影处理获得清晰胶片影像的检查方法。得到的有影像的胶片称 X 线照片（radiograph）或称 X 线平片（plain film），其图像称为模拟影像（analog image），现已停用。

透视和常规 X 线摄影的优缺点具有互补性，可以根据具体情况选用其一或配合使用。

3. 软 X 线摄影　是指应用 40kV 以下的管电压进行的 X 线摄影。因 X 线能量低，穿透力较弱，故称"软 X 线"。目前常用的产生软 X 线的设备是钼靶 X 线机，这种设备在 20～40kV 的管电压下产生单色性较强的标识 X 线，主要用于乳腺摄影。

4. 数字 X 线检查　是指应用数字化 X 线设备进行检查获得数字影像（digital image）的 X 线检查技术。从广义上讲，CT 也属此技术。

（1）计算机 X 线摄影（computed radiography，CR）：是以 X 线成像板（imaging plate，IP）作为载体记录 X 线曝光后形成的信息，再由激光读出信息并经图像后处理形成数字影像的检查技术。数字影像可以进行多种后处理，影像经过数字接口由激光打印机打印胶片，具备数字化图像的优点，不足之处是影像的空间分辨力比屏 - 片组合低，操作流程相对较为繁杂，辐射剂量相对较高，现在已经少用。

（2）数字 X 线摄影（digital radiography，DR）：是以平板探测器、电荷耦合器件（CCD）等为转换介质，将对照体信息以数字影像形式进行传递的一种 X 线摄影技术。与 CR 相比较，其优点有：①操作便捷，流程简单；②影像清晰度高，噪声较少；③量子检测效率（detective quantum efficiency，DQE）较高，辐射剂量相对减少；④图像后处理功能改善了影像细节的显示。不足之处是空间分辨力不如屏 - 片组合。

（二）特殊 X 线检查

1. 数字体层融合摄影（digital tomosynthesis，DTS）　是一种新型断层成像技术，通过在 X 线设备的数字化平板探测器上进行一次连续性曝光，从不同角度观察被拍摄部位影像，避免了普通 DR 检查由于组织结构复杂或重叠所致特异及敏感性低等缺点。目前主要用于乳腺、四肢关节和胸部等细小病变的检查。

2. 长骨拼接摄影　对长骨进行分次曝光数字化成像后，利用图像拼接软件把几张相联系的图像处理拼接成能在一张平片上显示的成像技术。长骨拼接技术分为全脊柱、全长骨的 X 线检查及脊柱侧弯和负重骨骼的矫形技术。主要用于骨关节系统疾病，显示病变局部改变和全脊柱 / 全肢体的整体受力状态。如：脊柱侧弯矫形、脊柱人工腰椎间盘置换、人工关节置换、下肢矫形及义肢安装等。

3. 双能减影 X 线摄影（dual-energy subtraction radiography，DESR）　是利用人体不同组织在低能和高能 X 线光谱中衰减系数差异的原理，通过数字图像处理分别获得软组织和骨骼图像的成像技术。该技术可有效去除另一种组织重叠影像的干扰，有利于软组织或骨性病变的检出与鉴别诊断。

4. 乳腺穿刺活检　是在常规乳腺 X 线片观察分析的基础上，对临床触不到，而 X 线片显示的乳腺小结节，微小钙化，局限致密浸润等病灶，通过乳腺 X 线三维立体定位，将乳腺穿刺针直接刺入可疑病变区，取得活体组织标本，进行组织病理学检查的方法。

5. 造影检查（contrast examination）　对于缺乏自然对比的组织或器官，可以人为地引入一定量的在密度上高于或低于人体该区域的物质，以形成适度的密度差产生对比，该类物质称为对比剂（contrast medium）。引入对比剂增加受检组织之间对比度的检查称为造影检查。

四、限　度

目前，X 线检查技术应用比较广泛，但也有限度：① X 线影像是二维（two dimension，2D）影像，组织结构互相重叠，部分结构不容易辨别，易漏诊；② X 线的密度分辨力有限，对于相邻密度差异较小的组织、器官以及病变不容易被分辨；③造影检查时，少数患者有对比剂不良反应，有绝对的禁忌证。

（戴贵东）

第二节 CT 检查技术

计算机体层成像（computed tomography，CT）自 20 世纪 70 年代初开始在临床应用以来，随着计算机技术、球管热容量、探测器材料，以及图像重建技术的持续更新与升级换代，其结构和性能不断完善和提高。由最初的普通头颅 CT 发展到现在的多层螺旋 CT（multislice spiral CT，MSCT）、双源 CT（dual source CT，DSCT）、能谱 CT（spectral CT）等。此外，面对临床需求的多样化，车载 CT、术中 CT、床旁 CT 和方舱 CT 等移动 CT（mobile CT，MCT）应运而生，并在临床广泛运用。

一、特 点

CT 是以 X 线束环绕人体某部位一定厚度的层面进行扫描，透过该层面的部分 X 线被吸收，X 线强度因而衰减，穿透人体后未被吸收的 X 线被探测器接收转变为可见光，由光电转换器转变为电信号，再经模／数（analog to digital，A/D）转换器转为数字输入计算机进行处理，重建成图像。CT 与普通 X 线检查比较，具有以下优势：①横断层面成像，影像无前后重叠，图像清晰。容积数据可重组获得冠状、矢状或任意斜断层面，以及三维（three dimension，3D）立体图像。病变定位更准确，不同密度的组织可以用不同的伪彩色显示，使图像的显示更生动。② CT 图像空间分辨力较 X 线影像低，但密度分辨力则较 X 线影像高，可分辨普通 X 线无法分辨的密度差异较小的组织结构。能谱 CT 除了可以进行密度测量，还可以进行物质分离（如水和碘）与定量分析。提供单能量图像、碘密度图、能谱曲线、有效原子序数等更丰富、准确、定量的多参数成像信息，提高等密度病变的检出率。对肿瘤的早期发现、良恶性鉴别，心血管疾病、肌骨成像等精准诊断较普通 X 线明显提高，更进一步扩大了 CT 检查的应用范围。与 MRI 比较，CT 的优点有：①成像速度快，对一些不适合 MRI 检查的危急重症患者能迅速检查；②对骨骼和钙化的显示较清晰，诊断病变内的骨化、钙化和骨骼畸形有较大的优势；③对冠状动脉及病变的显示较好，CT 血管造影（CT angiography，CTA）优于 MR 血管造影（MR angiography，MRA）；④可以检查带有心脏起搏器或体内带有铁磁性物质等 MRI 检查相对禁忌的受检者；⑤ CT 检查价格相对低廉。

二、主要用途

CT 可用于身体任何部位组织器官的检查，已成为临床常规影像检查方法。

（一）颅脑

CT 检查对颅内肿瘤、脑出血、脑梗死、颅脑外伤、颅内感染及寄生虫病、脑血管先天性畸形、脑萎缩、脑积水和脱髓鞘疾病等具有较大的诊断价值，是颅脑外伤的首选检查方法。CTA 可以获得比较精细和清晰的血管 3D 图像。但对于某些脑血管畸形的诊断，CT 则不如 DSA、MRI；对于颅底及颅后窝病变的显示不如 MRI。

（二）头颈部

CT 检查对眼眶和眼球良恶性肿瘤、眼肌病变、乳突及内耳病变、耳的先天发育异常、鼻窦和鼻腔的炎症及肿瘤、鼻咽部肿瘤、喉部肿瘤、甲状腺肿瘤以及颈部肿块等有较好的定位、定量和定性能力。

（三）胸部

CT 检查可用于诊断气管、肺、纵隔、胸膜、胸壁、膈肌、心脏、心包和主动脉疾病等，常用于支气管肺癌的早期诊断和显示肺癌的内部结构,观察肺门和纵隔有无淋巴结转移。可较好地显示肺间质和实质性病变,对淋巴结结核及纵隔肿瘤的准确定位等均较普通 X 线具有显著的优势。CT 对于观察心包疾病、显示主动脉瘤和主动脉夹层的真假腔等亦有较大的优势,同时还可较好地显示冠状动脉斑块和心瓣膜的钙化、大血管壁的钙化,心肌、心腔的病变等。

(四)腹部和盆腔

CT 检查可用于肝、胆、胰腺、脾、肾、肾上腺、膀胱、前列腺、子宫及附件、腹腔及腹膜后病变的诊断,对于明确肿块性病变的部位、大小以及与邻近组织结构的关系、淋巴结有无转移等具有重要的作用。对于炎症性和外伤性病变亦能较好显示。对于胃肠道病变,CT 可较好地显示肿瘤向胃肠腔外侵犯的情况,以及向邻近和远处转移的情况,但显示胃肠道腔内病变应以内镜检查为首选。CT 对腹部、盆腔肿瘤的术前分期有重要作用。

(五)脊柱和骨关节

CT 检查可用于脊柱退行性病变,如椎管狭窄、椎间盘病变、脊柱外伤和脊椎肿瘤的诊断。但显示脊髓病变不如 MRI 敏感。对于骨关节病变,CT 可显示骨肿瘤的内部结构和肿瘤对软组织的侵犯范围,弥补普通 X 线检查的不足。

三、主 要 内 容

CT 检查常规采用轴位即横断层面扫描,颅面部尚可作冠状层面扫描。将患者摆好位置后先扫定位像以确定扫描范围,然后按设定好的扫描程序开始扫描。CT 常用的检查技术有平扫(plain scan)、增强扫描(contrast scan)、灌注扫描和能谱 / 能量扫描等。目前,薄层扫描、靶扫描、高分辨力扫描及 CT 容积扫描等技术已经较少使用。CT 检查技术根据不同的检查部位和目的采用不同的检查方法。

四、限　　度

CT 临床应用较广泛,其优点越来越明显,但也存在一些不足和限度:①空间分辨力不及普通 X 线影像。②CT 是依据密度的差异区分正常和病变,当病变的密度与周围正常组织密度相近或相等时,常规 CT 扫描难以发现。当然,这一局限利用增强扫描或能谱扫描可以得到较好的解决。③由于部分容积效应和周围间隙现象的作用,CT 扫描可能会遗漏一些微小病变。两种组织间的密度差异较大时,小于扫描层厚的病变容易变性失真,影响诊断。④CT 增强扫描使用的碘对比剂,用量较大,注射速度较快,可能引起对比剂不良反应。碘剂过敏者不能做增强扫描。⑤X 线对人体组织有电离辐射损伤作用。

(戴贵东)

第三节　MRI 检查技术

MRI 也称为磁共振成像(magnetic resonance imaging,MRI),诞生于 20 世纪 70 年代,是利用人体内特定原子核在磁场中所表现出的磁共振现象而产生信号,经空间编码、重建而获得影像的一种成像技术。

一、特　　点

MRI 的基本原理来自 1946 年美国学者 Bloch 和 Purcell 的发现。在外磁场的作用下,对静磁场中人体施加特定频率的射频(radio frequency,RF)脉冲和特定方向的磁场梯度,使人体组织中的氢质子受到激励而发生磁共振现象。当停止发射射频脉冲后,氢质子释放自由感应衰减信号并由接收线圈感应识别。经过对信号的采集、空间编码和傅里叶变换(Fourier transform),获得人体内部的磁共振断层图像。MRI具有以下特点:①对检查对象无损无创、无电离辐射;②软组织对比度高,能清楚地显示脑灰质、脑白质、肌肉、肌腱、脂肪等软组织以及软骨结构,解剖结构和病变形态显示清楚、逼真;③多方位成像:不受穿透深度限制、无须移动患者或设备即可进行任意层面、任意角度层面成像,利于再现体内解剖结构和病变的空间位置和相互关系;④成像参数与对比度较多,图像信息丰富;⑤除了能进行形态学研究外,还能进行功能、组织生化成分等方面的研究。正是由于上述特点,该技术目前已经成为临床医学诊断和基础生命科学研究中最基本和最重要的医学影像技术之一。

二、主要用途

在临床疾病影像诊断方面,MRI可以对体内除了肺部以外的器官进行成像,如头部、颈部、脊柱、心血管系统、乳腺、腹部脏器、盆腔、肌肉、关节等。

在中枢神经系统,MRI对诊断脑瘤、脑血管病、感染性疾病、脑变性疾病和脑白质病、颅脑先天发育异常等,均具有极高的临床应用价值,在发现病变方面优于CT。对于颅颈交界区、颅底、颅后窝,以及椎管内病变和脊髓病变则为首选检查技术。MRI还是目前唯一能在体内对脑组织存活性、白质纤维束的走行、脑功能活动定位和脑组织生化成分变化进行显示和研究的影像技术。

在头颈部,MRI的应用改善了眼、鼻窦、鼻咽部,以及颈部软组织病变的检出、定位、定量与定性。MRA已成为头颈部以及全身其他部位血管病变的主要检查技术之一。

在肌肉、骨骼关节系统,MRI对诊断软组织病变、关节及关节周围病变(包括肌肉、肌腱、韧带),骨骼的缺血性坏死,松质骨细微结构的破坏、骨小梁骨折以及骨髓腔内病变,均有重要临床应用价值。

MRI是理想的无创性的心血管系统影像检查技术,能够准确地评价心脏大血管解剖学形态、心肌与瓣膜功能、血流动力学变化、心肌存活性,可对大血管病变如主动脉瘤、主动脉夹层、大动脉炎、肺动脉栓塞,以及大血管发育异常等进行诊断,也用于诊断心肌病变、肿瘤和心包病变。

MRI对乳腺肿瘤、纵隔占位、腹腔及盆腔(如肝、胰、脾、肾、肾上腺、子宫、前列腺)器官病变的诊断与鉴别诊断具有独特的临床应用价值。其在孕妇、胎儿、婴儿医学成像,以及重复性随访研究中也具有特殊的优势。

介入MRI技术应用于临床,特别是应用于中枢神经系统,推动了神经介入放射学与神经介入外科学的进步。PET-MRI实现了MRI显示解剖和评估功能的优势,以及PET显示分子水平的组织代谢能力。目前便携式MRI床头扫描仪已问世,并可用于2岁及2岁以上患者的头部影像检查。这类新的MRI设备拓宽了其临床应用的更多可能性。

三、主 要 内 容

MRI检查内容十分丰富,可分为影像显示、功能成像、生化代谢和分子成像(molecular imaging)等方面。影像显示技术主要由脉冲序列、成像参数的选择和图像质量控制、流动现象的补偿技术、伪影补偿技术、对比剂应用技术和一系列特殊成像技术所组成。其中主要的特殊成像技术包括MRA、MR水成像(magnetic resonance hydrography)、MR心脏成像、磁敏感性加权成像(susceptibility weighted imaging,SWI)、T_1、T_2、T_2^*图(T_2^* mapping)、高清成像技术等。MR功能成像主要包括四维流相位对比MRI(4D-flow MRI)、功能性MRI(functional MRI,fMRI)、灌注加权成像(perfusion weighted imaging,PWI)、弥散加权成像(diffusion weighted imaging,DWI)、弥散张量成像(diffusion tensor imaging,DTI)和弥散峰度成像(diffusion kurtosis imaging,DKI)等成像技术。在检查方法上还分为普通扫描和静脉内注入对比剂后的增强扫描。生化代谢分析技术主要是指磁共振波谱学(magnetic resonance spectroscopy,MRS),用于提供组织的化学成分信息。此外，回波时间（echo time，TE）在 2ms 以下的超短 TE（ultra short TE，UTE）序列及零 TE（zero TE，ZTE）序列已经开始进入临床应用。这类序列的出现丰富了图像对比，拓宽了影像视野，为临床提供更多的诊断信息。

四、限　　度

随着 MR 设备硬件、软件的迅速发展，MRI 检查技术不断丰富，临床应用范围不断拓展。该项检查技术过去存在的一些限度，有的正在被克服。如静音技术、快速成像技术、开放式短磁体设备和生命感知技术的研发和应用，使成像时间长和少数患者产生幽闭恐惧感的部分问题得到解决。MRI 检查目前不足之处主要表现在：对带有非 MR 相容性心脏起搏器或体内带有铁磁性物质的患者的检查受到限制；危重症患者不宜进行；对钙化的显示远不如 CT，对以病理性钙化为特征的病变诊断困难；对质子密度低的结构如肺、致密骨的解剖细节显示有局限性；超高场强设备的噪声、伪影和特殊吸收率引起的问题仍有待进一步克服；与其他检查技术相比，MRI 检查时间相对较长，检查技术复杂，设备昂贵，检查费用相对较高。

（戴贵东）

第四节　DSA 检查技术

数字减影血管造影（digital subtraction angiography，DSA）是 20 世纪 80 年代继 CT 之后出现的一项医学影像技术。20 世纪 60 年代初影像增强器的应用，使 X 线摄影由大剂量的直接摄影转向小剂量的间接摄影，为数字化成像奠定了基础。人们为了获得清楚的血管影像，设计了除去与血管重叠的背景结构，使兴趣区血管影像单独显示的方法称为减影。随着电视技术、影像增强技术、数字电子技术、光电子技术、计算机技术及图像处理技术等的发展，诞生了数字减影血管造影技术。

一、特　　点

DSA 是计算机与常规血管造影技术结合的产物。其特点为：① DSA 图像的密度分辨力高，可显示密度差为 1% 的影像；② DSA 成像速度快，时间分辨力高，单位时间内可获得多帧图像，可以满足不易控制的运动器官的血管清晰成像；③在减影模式下仅保留造影的血管影像，也可以在非减影模式下同时显示骨骼等背景结构与血管影像；④ DSA 对微量碘的敏感性高，所需对比剂用量少且浓度低；⑤ DSA 的血管路径图功能，可作为术中插管的向导，减少手术中透视次数和检查时间，减少辐射剂量；⑥能做动态的功能研究，如确定心脏功能参数（射血分数、体积变化等），研究对比剂在血管内的流动情况，从而确定器官的相对流量、灌注时间和血管限流等；⑦具有多种后处理功能，可对图像进行各种处理、测量和计算，有效地增加诊断和治疗信息；⑧图像的采集、储存、处理和传递均以数字形式进行，便于图像的各种处理、储存、传输以及远程会诊；⑨与 CT、MRI 融合构建杂交手术室，可以进行快速精准诊断，提供实时影像引导，为危急重症、疑难症患者手术争取时间，减少损伤和并发症。

二、主　要　用　途

DSA 是诊断血管疾病的"金标准"，是血管性介入治疗不可缺少的工具。其主要用途包括：①血管性疾病的诊断与介入治疗，如血管畸形、动脉瘤、血管狭窄、血管闭塞、血栓形成、动脉夹层等；②肿瘤性疾病的诊断与介入治疗，了解肿瘤的血供、范围以及经血管的肿瘤介入治疗；③心脏及冠状动脉疾病的诊断与介入治疗，如冠心病、心脏病等；④出血性疾病的诊断与介入治疗;⑤静脉性病变的诊断与介入治疗,如门静脉、腔静脉、髂静脉、股深静脉等;⑥术中即时评价,如增强造影、3D 成像等;⑦手术后随访,如血管手术后随访、肿瘤治疗后随访、冠状动脉支架植入术后随访等;⑧非血管性病变的介入治疗,如囊肿抽吸固化、气道食管支架等。

三、主 要 内 容

DSA 多采用动脉 DSA 法,以时间减影最常用。需确定 DSA 成像参数,图像采集时机、帧率,蒙片选择及后处理,选用对比剂及注射流速、流量和压力及穿刺技术,以保证 DSA 减影图像质量。DSA 除用于血管性疾病的诊断外,还用于某些血管性疾病和肿瘤微创介入治疗。依据不同体位经导管行血管造影,然后根据病变情况确定是否需要介入治疗和如何治疗。

四、限 度

DSA 在临床的应用限度主要有:①静脉 DSA,特别是外周静脉 DSA 获得的减影图像空间分辨力低,血管影像模糊且相互重叠,易产生运动伪影,影像质量差;②属有创伤性检查,穿刺插管的并发症多,风险大;③辐射剂量较大;④少数患者可能出现碘对比剂的不良反应。

(李真林)

第五节 医学影像信息系统与大数据人工智能应用

图像存储与传输系统(picture archiving and communication system,PACS)是适应医学影像领域数字化、网络化、信息化发展的要求,以数字成像、计算机技术和网络技术为基础,以全面解决医学影像获取、显示、处理,以及储存、传输和管理的综合性规划方案及系统。放射学信息系统(radiology information system,RIS)与 PACS 连接在一起是信息技术在医院影像科室的具体应用,是整个医院数字化与网络化建设的重要环节。随着计算机及信息技术的快速发展,PACS/RIS 形成了基于国际 DICOM 3.0 标准设计,集医学影像的采集、传输、存储、查询、诊断、报告、综合信息管理等于一体的综合应用系统(图 1-1)。

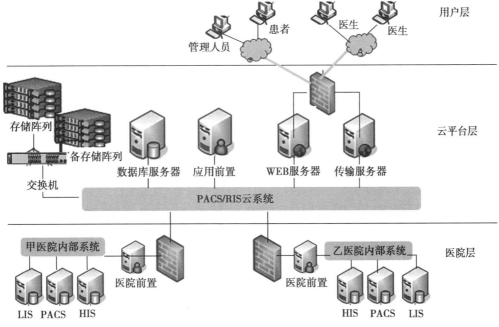

图 1-1 PACS/RIS 云系统结构示意图

一、医学影像信息系统特点

PACS 具有以下特点：①图像存储、传输无失真，传送速度快；②影像存储无胶片化，大大节约了胶片开支和管理费用；③影像资料的共享，使医师可调阅患者不同时间和不同种类的影像资料进行比较分析，提高诊断疾病的准确率；④影像读片快捷化，可迅速、方便地在临床各科室随时调阅图像进行阅览与诊断，显著地提高了工作效率；⑤放射学数字化及信息化管理，完成受检患者信息登记、检查预约、图像管理、疾病分类管理、工作量分配及统计等数字化及网络化，节约大量的人力和物力，并科学和精准地管理科室；⑥远程会诊，实现与医院信息系统（hospital information system，HIS）的连接，使医学影像资料与文字资料集合成一个完整的电子病历，克服时间和空间的限制，开展多学科会诊、异地影像会诊；⑦云存储及云数据，解决大数据的存储及数据的快速调用，可实现各医院间的数据互通。

二、医学影像信息系统主要用途

PACS/RIS 以高速计算机为基础，通过高速网络和通信方式连接各种医学影像设备，利用大容量存储技术，以数字的方法存储、管理、传输和显示医学影像与相关信息。完整的 PACS 主要包括图像获取、大容量数据的存储、图像显示和处理、数据库管理及用于传输影像的网络等五个单元。院内 PACS 主要用于影像设备及医院内各科室间的网络连接，达到各种医学图像的采集、存储传输与管理、图像处理与显示；与 RIS 及 HIS 结合达到整个医院各种信息资料（人事、设备、财务、患者信息等）的数字化管理。

三、医学影像信息系统主要内容

（一）PACS 的主要技术内容

1. 标准化技术 DICOM 3.0 标准定义了包括患者信息、检查信息和相关图像参数的图像数据以及图像本身数据的图像格式；图像通过点对点方式、网络方式、文件方式等进行交换的方法和规范。DICOM 3.0 标准采用面向对象的方法，使图像采集、存储、通信更加便利于计算机进行处理。只有遵循这个标准，才能构建符合医院需要的 PACS/RIS。

2. 图像采集 将医学影像设备产生的图像信息采集到计算机，是实现 PACS 的第一步，它关系到整个 PACS 中影像的质量。图像的采集方法有：①数字图像的采集，如 CT、MRI、DSA 等成像设备，一般都有数据输出的通信接口，遵循 DICOM3.0 标准，并使不同数字设备间容易实现共享；②视频图像采集，如 DSA、B 超、内镜等输出的是视频信号，一般采用图像采集卡，通过 A/D 转换把模拟信号变为数字信号存入计算机。

3. 图像存储 基本要求是满足海量的数据存储和调用。因此，要选择合适的数据存储设备。存储设备主要有磁盘阵列硬盘、光盘磁带机等，目前比较常用的是磁盘阵列及归档技术，可满足海量在线、近线诊断的要求，而离线数据也可使用其他存储介质。

4. 图像压缩 医学影像信息的一个重要特征就是信息量大。为了提高 PACS 的数据传输效率及缩小图像的存储空间，对图像数据进行压缩尤为重要。图像压缩技术分为有损图像压缩技术和无损图像压缩技术，前者具有较高的压缩比，后者较低。

5. 图像显示、处理和传输 网络图像传输的实时性，检查后所获取的图像在尽可能短的时间内通过高速网络系统传输到存储服务器及终端工作站。关键在于图像存储服务器的容量与运行速度、网络系统的传输速度，选择 100M/1 000M 传输速度的交换机与网络线路非常重要。使用医学图像显示器和图像工作站，可进行边缘增强、灰度变换、对比度增强、降噪、锐化、滤波和伪彩色等一系列后处理，又可采用搜寻、回放、缩放、窗口技术等多种显示方式。

6. PACS 与 RIS、HIS 和互联网的融合 随着互联网医疗应用的不断成熟,在线医疗服务,精准配置医师和患者,充分利用医疗资源,已成为互联网医疗关注的新方向。在线移动医疗应用服务就是在医院信息化系统与通信系统融合的基础上,建立基于 WiFi、4G/5G 等移动网络和私有云的全景医疗移动应用云平台,利用医疗信息异构系统集成技术和云计算图像处理技术,在移动网络的新架构下实现医院院内移动查房和院外医师移动终端等移动应用和服务模式,为医院、医师、患者三方提供一个有效互动的移动沟通工具。

7. 系统的安全性 这也是非常重要的问题。特别是主服务器及主干网络,一旦出现问题,短期内无法修复,将使一切工作处于瘫痪状态。因此,系统的硬件和软件性能稳定、质量优秀非常重要;同时需模拟信号变为数字信号存入计算机。

(二)基本功能构成

1. 患者登记终端 PACS/RIS 具有独立或与 HIS 融合的患者信息登记及读取终端,可以将患者资料送到 RIS 服务器,与 PACS 图像资料自动结合、自动管理。通过 worklist 将患者的基本信息传输到各种医疗影像设备,实现信息共享,避免信息重复输入。

2. 图像采集模块 医疗设备与 PACS 的接口,通过网络接口(DICOM 3.0 标准)将影像设备上的图像数据采集到 PACS 服务器中。

3. 图像浏览诊断后处理终端 该终端从 PACS 服务器上查询检索到诊断医师所需的患者资料后,提取图像资料和相关的其他资料,并将图像用高分辨力显示器进行显示;完成影像诊断书写、审核、存档及报告打印等功能;也可在 3D 工作站上进行各种 2D、3D 图像后处理等。

4. 图像输出及打印模块 PACS 可将 DICOM 格式的图像转换成 Windows 所通用的标准 BMP 或 JPEG 格式图像,以方便医师进行教学和科研工作。同时可提供 DICOM 接口的打印模块,可将图像用高品质的激光打印机打印在纸张、胶片上,并可实现自助获取检查报告及胶片,也可通过光盘/U 盘等形式,进行报告及图像输出,或以二维码形式在手机上显示。

5. 图像存储模块 分为传统存储、服务器存储和云存储三种形式。①传统存储包含胶片、光盘等。②服务器存储在 PACS 构架下采用分级存储管理,按照储存时间的长短分为在线、近线、离线存储三种模式,选择磁盘阵列、光盘库、磁带库、MO 和 CD-R、DVD 等为载体,需要系统文件实时备份,服务器双备份,同时做好异地数据备份。③云存储(cloud storage)是在云计算(cloud computing)概念上延伸和发展出来的一个新的概念,是指通过集群应用、网格技术或分布式文件系统等功能,将网络中大量各种不同类型的存储设备通过应用软件集合起来协同工作,共同对外提供数据存储和业务访问功能的一个系统。云存储不是指某一个具体的设备,而是指一个由许多存储设备和服务器所构成的集合体。

6. 系统管理模块 对 PACS/RIS 的基本信息如用户、权限等进行系统管理的同时,可完成患者检查预约功能,医师工作量的合理分配、技师完成检查量及护士工作量的记录,科室工作量的实时动态数据监控及对整个医院影像设备的成本效益进行统计分析。

7. 图像共享及远程会诊系统 通过医院内部局域网将图像发送到其他科室,实现影像资料共享。并可提供 Web 服务,通过 Internet 传递图像,实现远程会诊。

四、影像存储的限度

(一)传统存储

传统存储的物理胶片不易保存,大量的胶片不但造成医疗资源的浪费,也给社会带来沉重的成本负担,污染环境,已不符合现代医疗行业发展趋势。CD、DVD 等光盘,需要极大的存放空间,并且成本较高。

(二)服务器存储

目前服务器存储存在:操作系统、数据库和存储结构各不相同,而无法大范围互联互通;影像数据难以维持长期、可持续的在线调阅；存储信息的区域共享难以实现；历史查询很困难，数据存在丢失等风险。

（三）云存储

云存储属于第三方托管的虚拟服务器，暴露在云环境中的数据要面对的风险远超过传统数据存储。保障数据安全，保护患者隐私是医院信息安全的重要工作之一。

五、大数据人工智能应用

近年来，由于医学影像技术和计算机科学的飞速发展，多模态成像技术产生的医学影像大数据被业内认为是人工智能（artificial intelligence，AI）在医疗中最有潜力的应用领域。基于人工智能开发的智能诊断系统不仅为临床提供了全面的视角和丰富的信息，在疾病筛查、诊断和预后评估等方面具有重要潜力，也助力了精准医疗实现。本节主要对影像组学应用、人工智能影像检查和影像设备物联网管理进行介绍。

（一）影像组学应用

影像组学由荷兰学者 Lambin 教授于 2012 年首次提出，定义为通过高通量计算从多模态医学图像中提取定量图像特征的技术，从而用于临床决策支持系统，以提高疾病筛查、诊断和预后预测的准确性。这个过程导致图像转换为可开采的定量数据，并随后通过一阶、二阶或更高阶统计分析这些数据，以供决策支持，这与传统的医学图像视觉解释形成对比。

放射组学已在肿瘤学研究中得到了很好的发展，但它可能适用于所有疾病。随着知识和分析工具的发展，放射组学在肿瘤学决策支持方面的潜力不断增强，基于强度、形状、大小或体积和纹理的定量图像特征可提供关于肿瘤表型和微环境（或栖息地）的信息。这些结果与临床结果相关联可用于基于证据的临床决策支持。

影像组学方法框架一般分为 5 个部分：①标准化影像学数据获取；②图像分割与重建；③特征提取与筛选；④临床预测模型建立；⑤模型性能验证与优化。影像组学是一种大数据分析方法，其研究结果必须在多中心进行验证，对数据的标准化、算法的可重复性和可靠性提出了很高要求。同时，由于放射组学领域的快速发展，大量发表的放射组学研究缺乏科学完整性和临床相关性的标准化评价，若要加快其在肿瘤学的临床和转化研究，必须建立严格的评估标准和报告指南。

（二）人工智能影像检查

以往人工智能在影像中的临床应用主要是辅助诊断，通过提供较为全面的图像信息和各定量数据，以提高效率，减少漏诊、误诊为主。随着医学影像技术的发展，人工智能在影像检查中也体现了它的价值。医学影像技术人工智能主要涉及自动定位、标准化图像后处理及对比剂的个体化注射等。在 DR、CT 及 MRI 检查中，均可采用"天眼"等技术完成自动识别人体各部位，完成自动定位。目前国内各公司自主研发的软件已经应用于图像后处理，并在国际领先，比如人工智能技术在头颈血管及冠状动脉 CTA 的图像后处理方面已基本成熟，大大地提高了后处理的工作效率。而对比剂的个体化注射则主要由各高压注射器厂家研发，针对患者的身高、体重，以及检查部位和对比剂的浓度给予相应的对比剂，在保证图像质量的情况下减少对比剂用量。

目前，人工智能技术的不足在于应用范围有限，需要拓展与优化。患者的数据安全与否等法律问题也值得重视。

（三）影像设备物联网管理

物联网（internet of things，IOT）是物物相连的互联网。通过信息传感设备，按约定的协议，将任何物体与网络相连接，物体通过信息传播媒介进行信息交换和通信，以实现智能化识别、定位、跟踪、监管等功能。影像设备物联网管理的目标就是在保障影像设备及患者信息安全的前提下，建立一个更加高效、便捷、精细的影像设备管理系统。人或者计算机再通过分析所得的精准数据,合理配置科室各方面资源(医、技、护等人力资源和影像设备及各耗材资源),提高各个影像设备的使用效率和使用效益,降低设备的使用成本。同时,为临床及科研提供客观的数据及技术支持。

院内物联网是医院通过内网和无线网在网络同层面的支持下,对 PACS、RIS 等平台获得对接影像设备(包括 DR、CT、MRI、口腔设备、乳腺设备、胃肠设备)进行数据分析,实现影像设备物联网管理。

随着第五代移动通信技术(5th generation mobile networks,5G)的兴起,医生可以利用 5G 远程操控机器人进行手术、远程会诊、教学、远程查房以及云药房操作等。目前,影像方向可以实现远程 CT 检查、远程会诊阅片,以及影像云服务。而影像云服务可建立个人影像数据,不仅可永久储存影像图像及影像报告,还可跨院会诊,更利于患者对于自身检查结果的储存。综上所述,影像设备物联网管理对影像科自身、影像科与临床之间,甚至医院之间的发展都极为重要,也是今后影像科的重点发展领域。

(李真林)

第六节　医学影像质量管理和评价

一、医学影像质量管理

(一)质量管理

质量管理(quality management,QM)是指制订质量计划并实施这些计划所开展的一切活动的总和。它要求全员参与,充分发挥组织管理和专业技术水平,建立一套完整的质量保证(quality assurance,QA)体系和质量控制(quality control,QC)体系,以达到合理的辐射剂量(或较高的检查效率)和较低的检查费用,确保影像质量、设备状况、防护质量、人员工作质量及成本管理处于最佳的运行状态。

(二)质量保证和质量控制

质量保证和质量控制是质量管理的两个重要组成部分,它们既有一定的分工,又有密切的联系。质量保证是通过有计划的系统活动,力求在尽可能减少辐射剂量和医疗费用的同时,不断改进成像技术,以获得最佳的影像质量。质量控制是通过特定的方法和手段,对影像设备及其附属设备的各项性能指标进行检测和维修,对成像过程进行监测和校正,从而保证获得高质量的影像。

(三)质量管理的措施

1.建立质量保证体系　包括:①建立组织结构,人员应由科室主任、诊断医师、影像技师、工程师、护理人员等组成;②建立质量信息系统,收集质量管理工作中的所有信息,并归纳、整理;③制订质量保证计划,主要有质量目标、质量控制、功效研究、设备校准、设备维护、继续教育和改进措施等;④实行管理工作的标准化、程序化,根据岗位责任制的内容,明确各级、各类人员的责任分工、职责和权限。

2.实施质量控制技术　包括:①影像设备的检测,主要有验收检测、状态检测、稳定性检测;②影像质量标准的监测,制定质量标准的目的是以最优的成像技术条件为保证,达到合理的辐射剂量,为临床提供优质的影像资料;③质量控制效果的评价,通过检测设备及时发现问题并解决,通过对质量标准的评价、分析,总结工作中的不足并加以改进。

3.加强人才的培养与管理　指从业人员通过各种形式的继续教育,不断提高专业素质和质量管理工作水平。

二、医学影像质量评价

质量评价是质量管理的重要内容之一，国际放射学界将质量评价分为主观评价法、客观评价法和综合评价法。

（一）主观评价法

主观评价法（subjective evaluation）又称心理学评价法或视觉评价法，是指通过观察者（评价者）视觉和主观判断进行的评价，其评价结果容易受人的主观因素影响，不同的观察者得到的结果可能不尽相同，甚至差别迥异，可操作性差，缺乏客观性，因而是不全面的。主观评价法主要有以下几种方法：①分辨力评价法；②受试者操作特征曲线（receiver operator characteristic curve，ROC curve）法；③模糊数学评价法；④金属网试验法；⑤分辨力测试卡法。目前常用的为前两种方法，其中 ROC 曲线法更具有科学性和准确性。

（二）客观评价法

客观评价法（objective evaluation）是指用形成影像的一些物理特征量进行测定的评价法。主要有：①信噪比（signal to noise ratio，SNR）、对比噪声比（contrast to noise ratio，CNR）及噪声（noise）；②调制传递函数（modulation transfer function，MTF）评价法；③噪声等价量子数（noise equivalent quanta，NEQ）测定法和量子检出效率（detective quantum efficiency，DQE）评价法等。

（三）综合评价法

综合评价法是指以放射诊断要求为依据，用检查影像的物理参量作客观评价手段，再以成像技术条件作保证，三者有机结合，同时尽量减少受检者辐射剂量的一种评价法。综合评价法应尽可能地将主观评价法与客观评价法结合，使观察者对已形成的影像能够客观定量地分析和研究。

三、X 线影像的质量控制

（一）质量控制的内容

不同的 X 线设备成像方法各异，最终形成的影像要通过显示器或照片反映出来，评价的内容和标准也不尽相同。如传统 X 线片的密度、对比度（contrast）、清晰度、照片斑点等，CR、DR 影像的分辨力、线性度、灵敏度、动态范围等。

对于 X 线影像的质量控制应包括影像显示、重要的影像细节显示、体位、受检者剂量、照片影像特定点的密度值、成像技术等。

（二）质量控制的措施

质量控制的措施包括：①影像显示必须能够满足临床的诊断要求；②影像中的标识完整、齐全、无误；③传统影像应尺寸合理，分格规范，照射野大小控制适当，且无任何技术操作缺陷，包括无划痕、污染、粘片、脱膜、指痕、漏光、静电及伪影等；④"软阅读"应保持显示器的性能（如分辨率和亮度）及读片环境条件（如环境照度、亮度分布、通风及空气质量、背景噪声）的良好；⑤影像整体布局美观，无失真变形；⑥对检查部位之外的辐射敏感组织或器官应尽可能加以屏蔽；⑦照片影像的诊断密度值范围应控制在 0.25～2.00 之间。

四、CT 图像的质量控制

（一）质量控制的内容

根据欧共体工作文件（EUR16262.1997.4），CT 图像质量控制的内容包括：

1．诊断学标准　包括解剖学影像标准和物理学影像标准。解剖学影像标准必须满足临床要求，以解剖特征的显示程度来表述，分为"可见""显示"和"清晰显示"。物理学影像标准是通过测试进行客观评价，它依赖于 CT 设备的技术性能和所选的技术参数。

2．成像技术条件　包括层厚、层距、视野（field of view，FOV）、曝光参数、重建算法、窗技术

（windowing technique）、检查范围、扫描机架倾斜角度等。

3. 临床及相关的性能参数　包括受检者准备、检查方法、成像观察条件、激光照相等。

4. 受检者辐射剂量标准　CT 是一种辐射剂量较高的影像检查设备，在不影响图像质量及诊断要求的前提下，应尽量降低辐射剂量。

（二）质量控制的措施

1. 提高空间分辨力　采用高空间频率算法、大矩阵、小像素值，以及薄层扫描等可以提高空间分辨力，另外，采用薄层面还可提高 Z 轴空间分辨力。

2. 增加密度分辨力　通过增加层厚、探测器的效率、X 线剂量，以及软组织重建算法可使密度分辨力增加。

3. 降低噪声　X 线光子能量增加 3 倍，噪声可减小一半；图像层厚越薄以及锐利重建算法都会增大噪声；人工智能通过大数据运算和校正可以减少伪影、降低噪声。

4. 消除伪影　减少因受检者因素造成的运动伪影（motion artifact），避免因设备因素和扫描条件不当或对比剂使用不当造成的伪影。

5. 减少部分容积效应的影响　对较小的病灶可降低扫描层厚。

6. 能量 / 能谱成像的单能级图像　低能级图像能够增加组织对比，高能级图像可以降低噪声及硬化束伪影。

五、MRI 图像的质量控制

（一）质量控制的内容

1. MR 图像质量的特征参数　包括对比度、噪声、SNR、CNR、空间分辨力、伪影等。

2. 扫描参数对图像质量的影响　MRI 图像的质量主要取决于图像的分辨力、CNR、SNR 和检查时间等，其影响因素较多，包括：①重复时间（repetition time，TR）：增加 TR 可增加质子纵向磁化恢复的量，SNR 增加，但降低了 T_1 权重，延长了扫描时间，流动物体的信号强度变小；②回波时间（echo time，TE）：增加 TE 可增加 T_2 权重成分，增加流体的信号强度，但降低了 SNR；③矩阵：增加矩阵可增加空间分辨力，但延长了检查时间，降低了 SNR；④层厚：增加层厚可使 SNR 增加，减小流体的信号强度，降低空间分辨力；⑤层间距：增加层间距可减少交叉激励所引起的人工伪影，但易遗漏小病灶；⑥ FOV：加大 FOV 可提高 SNR，但空间分辨力下降；⑦激励次数（number of excitations，NEX）：增加 NEX 可提高 SNR，减少运动伪影，但延长了检查时间；⑧接收线圈：表面线圈可提高 SNR，但 FOV 较小，信号强度不均匀；体线圈信号强度均匀，FOV 大，可增加深部组织的 SNR，但表面组织 SNR 降低、血流产生的伪影加大。

（二）质量控制的措施

1. MR 伪影及控制措施　①生理性运动伪影：采用心电门控、呼吸门控、缩短检查时间、屏气扫描及腹带加压、采用预饱和技术及流动补偿技术等可减少生理性运动伪影。②自主运动伪影：克服自主性运动伪影的方法有：改变扫描参数，尽量缩短检查时间；尽量使患者体位舒适，可用海绵块或带子进行固定；检查前对患者进行心理疏导；对躁动的患者，必要时给予镇静剂。③金属异物伪影：检查前仔细询问受检者的金属异物情况。④化学位移伪影（chemical shift artifact）：通过缩小 FOV、增加接收带宽、使用预饱和技术、变换频率编码（frequency encoding）和相位编码（phase encoding）方向、选用水抑制和脂肪抑制序列可减少化学位移伪影。⑤包裹伪影（wrap around artifact）：又称卷褶伪影，加大 FOV、将受检部位的最小直径放到相位编码方向上可消除包裹伪影；另外，采用相位编码方向过采样，以及增加扫描矩阵及施加空间饱和带，均可减弱或克服卷褶伪影。⑥截断伪影（truncation artifact）：加大采集矩阵、减小 FOV、变换相位与频率编码方向可减少截断伪影。⑦部分容积效应（partial volume effect）：采用薄层扫描、减小 FOV、改变选层位置可减少部分容积效应；⑧设备伪影：对设备相应部件进行测试维修，并进行相关检测。

2. 其他控制措施　扫描视野、激励次数、矩阵、层数、层厚等参数与并行采集、压缩感知等快速成像技术对图像质量均有影响。各参数及技术的权衡设置，是取得优质 MR 图像的重要保证。

六、DSA 图像的质量控制

（一）质量控制的内容

质量控制的内容包括：①设备因素，主要有 X 线源、影像增强器或平板探测器、电视摄像系统、影像处理和显示系统；②成像方式，有脉冲方式、超脉冲方式、连续方式、时间间隔差方式等四种；③操作技术，有摄影条件、摄影体位、其他摄影技术因素和图像后处理技术等；④造影方法的选择，分静脉法 DSA 和动脉法 DSA；⑤对比剂的使用，正确选择对比剂的种类、浓度和用量；⑥患者本身因素。

（二）质量控制的措施

质量控制的措施包括：①术前与受检者说明检查过程和注意事项，争取受检者术中配合，尽可能地减少运动伪影的产生；②根据 X 线摄影学原理和诊断要求，设计最佳摄影体位；③根据病变部位结构特点，制订合理的曝光程序，选择恰当的曝光参数、合适的成像方式、减影方式、适宜的帧频等；④根据病情和病变部位，决定造影导管尖端的位置及对比剂的浓度、用量、流率、注射压力和延迟方式；⑤正确使用遮光栅、密度补偿器，以减少空间对比，防止饱和伪影的产生；⑥合理应用曝光测试方法，在保证影像质量的同时尽量降低辐射损伤；⑦充分利用 DSA 的图像后处理功能，使影像符合诊断要求；⑧正确匹配激光相机并定期检测。

七、各种检查方法优选

每一种医学影像检查技术因其成像原理不同，对人体内结构以及病变的显示各有优点与不足，对不同疾病的诊断应用价值也各不相同。在熟练掌握各种影像检查技术特点的基础上，针对不同的疾病，应准确把握适应证，制订合理、有序的医学影像检查技术方案。检查技术的选择遵循简便、安全、费用低廉且能达到诊断要求的原则：由简单到复杂，由无创到有创，由单一到综合的方法，从而为患者获得最佳效价比。

（一）依据检查技术费用与简繁的优选

理想的首次检查技术是简单适宜和费用低廉。当诊断有困难时，可选择其他检查技术或方法。但使用简单低廉的检查技术，并不意味着简单地将费用低廉的检查技术作为首选；当临床拟诊病变需行某项较高费用的复杂检查时，不能为了减少支出、降低费用而不去做这项检查。这样，有可能延误诊断甚至失去治疗的最佳时机。

如临床怀疑骨折，行廉价的普通 X 线片检查即可做出诊断，则不需用其他检查方式和方法。临床怀疑肺癌，且在胸部 X 线片发现肺部占位时，应选用 CT 进一步确诊。CT 发现病变后欲了解其肿块边缘、密度、钙化、卫星灶，有无毛刺、分叶等还需做 1～2mm 层厚的薄层增强 CT 扫描。如仍难定性则需在 CT 引导下穿刺活检确诊。疑有脑出血患者直接 CT 平扫，即可做出诊断。但需明确患者出血的病因诊断时，仍需应用 CTA、MRA 检查，或直接由 DSA 检查来确定是血管畸形还是动脉瘤破裂所致。

某些疾病的超早期、早期诊断及需手术治疗的脑部疾病，如急性脑梗死、脑肿瘤等，为使患者保留功能或使功能损害减至最小，则不需遵循由简到繁的顺序，可直接应用功能成像等复杂昂贵的检查方式显示病变区、功能区与病变区之间的关系以明确诊断，利于临床用药和手术计划的制订。

（二）依据检查技术安全性与患者病情的优选

在医学影像检查中应尽量避免由于检查对患者造成的二次损伤。检查技术的选择应首选无损伤的检查技术，如不能解决诊断问题再选择损伤小的，最后选择损伤较大的方法。但在考虑选择检查技术损伤性的同时，也应与患者病情的实际需要、轻重缓急及病变的诊断价值相比较，做好权衡利弊。检查中的损伤包括 X 线电离辐射、检查中操作损伤、并发症及过敏反应等。具有电离辐射损伤的 X 线检查主要指普通 X 线、CT、DSA 等检查。如果这些检查技术中所用放射剂量均在安全范围内，则不会造成患者的放射性损伤。影像检查中具有的损伤性操作主要包括增强对比剂的静脉注射、DSA 检查的导管插入、诊断性介入穿刺操作等。这类操作只要按照规范标准进行均不会造成严重的并发症。对比剂导致的过敏反应，在个别患者中较为严重并可造成死亡，应做好检查前的预防措施，如充分的水化、静脉注射类固醇药物、使用非离子型对比剂、鉴别排除高危人群，能有效减轻过敏反应和减少不良事件的发生。

总之，检查技术安全性的选择应充分考虑患者的实际病情需要，做出最优的合理安排。但即使检查技术的损伤性与其诊断价值相比较是次要的，技术者亦应在操作中尽量减少损伤和并发症的发生，并做好抢救器械、药物治疗准备，更应向患者与家属解释检查中可能发生的情况，做好沟通以得到他们的理解与配合。

（三）依据各检查技术特点的优选与综合应用

各种影像检查技术都有它的优势和不足，并非一种成像技术可以适用于人体所有器官的疾病和诊断，也不是一种成像技术就完全能取代另一种成像技术，而是相辅相成、互相补充的。所以，在选择检查手段时应当权衡利弊，依据各检查技术的特点择优选择；诊断一经确定，无须再作其他检查。对个别需综合采用几种成像技术与检查方法才能明确诊断的疾病，也应规范有序，制订最合理的检查方案。

例如，当临床怀疑腹部肿块时应首选超声检查，这种方法费用低、检查简便、无损伤又常可明确诊断或提示诊断。临床出现神经系统症状及体征并怀疑颅内占位时，首先应作 CT 平扫；一旦怀疑为脑转移瘤时应做 MRI 增强扫描，以尽可能多地发现和明确病灶；同时要常规加做胸部 CT 平扫，因为脑转移瘤大多数来自肺癌，尤其是有长期吸烟史的男性，这样既可找到原发灶，也可尽可能多地发现转移灶。表 1-1 为各项检查技术在各系统疾病中的选择推荐指数，可作为合理应用选择的参考（表 1-1）。

表 1-1　各项检查技术在各系统疾病中的选择推荐指数

各系统疾病		检查技术优选建议					
		X 线检查 （平片 / 透视）	CT	MRI	B 超	DSA	SPECT/PET
中枢神经系统	外伤	+	+++	++	−	−	−
	炎症、肿瘤	−	++	+++	−	−	++
	血管性病变	−	++	++	+	+++	−
呼吸系统	炎症、肿瘤	++	+++	−	−	++	++
消化系统	结石、炎症	+	++	++	+++	−	−
	肿瘤	+	+++	+++	++	+	++
循环系统	心血管	+	+++	++	++	+++	−
骨骼系统	外伤	+++	++	+	−	−	−
	肿瘤	++	+++	++	−	−	++
泌尿系统	炎症、肿瘤	+	++	++	+++	−	++

注：−不推荐，+推荐，+++强烈推荐。

（吕发金）

第七节　影像检查安全与医院感染防控

影像检查安全包括设备安全、患者安全及工作人员安全。

一、设 备 安 全

放射科影像设备包括 X 线机、DSA 机、CT 机和 MRI 扫描仪等。日常工作中需要对设备进行维护和保养，以保障设备正常运转，提高设备开机率及临床应用效能。放射科影像设备日常维护主要包括恒温恒湿、防尘除尘、稳定电压、定期检查冷却系统及定期校准五项内容。

1. 恒温恒湿　机房温度应保持在 18～22℃，湿度控制在 60%，适宜的温湿度有利于机器的散热与冷却，保障设备正常运行。机房需配备专用空调，湿度较大的地区需配置除湿机。

2. 防尘除尘　每日对影像设备和检查间进行除尘清洁，检查各设备柜中的散热风扇是否正常运转。每季度更换空调的空气过滤网，确保影像设备的正常运行。

3. 稳定电压　影像设备应采用专线专用的电源插座，配置稳定电压。采用常导供电，避免与电源电压变化大的负载共用，确保稳压稳流、通风散热，避免停电对设备带来的损害。

4. 定期检查冷却系统　定期清洁 CT 设备 X 线球管冷却器，检查清洁面板箱风扇、顶罩风扇及各应急开关是否灵敏。每天检查 MR 设备液氦水平、水冷机的水压是否正常，做到有故障及时发现，及时处理。

5. 定期校准　放射科设备需定期校准，以保证良好的图像质量。DR 校准包括球管和平板探测器校正，校准时间为半年一次；CT 校准包括每日开机后的空气校准、每月一次的体模校准及每半年或一年进行的整机质量控制校准；MRI 校准需在工程技术人员的指导下，定期校正各种参数，保证设备正常运行。

二、患 者 安 全

医学影像已成为临床诊治疾病的重要依据，其检查方法多样且复杂，提前做好安全防范对保障患者影像检查安全至关重要。患者安全主要包括辐射防护安全、对比剂使用安全、MRI 检查安全、设备操作安全，以及做好医患沟通和隐私保护。

1. 辐射防护安全　影像技师应在存在辐射风险的检查中，遵守"辐射实践正当化、辐射防护最优化和个人剂量当量限值（剂量控制）"三个基本原则，尽可能降低辐射对患者的损害；同时根据患者特点和临床实际需求，对患者辐射敏感部位进行防护，人体对电离辐射较为敏感的部位包括性腺、晶状体、甲状腺等；此外，在扫描过程中针对性对扫描方式、范围、序列和迭代重建等参数进行优化，在满足诊断需求的同时，尽可能减少患者的辐射剂量。婴幼儿、孕妇应尽可能避免不必要的 X 线检查。

2. 对比剂使用安全　影像检查过程中需要使用对比剂以提高影像诊断准确性。影像检查常用对比剂包括 X 线摄影使用的钡剂、CT 碘对比剂和 MRI 钆对比剂等。使用对比剂前需询问患者有无药物过敏、肾功能不全、甲状腺疾病等病史。熟悉不同对比剂的适应证、禁忌证和预防措施。提前做好应急预案，确保患者用药安全。

3. MRI 检查安全　MRI 检查间处于强磁场环境，常见安全隐患有铁磁弹射、灼伤、高噪声和幽闭恐惧等。影像技师需根据 MRI 检查的绝对禁忌证与相对禁忌证，结合患者病情做好检查前的评估。检查前除去患者身上的铁磁性物品及杂物，对患者进行听力保护、心理安抚等；检查时密切关注设备运行与患者生命体征情况，保障检查安全。

4. 设备操作安全　按照设备开关机流程，规范操作设备。保证检查间无杂物和可能阻挡设备正常运行的其他物品。影像技师需定期检查急救设施，并进行急救演练。检查过程中搀扶患者上下床，避免其坠床或跌伤。发现异常情况（挤压、卡手、不良反应及窒息等）应立即停止检查并组织抢救。

5. 做好医患沟通和隐私保护 检查前，影像技师需核对患者信息及检查部位，告知患者检查过程中的注意事项，主动帮助患者和家属缓解紧张情绪。检查中，影像技师需对患者隐私部位进行遮挡，做好患者隐私及检查数据的保护工作。

三、工作人员安全

医学影像检查，设备安全和患者安全十分重要，而工作人员安全同样重要。例如，影像技师在工作中，由 X 线引起的辐射损伤及接触患者血液、分泌物、呕吐物及排泄物等可能发生的职业暴露，都可以对影像技师产生职业危害。随着国家对职业防护工作的开展和不断完善，影像科工作人员的职业安全日益受到重视。影像科工作人员应提高自身保护意识，确保从业安全并遵循如下安全性原则：

第一，加强职业安全防护，认真学习放射防护相关知识和法律法规，充分认识放射线对人体的长期影响和危害性。佩戴个人剂量仪，做好个人射线照射剂量的监测。掌握必需的紧急处理方法，如发现异常情况，要从保护患者、保护设备、保护自己的角度出发，及时汇报，共同解决。严格执行操作规程，合理安排工作时间，避免大剂量接触射线。建立健康档案，定期体检。

第二，提高自我防护意识，认真执行标准预防，严格执行操作规程。积极参加卫生监督部门组织的辐射防护知识培训，积极参加医院感染相关的法律、法规知识培训。学习防护知识，提高自我防护意识。

第三，机房配置机械通风设备，且保证有足够的通风次数，保持一定的温度和湿度，以减少各种有害气体的浓度。

第四，正确认识放射工作的特殊性，加强专业知识、新技术的学习，掌握各种射线的性质和防护原则，不断提高自身的专业素养和专科技术水平。养成良好的操作习惯，合理设计检查流程，在确保医疗安全的前提下提高工作效率。

第五，同事之间互尊互学、团结协作，注重与患者及家属的交流沟通，形成融洽的医患关系，保持良好的人际关系及积极稳定的情绪，以良好的心态工作和生活。

四、影像检查医院感染防控

医院感染是指住院患者在医院内获得的感染，包括在住院期间发生的感染和在医院内获得出院后发生的感染，但不包括入院前已开始或者入院时已处于潜伏期的感染。医院工作人员在医院内获得的感染也属医院感染。影像检查科室具有患者多、流量大、病员密集、病种复杂、影像科机房以及检查室相对密闭、感染性疾病患者与非感染性疾病患者混合候诊、患者与健康体检人员同时检查等特点。所以患者之间、医护人员及健康体检人员之间，均存在交叉感染的危险，并且影像检查过程中极易造成未知的职业暴露，进而危害放射技师自身安全，引发医护感染。因此，加强放射科感控工作、指导技师做好自身防护、规范放射检查流程对于影像检查科室院内感染防控管理十分重要。

（一）检查分区

1. 实行四区两通道管理，医务人员专用通道出入 为防止出现院内交叉感染，放射科应设置独立检查区域用于传染性疾病影像检查。根据《医院隔离技术规范》要求，结合放射科实际布局设立污染区、半污染区、缓冲区、清洁区，医患分通道出入（图 1-2），且应在相应区域有明确标记。

2. 感染性疾病患者实现专人、专机、专用 感染性疾病患者专通道应有专人值守，或安装门禁,无关人员不得进出。发热(传染性疾病患者)检查专区配置 DR、CT,供发热患者(传染性疾病患者)检查专用,由相对固定的技师操作。

(二)消毒隔离

1. 严格执行分区管理和消毒措施 按照院内感染控制要求明确划分污染区、半污染区、缓冲区和清洁区,均执行严格消毒。发热门诊、放射科污染区和半污染区、医院隔离病房等区域属于院内感染防控的重点区域,感染性疾病确诊患者必须终末消毒后才能进行疑似患者检查。

2. 疑似患者与确诊患者分开检查 若无条件划分专用检查区域(如 CT 检查机房)及通道,应对发热门诊,以及病房疑似和确诊患者进行分批次、分时段集中检查。清空现场无关人员后方可进行疑似病例和确诊病例检查,在检查结束后严格按照感染防控要求,对检查区域及通道进行严格消毒。检查间通风半小时后,再进行常规患者的检查。

3. 消毒处理 影像检查需严格按照分区督查消毒。由于门诊患者数量多,初级预检分诊难度较大,为保障患者及医务人员安全,放射科各检查区域做好彻底消杀,是杜绝感染的重中之重。将检查区域分为半污染区(门诊患者检查区域、住院患者检查区域)、污染区(发热患者或感染性疾病患者检查区域),分别制定不同级别消毒标准,切实落实到位并做好消毒登记。具体消毒方法如下:

(1)每位患者做完检查后应更换床单,使用 75% 的乙醇或者 2 000mg/L 的含氯消毒液擦拭扫描床面。

(2)使用 2 000mg/L 的含氯消毒液对机房地面、专用检查通道、门把手等进行擦拭消毒。

(3)采用空气消毒机对检查机房和操作间进行持续消毒或紫外线照射消毒。

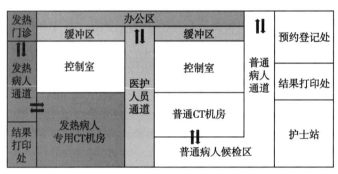

图 1-2　医院放射检查分区示意图(见书末彩插)
红色为污染区,黄色为半污染区,绿色为缓冲区,蓝色为清洁区。

(三)医患防护

医学影像检查相关科室检查项目繁多,患者流量大,人员密集,病种复杂、工作时间较长,存在着交叉感染的风险,医患防护是影像检查科室日常工作必须重视的一部分内容。在临床工作中医护人员要有高度的预防感染意识。

1. 手卫生 采用"七步洗手法",严格按照"两前三后"(接触患者前,清洁、无菌操作前,暴露患者体液风险后,接触患者后,接触患者周围环境后)的指征进行手卫生,并注意在穿脱隔离衣、防护服和手套的前后均应进行手卫生。

2. 医护人员做好防护措施 按照感染风险程度对专用检查区内的 DR、CT 操作技师进行不同等级的防护用品配置(表 1-2)。

3. 患者防护管理

(1)派专人值守各通道,所有患者及陪护人员在入口处测量体温。

(2)各区域工作人员的活动范围相对固定,不能互相串访。检查前需告知患者可活动的区域,以免患者误入隔离区,并适当限制患者及陪护人员的活动范围,减少院内交叉感染。

表 1-2　放射科各工作区防护级别与用品配置

防护级别	诊疗场所	检查设备	患者分类	防护用品
三级	隔离病房、ICU、检查室	床旁 DR、专用 CT	确诊重症传染性呼吸系统疾病患者,确诊伴气管切开、气管插管的传染性呼吸系统疾病患者	工作服、工作帽、N95 防护口罩、一次性防护衣、护目镜 / 防护面屏 / 防护面罩、乳胶手套
二级	检查室	专用 DR、专用 CT	传染性呼吸系统疾病患者、疑似传染性呼吸系统疾病患者、发热患者	工作服、工作帽、医用防护口罩、一次性隔离衣、护目镜 / 防护面屏 / 防护面罩、乳胶手套
一级	检查室、护士站、预约登记室	其他检查设备	普通患者	工作服、医用外科口罩、乳胶手套

（3）患者全程正确佩戴医用外科口罩或 N95 医用防护口罩,进机房前使用手部消毒液消毒双手或戴一次性手套。

（4）开放性外伤患者需换用干净的铺单,如有需要可使用无菌单进行遮盖。

4. 患者检查后医疗废物处理　患者所有的废弃物应当视为感染性医疗废物,严格依照《医疗废物管理条例》和《医疗卫生机构医疗废物管理办法》管理,检查过疑似患者或者确诊患者的工作人员,其防护用品应于检查完成后直接丢弃于医疗废物桶内,要求双层封扎、标识清楚、密闭转运。

（吕发金）

第二章　X线检查技术

X线检查技术是医学影像成像中最基本的检查方法，属于传统放射学的范畴。本章学习的主要内容包括：X线影像质量基本因素，X线摄影基础知识，普通X线检查技术，造影检查等。学习目的要求：①掌握X线摄影基础知识，普通X线检查技术，DR参数选择及影像效果，常规造影检查方法等；②熟悉X线成像质量影响因素，CR、DR操作流程及临床应用。

第一节　X线影像质量基本因素

优质的X线影像是放射学医师正确诊断疾病的基础。X线透过受检体时，因被不同的组织器官吸收、散射而衰减，透过的X线亦称剩余射线，作用在某种影像接收器（image receptor，IR）上，经过转换形成可见的X线影像。如果把被照体作为信息源，X线作为信息载体，那么X线影像形成的过程就是一个信息传递与转换的过程。X线影像质量受多种因素影响，如X线管、X线摄影条件、影像信息探测系统、被照体及图像后处理等，本节主要讨论与X线影像质量有关的基本因素。

一、符合医学影像诊断学的要求

用最低的辐射剂量获得满足医学影像诊断需要的图像是X线摄影的基本目标。评价X线影像的质量，首先要看该影像是否满足医学影像诊断学的要求。如果X线影像不能满足医学影像诊断学的要求，即便影像无论多么好看，也是毫无意义的。

符合医学影像诊断学要求的X线影像主要包括两个方面：①X线摄影设计合理。根据临床需要，设计的X线摄影方案是正确的。②能清晰显示需观察的病灶和其他相关组织的细微结构。但这两方面也是相互依赖和相互影响的。X线摄影设计的正确与否取决于摄影相关因素是否正确，如X线管焦点、受检体、IR三者之间相对几何投影关系是否正确，受检者体位的摆放、中心线角度与入射点的选择、IR的位置，以及影像后处理技术等X线摄影技术是否合理。具体内容在有关章节均有详述。总之，把需观察的病灶和其他相关组织的细微结构清晰显示出来，尽量满足医学影像诊断上的要求是X线摄影的目的所在。

二、影像的光学密度与灰度

光学密度又称密度或灰度，在影像判读中通常称为色调，指感光材料经曝光和处理后呈现的黑白程度。光学密度（D）为通过照片之前与之后光通量比值的对数，即 $D = \log$ 入射光光通量 / 透过光光通量，它是阻光率的常用对数值，无量纲。照片的光学密度值与观片灯的光线强弱，以及观片灯光的颜色无关。

光学密度是形成X线影像的基础。X线影像的形成是由于影像上各个微小的区域之间存在着密度的差异，无光学密度就无影像，无影像的照片不能反映任何信息。光学密度过高或过低的照片将使信息量严重受损。影响光学密度的因素有感光材料的感光特性、曝光量、受检体的物理特性，以及影像后处理等。

光学密度的大小影响着人的眼睛对不同密度结构的分辨能力。人眼对光学密度的分辨能力是有限的，对低于 0.2 或高于 2.5 的光学密度值，几乎无法辨认。根据临床实践，符合医学影像诊断要求的光学密度值范围基本在 0.7～1.5 之间，最适合人眼睛观察影像的照片密度是 1.0。影像密度大小影响着光线入射眼睛的光通量大小。在一定光通量范围内，人眼有最佳的辨别和反应能力。因此，在使用观片灯或液晶显示器观察影像时，其亮度必须在合适的范围内。影像只有在密度值适当时，才能充分反映影像细节，符合医学影像诊断的要求。

三、影像对比度和锐利度

1. 影像对比度　对比度（contrast）是指在影像上相邻两个区域之间密度的差别，是最黑和最白密度之间的范围。差异越大代表对比度越大，差异越小代表对比度越小。

影像具有明显的、恰当的光学密度差别，是观察受检体内正常组织与病变的最重要依据。光学密度差较大的影像对比度高；反之，光学密度差较小时影像对比度就低。影像诊断医师主要是通过观察 X 线影像来分析、判断体内组织的异常变化，进而做出诊断结论。要达此目的，在影像上正常的体内组织和异常改变之间必须有密度差，才能引起医师的注意，提出疑问，考虑病变的部位和性质。在天然对比度较差的软组织之间，如血管、乳腺，可以采用适当的方法，如造影、软 X 线摄影等来加大影像上组织之间的对比度，通过观片分析识别，做出准确的诊断。

为了在一幅 X 线影像上尽量全面地显示组织结构或病变的特点，即尽可能多地反映诊断信息，必须使影像具有良好的对比与层次，并妥善处理好两者之间的关系。虽然从本质上讲，两者均是光学密度的差异，但在有限的密度范围内，两者是相互制约的。影像对比度大时，层次就不丰富；反之，层次丰富，则层次之间对比度减弱。因此根据 X 线诊断需要，同时兼顾影像对比与层次是十分重要的。数字图像的后处理参数选择是否得当是直接影响 X 线影像对比与层次的重要因素。

总之，X 线影像尽可能多地显示人眼能识别的正常组织和异常变化的情况，使影像具有良好的对比与层次，是临床 X 线诊断对 X 线影像最基本的要求之一。

2. 影像锐利度　影像上两个毗邻组织边界的清楚程度称为锐利度（sharpness）。独立的两种组织或器官毗邻时，X 线影像界线清楚显示是正确诊断疾病的基本要素之一。这样在阅读影像时容易判别正常结构或病灶的大小、边缘、形态等特性。若器官运动或 X 线成像系统质量不佳等将导致两个毗邻组织影像的边界不够清楚。在影像上物体边界不清晰的程度称为模糊度（mistiness，unsharpness），此概念与锐利度相反。影像锐利度除了可用相反的概念模糊度表达外，其表达方式还有分辨力（解像力）、清晰度等。人眼对于影像的允许最大模糊值为 0.2mm。

一般而言，影像边缘的锐利度越高，画面的边缘就越清晰。但是锐利度太高，会造成显示出的画面生硬，没有层次感，画面不真实。因此，锐利度不是越高越好，而是应根据需要进行调整。

X 线摄影时，影像的模糊现象无法完全避免，但可以尽量减小技术性的模糊效应。例如，通过减少曝光时间、固定受检部位、采用小焦点、缩短物 - 像距（object-image distance，OID）、选择高质量影像接收器、控制影像斑点等相应措施，均可降低影像技术性模糊，提高影像锐利度。数字图像后处理技术中也有专门提高影像锐利度的后处理办法。

四、空间分辨力和密度分辨力

1. 空间分辨力（spatial resolution）　又称作几何分辨力或高对比度分辨力，是指在高对比度的情况下鉴别细微结构的能力，即显示最小体积病灶或结构的能力。空间分辨力也称解像力，表示成像系统还原被照体细节的能力。影像的空间分辨力是对影像模糊度的一种定量表示方法，单位是每厘米线对数（Lp/cm）。但它是一个极限值，不能反映全部情况。事实上，空间分辨力主要在高空间频率（高频部分）与清晰度有相对应的关系，而在低频部分，分辨力与视觉清晰度不一定统一,即线对数较低时仍能分辨模糊的线影。影响空间分辨力的因素很多,主要有 X 线管焦点大小、影像接收器探测单元的大小、影像的像素尺寸、被测物体的吸收系数,以及系统噪声等。当影像接收器探测单元的大小、影像的像素尺寸已确定时,空间分辨力主要由 X 线管焦点的几何尺寸决定。要获得高的空间分辨力,就要合理选择控制上述因素,使用小的 X 线管焦点,尽量减小受检体与影像接收器之间的物 - 像距,以及减小像素尺寸(增加数字矩阵)。

2. 密度分辨力(density resolution) 又称为低对比度分辨力(low contrast resolution),是影像显示最小密度差别的能力,通常用可分辨的最小对比度的数值表示。影像密度分辨力主要受噪声和被显示物体的大小和对 X 线吸收差异所制约。噪声越少,显示物体越大和对 X 线的吸收差异越大,密度分辨力越佳。

密度分辨力能够区分开的密度差别程度,以 %(率)表示。这是数字 X 线摄影性能和衡量影像质量的指标之一。假若密度分辨力为 0.5%,则表示两种物质的密度差别等于或大于 0.5% 时才可分辨出来。当密度差别小于 0.5% 时,则由于噪声的干扰,这两种物质就无法辨别。噪声和信噪比是影响密度分辨力的重要因素。在 X 线剂量一定的情况下,空间分辨力与密度分辨力存在一定的制约关系,二者不能同时改善。数字图像由于可以通过后处理软件的处理,如谐调处理也称层次处理,可以改善对低对比结构的显示,其显示能力远远超过普通 X 线影像。数字图像的位深度、大小亦影响着密度分辨力。

五、噪声和伪影

噪声(noise)可以理解为"妨碍人们感觉器官对所接收的信号源信息理解的因素"。影像中存在的随机性干扰信号称为影像噪声。X 线影像中的斑点(mottle)就是噪声,影像斑点定义为"光学密度上的随机涨落"。噪声在理论上可以定义为信号"不可预测,只能用概率统计方法来认识的随机误差"。在 X 线影像上由于 X 线量子分布不均匀形成的淹没微小病灶的无规则微小密度差称为影像斑点。噪声也可以理解为在一个密度均匀体的数字影像上出现的数字信号强度杂乱无章,参差不齐。由于噪声能够淹没影像中的微小病灶信息,影响影像质量,故其是像质评价中的一个重要内容。数字成像系统形成噪声的原因比传统屏 - 片组合复杂,在本教材相关章节叙述。

伪影(artifact)是指原本受检体并不存在而在图像上却出现的各种形态的影像。伪影大致分为与受检者和与 X 线摄影系统有关的两大类。影像中存在多种伪影,则说明质量控制水平低下,如在 X 线影像出现的金属饰物伪影,影像上的灰雾、滤线栅铅条影等。部分伪影可以通过规范技术操作、图像处理等方法消除,如果消除不掉,应在查明原因后备注说明。

(于兹喜)

第二节　X 线摄影条件基本因素与自动曝光控制

一、X 线摄影条件基本因素

X 线摄影条件是指在 X 线成像过程中的相关成像因素,广义的 X 线摄影条件包括成像设备、受检者、影像接收器、摄影距离等。狭义的 X 线摄影条件是指管电压、管电流、曝光时间、摄影距离。感光效应是指有效摄影距离内影像接收器对透过人体组织的 X 线照射的感光效率。X 线摄影所得的影像质量除了操作技术外,还由影像接收器的感光效应所决定。与感光效应相关的因素都不同程度地影响摄影条件,包含管电压、管电流、曝光时间、影像接收器感光效率、靶物质的原子序数、摄影距离及受检体的密度、厚度等。X 线摄影时,X 线束经不同密度和不同厚度的人

体组织吸收衰减,透过人体后的不同强度的 X 线使影像接收器感光,其感光量用 E 表示,可用如下感光效应公式计算:

$$E = k\frac{V^n \cdot I \cdot t \cdot s \cdot Z}{d \cdot z \cdot \rho \cdot r^2} \qquad (2\text{-}1)$$

式中,V 代表管电压,I 代表管电流,t 代表曝光时间,s 代表影像接收器的感光效率,Z 代表靶物质的原子序数,d 代表受检部位的厚度,z 代表组织的有效原子序数,ρ 代表受检体的密度,r 代表摄影距离,n 代表管电压的指数,k 为常数。

从以上公式不难看出,影响感光效应的因素众多。根据是否具有可变性,可大致分为相对固定的因素与经常变动的因素。影像接收器的感光效率、靶物质的原子序数、受检体的密度与厚度是相对固定的因素。管电压、管电流、曝光时间及摄影距离则需要根据检查部位、受检者的生理和病理情况等灵活调节,属于经常变动的因素。将相对固定的因素包含在感光效应公式的 k 内,感光效应公式可简化为:

$$E = k\frac{V^n \cdot I \cdot t}{r^2} \qquad (2\text{-}2)$$

将相对固定的因素包含在感光效应公式的 k 内后,因 k 对感光效应的影响相对不变,故影响感光效应的主要因素就只有管电压、管电流、曝光时间和摄影距离,这就是狭义的 X 线摄影条件。在这四个感光因素中,如果改变其中某一因素,要使影像接收器达到与原来相同的感光效应,就必须对其他因素作出相应的调整,才能确保所需的感光效应基本不变,这就是摄影条件的选择。

1. 管电压(tube voltage) 是指加在 X 线管两极间的电压。X 线摄影中管电压值的单位为千伏特(kilovoltage,kV),管电压值决定 X 线波长的长短,也代表 X 线的穿透能力。管电压值越高,产生的 X 线波长越短,穿透能力越强。管电压值是影响图像对比度、图像层次、图像信息量多少的主要因素,也是影响图像密度值的因素。感光效应与管电压值的 n 次方成正比,这一指数函数关系反映了管电压在 X 线摄影中的重要作用。管电压值越高,影像接收器的感光量增加,产生影像的层次越丰富,影像上组织结构信息量越多;管电压值越高,所需要的管电流(tube current)和曝光时间(exposure time)相应减小和缩短,可减少肢体抖动或呼吸运动导致的图像运动性模糊(movement unsharpness)。同时,管电压值升高,散射线含有率升高,影像灰雾增加。X 线摄影时,应根据检查部位病理生理情况及临床需要和肢体部位厚度等来选择管电压值。管电压值增加15%,相当于曝光量增加一倍(15%规则)。

2. 管电流量 在 X 线摄影中,管电流量是指管电流与摄影曝光时间的乘积,单位为毫安秒(milliampere second,mAs)。管电流量代表单位面积内 X 线量的多少,管电流量与感光量成正比。管电流量是决定 X 线图像密度的主要参数,管电流量的大小直接影响影像接收器接受的 X 线光量子数的多少。管电流量增加,则影像接收器检测到的光量子数增多,影像的密度增大,噪声减少;管电流量减少,则影像接收器检测到的光量子数减少,影像的密度降低,噪声增加。

3. 摄影距离 是指 X 线管焦点至影像接收器之间的距离,也称源-像距(source to image receptor distance,SID)。在有效的摄影距离内,影像接收器上得到的 X 线量与 SID 的平方成反比。当其他摄影条件不变,新摄影距离 SID 增加 1 倍时,要得到与原摄影距离 SID 同样的感光效果,则新管电流量是原来的 4 倍,此称为反平方定律。

4. 曝光时间(exposure time) 是指获得一幅 X 线图像需要成像设备产生 X 线的时间。曝光时间长短的选择,一般由受检部位的情况决定,固定不动部位的检查可选择相对长的曝光时间,容易运动的部位检查选择相对短的曝光时间,以减少检查部位图像的运动性模糊。

5. X 线影像接收器 是指透过人体组织后的 X 线接收装置。X 线照射被照体后,因被照体组织密度和厚度不同对原发射线的衰减形成差异,使透过人体组织的 X 线携带有被照体组织密度和厚度的信息,即产生信息 X 线。影像接收器可分为模拟影像接收器和数字影像接收器。模拟影像接收器主要指由增感屏与胶片组成的屏 - 片系统,现在少用。数字影像接收器有 CR 的成像板和 DR 的平板探测器(flat panel detector, FPD)。数字 X 线影像接收器的功能是接收信息 X 线后进行 A/D 转换为数字信号,再经过数 / 模转换(digital to analog, D/A)转换和计算机进行图像后处理后获得可见影像。不同的 X 线影像接收器对 X 线的敏感程度也不同,因而在对同一部位摄影时所选择的曝光量有差异。速度快者可使用相对较少的曝光量达到类似的影像效果。

6. 滤线器 是消除散射线的一种摄影辅助装置。主要结构有滤线栅、栅条间的有机充填物,以及外层密封材料。其中滤线栅的栅条为铅条,其排列方式有平行式、聚焦式和交叉式三种。

(1)滤线栅的结构:是由许多薄铅条和纸条交替排列而成的平板。聚焦式铅条排列成聚焦状,这些铅条延长后会聚成一条直线,该线与滤线栅中点垂直线的交点称为聚焦式滤线栅的焦点(图 2-1)。滤线栅的两面用薄铝板封闭固定。平行式滤线栅的各铅条相互平行,间距相等。交叉式滤线栅是由两层平行式滤线栅相互垂直交叉叠放形成。聚焦式滤线栅常安装在扫描床的床面下方,平行式和交叉式滤线栅常安装在胸片架上。

(2)滤线栅的技术参数:主要有焦距、栅比和栅密度。

1)焦距:是指聚焦式滤线栅的焦点与滤线栅中心的垂直距离(图 2-1)。X 线摄影时,焦点至影像接收器距离与滤线栅的焦距应相等或接近,X 线则可顺利通过滤线栅铅条间隙。常用滤线栅的焦距有 80cm、90cm、100cm 和 120cm 等。

2)栅比(grid ratio):是滤线栅铅条高度(*h*)和铅条间距离(*D*)之比(图 2-2)。栅比越大,吸收散射线的效果越好。目前常用的滤线栅栅比有 6:1、8:1、10:1、12:1、14:1 等。

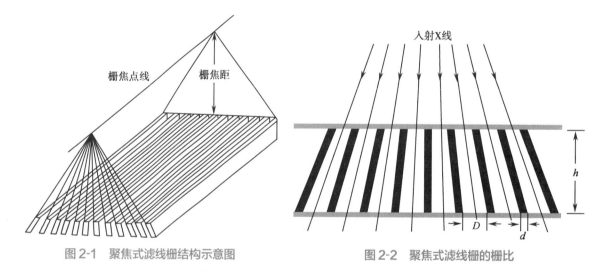

图 2-1 聚焦式滤线栅结构示意图　　图 2-2 聚焦式滤线栅的栅比

3)栅密度:是指每 1cm 内所含铅条的数目。常用滤线栅的栅密度为 40~80 条 /cm。

(3)滤线器的种类:滤线器可分为固定滤线器和活动滤线器两大类。①固定滤线器:是指在摄影时固定不动的滤线器,与影像接收器一起使用,但栅条会在图像上留下条状阴影。②活动滤线器:是指摄影时运动的滤线器,运动方向与铅条排列方向垂直,这样既能吸收散射线,又不会在影像上留下铅条阴影。活动滤线器一般都安装在扫描床的床面下方或胸片架上。活动滤线器有电动和弹簧振动两种。

(4)使用滤线器的注意事项:①使用滤线器的基本原则是,当被照体厚度超过 10cm、组织密度主要为骨密度、管电压高于 60kV 时,就有必要使用滤线器;② X 线中心线应对准滤线栅中线,左右偏移不超过 3cm;③需要倾斜 X 线管摄影时,倾斜方向应该与铅条排列方向一致;④使用聚焦式滤线栅时,X 线管焦点至滤线栅的距离应在允许的范围内;⑤根据所用管电压的高低来选择不同栅比的滤线器，常规管电压摄影选用的栅比为 5:1～8:1，高管电压摄影多选用栅比为 10:1～12:1 的滤线栅。

使用滤线栅不仅吸收了散射线，而且也吸收大量的原发射线。因此，在选择摄影条件时要考虑到滤线栅的曝光量倍数(B)。

7. 照射野 散射线含有率受照射野(radiation field)影响很大。在 X 线摄影中有效地缩小照射野，不仅减少受检者的辐射剂量，而且可提高影像质量。随着照射野的缩小，散射线含有率下降，图像对比度提高。

二、X线摄影自动曝光控制

自动曝光控制(automatic exposure control，AEC)概念始于 20 世纪 20 年代，至 40 年代随着自动负载设备的产生逐步应用于胸部 X 线摄影，到 50 年代随着通用型 X 线摄影自动控制装置的出现而运用于全身各部位。自动曝光控制是指在 X 线摄影时，将传感器置于受检部位与影像接收器之间，实时监测通过受检部位到达影像接收器的 X 线，当 X 线量达到预先设置的值时，启动控制电路切断高压，实现自动控制曝光检查。

自动曝光系统包括以荧光效应控制的光电管自动曝光控制和以 X 线对空气的电离效应为基础的电离室自动曝光控制。其机制是采用对 X 线敏感的探测器，把 X 线剂量转换成电流或电压并正比于 X 线剂量率，在时间积分后的电压也就正比于所接受的 X 线剂量。把积分电压与一个正比于图像密度的设定电压进行比较，由一个门限影像接收器给出剂量到达设定值的曝光终止信号，即切断高压，就形成了自动曝光控制。

1. 光电管自动曝光控制系统 是利用光电倍增管构成的自动剂量控制系统。由影像增强器输出屏发出的可见光经分光采样送至光电倍增管，它的输出信号经放大后变为控制信号。这种控制信号正比于光电倍增管所接受的光强度，因而信号也正比于影像增强器所接收的 X 线剂量率。控制信号经过一个积分器按曝光时间积分后的电压，正比于剂量率对曝光时间的积分——X 线剂量。当它达到某一定值时，便由门限检测器给出曝光结束信号，切断高压，就形成了自动剂量控制(图 2-3)。

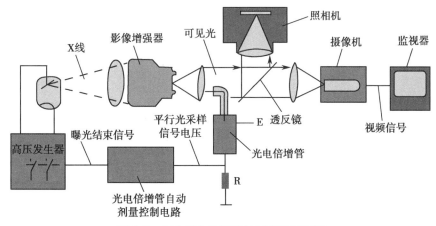

图 2-3　光电管自动曝光控制系统示意图

2. 电离室自动曝光系统 系统利用的是电离室内气体电离的物理效应。电离室的结构包括两个金属平行极，中间为气体。在两极间加上直流高压，空气作为绝缘介质不导电。当 X 线照射时，气体被 X 线电离成正负离子，在强电场作用下，形成电离电流。利用这一物理特性，将电离室置于人体与影像接收器之间，在 X 线照射时，穿过人体的 X 线使电离室产生电离电流，此电流作为信号输入到控制系统。电离室输出的电流正比于所接受的 X 线剂量率，经过多级放大后，在积分器内进行时间积分。这种积分后的电压就正比于电离室接受的 X 线剂量率与时间的乘积,积分电压经放大后送到门限影像接收器。当积分电压到达预设的门限时,X 线剂量达到设定值,输出信号触动触发器,发出曝光结束信号,立即切断高压,结束曝光(图 2-4)。

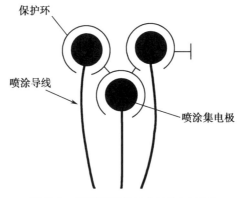

图 2-4　三野电离室基本结构示意图

（于兹喜）

第三节　X 线摄影基础知识

一、解剖学基准线和面

（一）标准姿势（解剖学姿势）

人体直立,两眼平视前方,下肢并拢,足尖及掌心向前,两上肢下垂置于躯干两侧(图 2-5)。在 X 线摄影中,无论受检者处于何种体位或动作,均应以解剖学姿势为定位的依据。

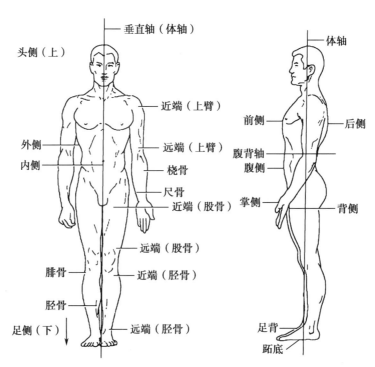

图 2-5　人体标准姿势、解剖学方位前面观、左侧面观

（二）解剖学方位

近头侧为上，近足侧为下；近正中矢状面为内侧，远正中矢状面为外侧；近心脏为近端，远心脏为远端；近身体腹面为腹侧（前面），近身体背面为背侧（后面）；近体表为浅，远离体表为深；以骨为定位依据的，上肢有尺侧（近尺骨）和桡侧（近桡骨），下肢有胫侧（近胫骨）和腓侧（近腓骨）。趾骨上部为足背侧，下部为足底侧等（图2-5）。

（三）解剖学关节运动

1. 屈伸运动　关节沿腹背轴运动，组成关节的上下骨骼相互靠近或远离，角度减小时为"屈"，相反为"伸"。

2. 内收、外展运动　关节沿冠状面运动，骨向正中矢状面靠近者为"内收"，反之为"外展"。

3. 旋转运动　骨环绕矢状轴做旋转运动时称"旋转运动"。骨的前面向内旋转时为"内旋"，相反为"外旋"。

（四）解剖学基准线（面）

1. 矢状面（sagittal plane）　是将人体纵切为左、右两部分的面。将人体分为左、右两等分的矢状面称为正中矢状面。

2. 水平面（horizontal plane）　是与地平面平行且将人体横切为上、下两部分的面。

3. 冠状面（coronal plane）　是将人体纵切为前、后两部分的面。冠状面、水平面和矢状面三者相互垂直。

4. 水平线　人体直立时，与地面平行的线。

5. 正中线　将人体左右等分的线。

6. 矢状线　与水平线相交，与正中线平行的线。

7. 冠状线　与矢状面垂直相交，将人体前后分开的线。

8. 垂直线（vertical line）　为上下方向的线，与人体水平线垂直（图2-6）。

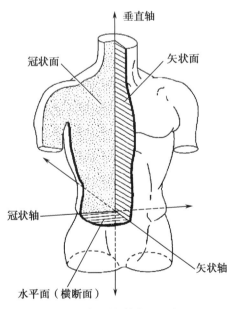

图2-6　解剖学基准面示意图

二、X线摄影基准线和面

（一）头颅体表定位线

1. 听眦线（orbitomeatal base line）　外耳孔中点与眼外眦的连线，听眦线与听眶线成10°～15°角。此线也称为X线摄影学基线（radiographic base line，RBL）。

2.听眶线（orbitomeatal line） 外耳孔上缘与眼眶下缘的连线，也称为瑞氏基线（Reid's base line，RBL）或人类生物学基线（anthoropological base line，ABL）。此线与地面平行，又称头颅的水平线（horizontal line）。

3.听眉线（acanthiomeatal line） 为外耳孔中点与眉间的连线，听眉线与听眦线约成10°角。

4.瞳间线（interpupillary line，IPL） 为两侧瞳孔间的连线，与水平面平行。

5.听鼻线（acanthiomeatal line） 为外耳孔中点与鼻前棘的连线，听鼻线与听眦线约成25°角（图2-7）。

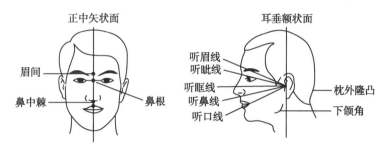

图2-7 头颅摄影基准点、线、面

（二）X线摄影用线及距离

1.中心线 X线束中，居中心的射线。

2.斜射线 X线束中，中心线以外的射线。

3.源-像距 X线管焦点至影像接收器之间的距离。

4.焦-物距 X线管焦点至被照体中心之间的距离。

5.物-像距 被照体中心到影像接收器之间的距离。

三、X线摄影体位、方向、方位及命名原则

（一）摄影体位

1.立位 受检者身体呈站立位姿势，矢状面与地面垂直。

2.坐位 受检者身体呈坐位姿势。

3.半坐位 在坐位姿势下，背部向后倾斜的位置。

4.仰卧位 为受检者背侧贴摄影床的卧位姿势。

5.俯卧位 为腹部前面贴摄影床的卧位姿势。

6.侧卧位 人体右侧贴摄影床的卧位姿势称为右侧卧位；人体左侧贴摄影床的卧位姿势称为左侧卧位。

7.斜位 身体长轴与影像接收器平面成一定角度的摄影体位。

（二）摄影方向

中心线入射被照体时的方向称为摄影方向。

1.矢状方向 为中心线与身体矢状面平行的入射方向，如前后（腹背）方向为中心线经被照体的前方（腹侧）射入，从后方（背侧）射出，反之为后前方向。

2.冠状方向 为中心线与身体冠状面平行的入射方向，如左右方向是中心线经被照体的左侧射向右侧；右左方向是中心线经被照体的右侧射向左侧。

3.斜射方向 为中心线从被照体的矢状面与冠状面之间入射并从另一斜方向射出。如左前斜方向是中心线经被照体的右后方射向左前方；右后斜方向是中心线经被照体的左前方射向右后方。

4. 上下方向（轴）　为中心线经被照体的头侧射向足侧。

5. 切线方向　为中心线入射被照部位时与病灶边缘相切。

6. 内外方向　为中心线经被照体的内侧射向外侧。

7. 外内方向　为中心线经被照体的外侧射向内侧。

8. 前后方向　为中心线经被照体的前方射向被照体的后方。

9. 后前方向　为中心线经被照体的后方射向被照体的前方。

10. 掌背方向　为中心线经被照体的手掌射向手背，也称前后方向。

11. 背底方向　为中心线经被照体的足背射向足底，也称前后方向。

（三）摄影方位

1. 正位　被照体冠状面与影像接收器的长轴平行，中心线经被照体的前方或后方入射，从后方或前方射出。如头颅的前后位或后前位，脊柱各段的前后位或后前位，胸部的前后位或后前位，腹部和盆腔的前后位，四肢的前后位等。

2. 侧位　被照体矢状面与影像接收器长轴平行，中心线经被照体的一侧入射，从另一侧射出。如头颅的左 / 右侧位，脊柱各段的左 / 右侧位，胸部的左 / 右侧位，四肢的侧位等。

3. 斜位　被照体与影像接收器成一定的摄影角度，中心线经被照体的左 / 右后方或左 / 右前方入射，从右 / 左前方或右 / 左后方射出。①右前斜位（right anterior oblique，RAO）是指身体右前部贴近影像接收器，X 线从左后方射向右前方；②左前斜位（left anterior oblique，LAO）是指身体左前部贴近影像接收器，X 线从右后方射向左前方；③右后斜位（right posterior oblique，RPO）是指身体右后部贴近影像接收器，X 线从左前方射向右后方；④左后斜位（left posterior oblique，LPO）是指身体左后部贴近影像接收器，X 线从右前方射向左后方。

4. 轴位　中心线与被照体长轴平行或接近平行的摄影位，如髌骨轴位、跟骨轴位等。

5. 水平位　X 线的方向与地面平行，呈水平投照。

6. 其他方位　枕顶位、鼻颏位、额鼻位、前凸位、切线位等。

（四）命名原则

1. 根据中心线入射被照体时的方向命名　如中心线经胸部后方第 6 胸椎水平垂直射入影像接收器的体位称为胸部后前正位。

2. 根据被照体与影像接收器的位置关系命名　如胸部左前部紧贴影像接收器的体位称为左前斜位。

3. 根据被照体与摄影床的位置关系命名　如人体的左侧紧贴摄影床称为左侧卧位。

4. 根据被照体与摄影床的位置关系及中心线入射受检体时与影像接收器的关系命名　如人体仰卧摄影床，中心线经人体一侧水平射入影像接收器的体位称为仰卧水平侧位。

5. 根据被照体姿势命名　如胸部前凸位，小儿双髋的蛙形位。

6. 根据某部的功能位置命名　如颈椎的过伸 / 过屈位，颞颌关节的张口 / 闭口位。

7. 根据摄影体位创始人的名字命名　如乳突劳氏位（Law method）、髋关节谢氏位等。

四、体表解剖标志

体表解剖标志是指在人体的表面上看到或扪到的固定标志点，这些标志点与体内的某一解剖部位或脏器有对应的关系。摄影时根据人体体表的固定标志点，可以确定肉眼不可见的人体内部的解剖部位。

（一）颈部

1. 颈部的边界　颈部上方以下颌下缘、乳突至枕外隆凸连线与头面部分界。下方自胸骨上窝、锁骨、肩峰向后到第 7 颈椎棘突为界。

2. 颈部体表标志　因年龄、性别和个体而异。儿童和妇女呈圆形，成人男性骨性标志突出。

（1）舌骨：位于颈中线最上方，相当第4颈椎水平。

（2）甲状软骨：成人男性在上缘处构成高突的喉结，其后方正对第5颈椎。

（3）环状软骨：位于甲状软骨下方。临床上常在此处作急救气管切开或用粗针头穿入，以解救室息。它的后方平对第6颈椎，它是喉与气管、咽与食管的分界点。

（4）胸骨颈静脉切迹：相当于第2、3胸椎水平；锁骨上窝位于锁骨中1/3分界处上方。

（5）第7颈椎棘突：为颈部后下方正中最突出的骨性标志。

（二）胸部

1. 边界 胸部的上界是由胸骨颈静脉切迹，沿锁骨到肩锁关节，以此连线向后到第7颈椎棘突。胸部下界相当于胸廓的下口，胸部和上肢的界限是三角肌的前缘。

2. 形状 胸部外形与骨骼、肌肉和内脏发育状况有关。一般可分为两种类型，宽短型和狭长型。宽短型胸部特点是胸骨下角较大（最大到120°），肋骨近于水平，胸骨较宽，胸骨上凹不明显，胸围较大。狭长型胸部特点是胸骨角较小（90°～100°），肋骨倾斜角较大，胸骨狭长，胸骨上凹明显，胸围较小。

3. 体表标志

（1）胸骨柄与胸骨体处形成向前突的胸骨角，两侧连接着第2肋骨，可作为计数肋骨的标志。胸骨柄中份处相当于主动脉弓的最高点。

（2）胸骨角相当于第4、5胸椎水平，后方平对气管分叉处。

（3）剑胸关节相当于第9胸椎水平，剑胸关节可表示胸膜正中线的分界，也可作为心下缘膈肌和肝上面的前分界线。

（4）锁骨外1/3处上方为锁骨上窝，窝内可触及喙尖。肩关节做屈伸运动时，可感到喙突在移动。

（5）锁骨下方自第2肋骨开始可摸到各肋。第2、3肋骨呈水平，往下各肋骨逐渐斜行，第2前肋间最宽，第5、6肋骨最狭。肋骨的最低点相当于第3腰椎水平。

（6）男性乳头平对第4肋骨，相当于第7、8胸椎水平。女性乳头位置低，个体差异较大，不宜做体表定位点。

（7）在左侧第5肋骨间锁骨中线内侧约2cm处，可见心尖冲动点。当左侧卧位时，心尖位置移往左侧，仰卧位心尖冲动点可升高一肋。肩胛骨根部对第3胸椎棘突，下角对第7胸椎。

4. 有关胸部的径线

（1）前正中线：通过胸骨两外侧缘中点的垂线。

（2）肋骨线：通过胸骨两侧最宽处的两条垂线。

（3）锁骨中线：通过锁骨中点的垂线。

（4）腋前线：通过腋窝前缘的垂线。

（5）腋中线：通过腋窝中点的垂线。

（6）腋后线：通过腋窝后缘的垂线。

（7）肩胛线：当两臂下垂，通过肩胛下角的垂线。

（8）脊柱旁线：相当于各椎体横突尖端的连线。

（9）后正中线：相当于各椎体棘突的连线。

（三）腹部

1. 边界 腹部包括腹壁、腹腔及其内脏器官。上界从前向后为胸骨剑突、肋弓、第11肋前端与第12胸椎。下界从前向后为耻骨联合下缘、耻骨结节、腹股沟韧带、髂嵴与第5腰椎下缘。腹壁在后方为脊柱的腰部，前外侧壁均为扁平肌构成。

2. 个体差异 腹部外形与腹腔器官的位置，随年龄、体型、性别以及肌肉、脂肪发育程度而异。矮胖型的人，腹部上宽下狭，膈、肝、盲肠与阑尾等位置较高，胃趋于横位；瘦长型的人则与此相反。小儿因各系统发育不平衡，膈位置较高，肝较成人比例大，骨盆在比例上小于成人，因此腹部外形比例较成人大。老年人因肌肉乏力、韧带松弛，故内脏下垂、位置低下，下腹部呈明显隆凸状。体位改变对腹腔器官位置的影响也很明显，卧位器官上移、膈上升。直立时，则相反。

3. 体表标志　骨性标志有剑突、肋弓、第 11 肋前端。在下方有耻骨联合、坐骨结节、髂前上棘、髂嵴。脐的位置不恒定，相当于第 3～4 腰椎水平。

（四）脊柱

脊柱 X 线摄影时，可以借助与某些椎体相对应的体表标志确定 X 线的入射点，常用体表定位标志见表 2-1。

表 2-1　脊柱体表定位

部位	前面观对应平面	侧面观对应平面
C_1	上腭	—
C_2	上腭牙齿咬合面	—
C_3	下颌角	—
C_4	舌骨	—
C_5	甲状软骨	—
C_6	环状软骨	—
C_7	环状软骨下 2cm	颈根部最突出的棘突
T_2、T_3 间隙	胸骨颈静脉切迹	肩胛上角
T_4、T_5 间隙	胸骨角	—
T_7	胸骨体中点	肩胛下角
T_{11}	胸骨剑突末端	—
L_1	剑突末端与脐连线中点	—
L_3	脐上 3cm	肋弓下缘（最低点）
L_4	脐	髂嵴
L_5	脐下 3cm	髂嵴下 3cm
S_2	髂前上棘连线中点	—
尾椎	耻骨联合	—

五、X 线摄影技术操作原则和步骤

（一）摄影技术操作原则

1. 焦点的选择　摄影时，在不影响 X 线管负荷的原则下，尽量采用小焦点，以提高 X 线影像的清晰度。小焦点一般用于四肢、鼻骨、头颅的局部摄影。大焦点一般用于胸部、腹部、脊柱等较厚部位的摄影。

2. SID 选择　按照不同部位合理选择 SID。摄影时应尽量使肢体贴近影像接收器，并且与影像接收器平行。肢体与影像接收器不能靠近时，应根据 X 线机负荷相应增加 SID，同样可获得放大率小、清晰度高的效果。不能平行时，可运用几何学投影原理尽量避免影像变形。

3. 中心线及斜射线的应用　中心线是 X 线束的中心部分，它代表 X 线摄影的方向。斜射线是中心线以外的部分。一般在摄影时，中心线应垂直于影像接收器，并对准摄影部位的中心。当摄影部位不与影像接收器平行而成角时，中心线应垂直于肢体和影像接收器夹角的分角面。

4. 滤线器的应用　按照摄影部位、厚度和 SID，选用合适的遮线器。体厚超过 10cm 或应用 60kV 以上管电压时，需加用滤线器，并按滤线器使用的注意事项操作。

5. X 线管、肢体、影像接收器的固定　X 线管对准摄影部位后，锁定各个方向的活动开关，防止 X 线管移动。为避免肢体移动，在使肢体处于较舒适的姿势后给予固定。同时向受检者解释，取得密切配合，保持肢体不动。影像接收器应放置稳妥，体位姿势摆放稳定，X 线准直合理后迅速曝光。

6. 千伏值与毫安秒的选择 摄影前，必须了解受检者的病史及临床诊断，根据摄影部位的密度和厚度等具体情况，选择较合适的曝光条件。婴幼儿及不合作受检者应尽可能缩短曝光时间。

7. 呼气与吸气的应用 受检者的呼吸动作对影像质量有一定影响。一般不受呼吸运动影响的部位，如四肢骨，不需屏气曝光；受呼吸运动影响的部位，如胸腹部，需要屏气曝光。摄影前应训练受检者的呼吸。

（1）平静呼吸下屏气：心脏、上臂、肩、颈部及头颅等部位的摄影，呼吸动作会使胸廓肌肉牵拉以上部位发生颤动，故摄影时可在平静呼吸下屏气。

（2）深吸气后屏气：用于肺部及膈上肋骨的摄影，这样可使肺内含气量加大，对比更鲜明，同时膈肌下降，肺野及肋骨在膈上的显示范围更大。

（3）深呼气后屏气：深吸气再呼出后屏气，这样可以增加血液内的氧气含量，延长屏气时间，达到完全不动的目的。此法常用于腹部或膈下肋骨的摄影。呼气后膈肌上升，腹部体厚变小，脏器间的前后重叠减少，影像较为清晰。

（4）连续呼吸：在曝光时，嘱受检者做快而浅的呼吸动作，目的是使某些重叠的组织因呼吸运动而模糊，而需要观察的结构可较清楚地显示。例如胸骨斜位摄影。

（5）平静呼吸不屏气：用于下肢、手及前臂、躯干等部位。

8. 照射野的选择 摄影时，尽量缩小照射野，照射野不应超过影像接收器可检测部分的区域。在不影响获得诊断信息的前提下，一般采用高管电压、低电流、厚过滤，可减少 X 线辐射剂量。

（二）摄影步骤

1. 阅读会诊单 认真核对受检者姓名、年龄、性别，了解病史，明确摄影部位和检查目的。

2. 摄影位置的确定 一般部位用常规位置进行摄影，如遇特殊病例可根据受检者的具体情况加照相应体位。如切线位、轴位等。

3. 摄影前的准备 腹部和尿路等部位平片摄影时，必须清除肠道内容物，否则影响诊断。常用的方法有口服泻药法，如口服番泻叶或 25% 甘露醇；或清洁灌肠。

4. 衣着的处理 摄影前除去衣物或身体部位上可能影响图像质量的任何异物，如发卡、纽扣、胸罩、饰物、膏药等。

5. 肢体厚度的测量 胸部摄片的千伏值是依据人体厚度决定的，根据体厚选择摄影条件。

6. 呼吸训练 摄胸部、腹部等易受呼吸运动影响的部位，在摆位置前，做好呼气、吸气和屏气的训练，要求受检者配合。

7. 摆位置、对中心线 依摄片部位和检查目的摆好相应的体位，尽量减少受检者的痛苦。中心线对准摄影部位的中心。

8. 辐射防护 做好受检者拍摄部位以外的 X 线防护，特别是 X 线敏感器官的辐射防护。

9. 选择 SID 按摄影部位要求选择 SID。如胸部为 180cm，心脏为 200cm，其他部位为 90～100cm。

10. 选定曝光条件 根据摄片部位的位置、体厚、生理、病理情况、X 线机和影像接收器等条件，选择大 / 小焦点、千伏值、毫安值、曝光时间（秒）、SID 等，或者使用自动曝光程序。

11. 曝光 以上步骤完成后，再确认控制台各曝光条件无误后，然后曝光。

12. 数字图像处理与传输 曝光完成后及时查看影像质量及影像相关信息，确认无误后，调节窗宽、窗位，使影像的密度和对比度符合诊断要求。必要时对影像进行裁剪，以适合打印的要求。图像处理满意后，将图像发送到 PACS 供医师阅读。

13. 告知受检者领取检查报告的时间和地点。

（于兹喜）

第四节 普通X线检查技术

一、透　视

透视（fluoroscopy）是X线检查技术之一，经历过使用影像增强器透视阶段，目前已数字化，对图像的后处理，可以得到更多的信息。透视临床应用主要有以下几种。

胸部透视（chest fluoroscopy）一般取站立位，幼儿和年老体弱者可取坐位或卧位。站立位透视时受检者双手叉腰、两肘内收，使肩胛骨外旋，不与肺野重叠。透视时应注意：①应按解剖部位顺序进行，避免遗漏区域；②通过转动受检者体位，进行多方位检查；③发现可疑结构时，让受检者做深吸气和呼气，以观察其与胸壁和肺内结构的关系，判断可疑结构位于肺内还是肺外，可与转动受检者联合应用；④观察病变随体位、呼吸变化后，大小、形态、位置、边缘等情况发生何变化。胸部透视也是心血管的重要检查方法之一。目前肺部疾病的检查主要应用平片和CT，胸部透视已较少应用。

腹部透视（abdominal fluoroscopy）多用于急腹症的检查，观察胃肠道有无穿孔和梗阻。如果腹内出现气腹或肠内大量积气时，透视可出现透亮影像。还可以用于检查和确定腹部的钙化、结石、金属异物等。出现这些情况时，屏幕上显示为黑色的斑点影。通常取卧位或斜位作胸腹联合透视。下腹部透视主要用于节育器的检查，可以确定其有无、位置及形态的变化。透视时需缩小照射野，紧贴下腹部。卧位比立位易于发现病变。

四肢透视（extremity fluoroscopy）多用于观察骨折、关节脱位及异物。还可在透视下进行骨折及关节脱位的复位和异物手术取出等。

二、X线摄影技术

随着现代医学影像技术的发展，传统的屏-片系统X线成像已被CR、DR等数字X线摄影技术所替代。数字X线摄影通过模/数（A/D）转换和数/模（D/A）转换，使图像实现了数字化，解决了传统X线成像存在的许多弊端，解除了繁琐的暗室操作及胶片存放的问题，数字化的照片便于传输和后处理，相对于传统摄片减少了X线剂量。

（一）CR

CR于1974年开始研发，1981年关键成像设备成像板（IP）研制成功，同年在比利时首都布鲁塞尔召开的国际放射学会（ICR）年会上推出CR系统。

1. CR的成像过程

（1）信息采集（acquisition of information）：经过人体后的X线信息投射到CR的IP上，形成潜影。

（2）信息转换（transformation of information）：指存储在IP上的X线模拟信息转化为数字化信息的过程。CR的信息转换部分主要由激光阅读仪、光电倍增管和A/D转换器组成。IP在X线下受到第一次激发时储存连续的模拟信息，在激光阅读仪中进行激光扫描时受到第二次激发而产生荧光（荧光的强弱与第一次激发时的能量精确地成比例，呈线性正相关），该荧光经高效光导器采集和导向，进入光电倍增管转换为相应强弱的电信号，然后进行增幅放大和A/D转换器转换成为数字信号。

（3）信息处理（processing of information）：指用不同的相关技术根据诊断需要对影像进行处

理，达到影像质量的最优化。CR 的常用处理技术包括谐调处理、空间频率处理和减影处理技术等。

（4）信息的存储与输出（archiving and output of information）：在 CR 系统中，IP 被扫描后所获信息可同时存储和打印。影像信息一般存储在光盘中，可随时读取，以供检索和查询（图 2-8）。

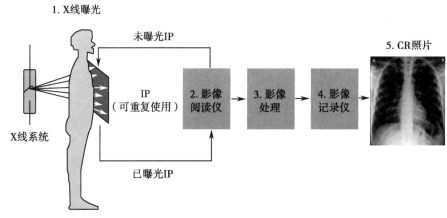

图 2-8　CR 成像的过程

2. CR 一般工作流程

（1）使用前的准备：①室温及湿度是否在允许范围内（温度 10～30℃；相对湿度 30%～75%）；②检查电源电压、频率变化是否在允许范围内；③检查每一部分的地线是否连接完好；④检查电缆是否完好。

（2）开机：先打开显示器，再打开扫描主机开关，待所有程序进入工作状态后方可使用。

（3）录入受检者的基本信息，如姓名、性别、年龄、ID 号、临床诊断、送诊科室等。

（4）进入部位选择界面，如头部、颈、胸、乳腺、腹、骨盆、上肢、下肢等。

（5）用条码扫描器对已获取影像信息的 IP 盒的条码窗口进行扫描。

（6）将扫描后的 IP 盒插入扫描主机读取已记录的影像信息。

（7）通过计算机对已获取图像进行对比度、反转等处理。

（8）根据需要选择单幅、双幅或多幅方式、打印张数，然后进行打印。

（9）关机：①关闭扫描主机；②关闭计算机。

3. 操作注意事项
CR 操作注意事项包括：①如果机器的电器出现问题，通常机器会作警告和报警等提示，若设备运行过程中发生故障或发生其他紧急情况，应立即切断电源开关；②不要擅自修改程序和拆卸机器，只有经专门培训的技术人员才可维修；③在有易爆气体的环境下，严禁使用数字化 X 线的设备；④在机器活动范围内，受检者与操作人员不能停留或放置任何物品，以避免发生碰撞；⑤准备必要的放射防护措施；⑥注意设备的日常维护、保养及校准；⑦出现故障必须详细记录，并通知工程师前来维修。

4. CR 参数选择与影像效果
由于各生产厂家的技术参数不完全一致，下面仅讨论常用的技术参数对图像质量的影响。

（1）谐调处理：也称对比处理或层次处理（gradation processing）、色调谐调（tone scaling）、对比增强（contrast enhancement）。对比度处理有两种不同的方法，最常用的技术是按照用户控制的查询表（look-up table，LUT）重新变换各个像素值，对比度曲线的整体改变可以在不同的灰阶等级产生不同的局部对比度。有的 CR 系统用四种不同的参数，如谐调曲线类型（gradation type，GT）、旋转量（rotation amount，GA）、旋转中心（gyration center，GC）、移动量（gradation shift，GS）来控制此处理过程；有的厂家用两种（平均密度和 LUT 起始）；有的用三种（窗左延伸、窗右延伸、感度测量）；有的提供可选择的模仿屏 - 片系统的基本曲线形状（GT），还具有增加或减少层次（GC 和 GA）和整体亮度（GS）的能力。

（2）空间频率处理（spatial frequency processing）：是一种边缘锐利技术，它通过对频率响应的调节来显示组织边缘的锐利轮廓。CR 系统是根据图像显示效果需要来控制频率响应，如提高影像高频成分的响应，就增加此部分的频率响应，通过频率等级（frequency rank，RN）、频率增强程度（degree of enhancement，RE）、频率类型（frequency type，RT）3 个参数影响影像质量。

（3）动态范围控制：CR 系统的动态压缩处理是在谐调处理和空间频率处理前期自动进行，它是在单幅影像显示时提供宽诊断范围的影像增强的新型处理算法，对解决胸部肺野和纵隔密度差过大有特殊的价值。

（4）能量减影：一般减影方式有时间减影（temporal subtraction）和能量减影（energy subtraction）两种方式，由于 CR 系统采集影像信息的速度较慢，故时间分辨力不高。所以，在组织的减影中一般都采用能量减影的方式。能量减影是有选择地去掉影像中的骨骼或软组织的信息，在同一部位同一次曝光中获得一幅高能量影像和一幅低能量影像，由于这两幅影像中的骨骼与软组织信号强度不同，通过计算机加权减影（weighted subtraction）来实现这两幅图像的减影。结果是与骨骼相一致的信号被消除，得到软组织影像；或者与软组织相一致的信号被消除，获得骨骼影像（图 2-9）。

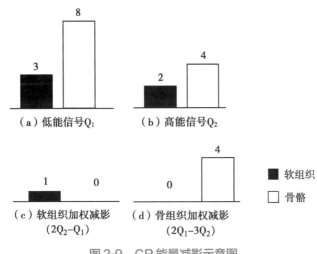

图 2-9　CR 能量减影示意图

5. CR 系统的应用

（1）用于人体全身各个部位 X 线摄影。

（2）床旁的 X 线摄影。

（3）特殊造影检查（如分泌性肾盂造影、膀胱造影、T 形管造影、子宫输卵管造影等）。

（4）乳腺摄影时，需要特殊的 IP。

（5）较少用于胃肠道造影检查。

（二）DR

DR 较之 CR 具有更高的空间分辨力，更大的动态范围和 DQE，更低的 X 线照射量，更丰富的图像层次，在曝光后数秒内即可显示图像，大大改善了工作流程，提高了工作效率。根据探测器结构类型和成像技术的不同，可分为直接数字化 X 线成像（非晶硒）、间接数字化 X 线成像（非晶硅）、CCD X 线成像、多丝正比电离室（multi-wire proportional chamber，MWPC）成像等。目前多用非晶硒和非晶硅 FPD 成像。

1. DR 的成像过程　DR 的成像过程是由 FPD 把 X 线影像信息转换成数字化信号。

2．DR 操作流程　DR 的类型较多,其成像原理和设备结构也有所不同,但其操作步骤有共同之处。

(1)准备流程:为了保障系统操作的安全、计算机网络系统的顺利登录以及文字报告打印机、激光胶片打印机的正常运行,系统启动必须严格按以下顺序操作:①接通配电柜电源总闸;②接通接线板电源;③接通 X 线机控制器电源;④接通电脑主机电源;⑤开启技术工作站及其医生工作站;⑥开启激光打印机或文字报告打印机;⑦系统处于开始正常状态。

(2)工作流程

1)核对受检者资料,确定摄影部位。

2)录入受检者的信息,如姓名、性别、年龄、编号等。

3)在技术工作站设定摄影部位及其曝光参数。

4)摆位及对准中心线。

5)曝光采集影像信息。

6)调节采集图像的窗宽、窗位,使之符合诊断要求。

7)根据需要选择打印规格,打印激光胶片。

8)发送影像至诊断工作站或 PACS。

(3)关机流程:①关闭技术工作站;②关闭医生工作站;③关闭激光打印机;④关闭 X 线高压;⑤关闭配电柜电源总闸。

3．DR 参数选择与影像效果

(1)DR 一般参数选择与影像效果:DR 摄影参数的选项一般设有脏器名称、kV 自动或手动、kV 固定方式或曲线方式、剂量、曝光参数(根据透视条件自动选择)、边缘增强、滤过系数调节、窗宽上下限、骨的黑白显示、标记、曲线、最大 X 线脉冲宽度、黑化度校正、X 线管焦点等多个选项。每项选择内容均对图像质量有一定的影响。设定理想的参数难度较大,需要应用工程师与操作人员一同根据人体各个摄影部位和影像效果反复修正。

DR 设备在曝光控制界面上都趋于标准化、程序化。厂家一般都预先设定各摄影部位的默认参数值,在选取摄影部位和相应体位后,即可调出曝光条件的参数组合。曝光方式分为手动和自动,手动方式可从给出的参数组合上重新调整和修改曝光所需的 kV、mAs 值。采用手动设置曝光条件方式需要操作者具有丰富的摄影经验,能掌握不同部位和体位的曝光条件变化规律。一旦设定完毕存入计算机内,实际应用时只需按动一下按键即可调出。如果只会简单操作,不会参数设置,就不能保证照片质量的优质和稳定。

DR 系统图像具有动态调节的优越性,但其动态调节也具有一定的范围,如果摄影条件过大或过小,超过一定的范围,都会使后处理技术的调整范围缩小,出现噪声甚至斑点及对比度下降,使图像质量下降。当曝光条件过大时,所得图像曲线就会变窄,图像偏黑并且失去层次感,即使再调节也不能获得满意图像;当曝光条件过小时,图像颗粒感强噪声大,病变部位不能清晰显示。

DR 系统的图像后处理功能主要是运用窗技术调节图像,以此调节影像的层次与影像对比度,使之满足临床对疾病诊断的需要。对于特殊摄影部位或临床有特殊要求,有时需要运用组织均衡处理,动态压缩处理、影像增强等处理。曝光后的图像自动调用内置的图像处理参数组合进行处理。一般该内置参数值是厂家工程技术人员预先设定的,与实际情况及要求会有一定差距,应根据具体要求进行调整和修改,以取得满意的处理效果。如通用电器公司的 DR,图像后处理参数包括边缘增强、亮度、对比度、组织均衡。边缘增强的调整可使图像边缘更为锐利,轮廓更为清晰;恰当的亮度和对比度(窗宽、窗位)可使图像具有更佳的层次和丰富的信息;组织均衡通过调节组织密度高低的区域和均衡的强度范围,使曝光不足或曝光过度部分的图像信息重新显示出来,解决了摄影部位组织间密度或厚度差异造成的图像信息缺失。经过各参数的调整,使每次曝光后的图像都能取得预期的显示效果。

（2）DR的图像质量评价参数与影像效果

1）探测器调制传递函数：调制传递函数（modulation transfer function，MTF）是用于衡量系统如实传递和记录空间信息的能力。响应函数值为输入与输出信号比值。直接成像（非晶硒）的DR系统是将X线管发出的X线光子直接转换成电信号，没有中间介质的加入和信息的损耗，故其MTF性能好，优于间接成像（非晶硅）DR系统。DR系统的MTF受采样频率的限制由FPD像素的大小决定。

2）噪声功率谱与空间频率响应：对于数字图像系统来说，系统的噪声水平是影响最终成像质量的关键因素。探测器的噪声主要来源于两个方面：探测器电子学噪声；X线图像量子噪声。

一个典型的非晶硅探测器电子学噪声主要由以下部分构成：像元开关电流噪声，由像元电容引起；反向漏电流噪声，取决于反偏二极管对的漏电流；量子阱噪声，取决于同步工作的开关管的数量；读出电路噪声，由读出集成电路的输入电容导致；其他电路噪声，如列电阻、模拟电路、A/D转换电路噪声等。

X线图像量子噪声来源于入射X线量子在照射野各个区域内的统计学起伏，受到探测器传递函数及采样点阵的调制，在图像上表现为一种明暗不同的噪声。在普通X摄影条件下，电子学噪声要远小于量子噪声。

3）量子检测效率（DQE）：是成像系统的有效量子利用率，探测器的DQE被定义为输出SNR的平方与输入SNR的平方之比，通常用百分数来表示：

$$DQE = (SNR_{出})^2/(SNR_{入})^2 \times 100\% \tag{2-3}$$

实践证明，非晶硅具有很高的量子转换效率，DR系统的FPD结构中应用了非晶硅闪烁晶体将X线信号转变成光信号，故具有很高的DQE，低对比物体的检出能力提高了45%，而剂量降低了50%～60%。

4）FPD设计：由于工艺难度和成本限制，部分FPD多采用四板或两板拼接而成。多板拼接的拼接缝会在图像中央留下300μm宽的盲区，影响成像质量，在日常工作中需要经常对平板进行校准。目前有很多厂家采用了整板FPD设计，从根本上消除了中心盲区的影响，图像表现均一，为高级临床应用奠定了硬件基础。

5）探测器尺寸：目前的FPD尺寸大多为43cm×43cm或41cm×41cm或36cm×43cm。临床实践表明，这些尺寸大小的FPD在患者摆位正确的情况下覆盖效果相同，因而探测器的尺寸只需满足临床使用要求即可。

6）像素大小和空间分辨力：图像上的空间分辨力主要是由像素大小决定。理论上讲，更小的像素尺寸可以获得更高的空间分辨力。由于X线和光子散射现象的影响，过小的像素尺寸会造成噪声增加，进而引起图像模糊。因此，临床使用时像素尺寸的选择应该是最优的而不是最小的。

7）刷新和成像速度：过去的非晶硅平板探测DR系统，设计上多采用串行A/D转换模式，数据采集和成像时间较长。现在的非晶硅平板探测DR系统多采用并行A/D转换设计，减小了数据采集时间和成像时间。数据采集时间的缩短，提高了FPD的刷新速度，使双能成像等高级临床应用的实现成为可能。

8）动态范围：是指FPD所能检出的最强信号和最弱信号之间的范围。动态范围越大，表明探测器所能检出的信息越多。基于较宽的动态范围，开发出全新的组织均衡技术，通过图像后处理，使不同强度的信号（如鼻骨信号和软组织信号）能在同一幅图像中同时显示，为临床诊断提供了便利。

9）平板感光度：表示探测器对信号的敏感程度。常见的DR系统的平板感光度最大值一般为800。在相同条件下，平板感光度越高，曝光时间越短。临床研究表明，当平板感光度等于

1 000 时,拍摄普通胸片患者受照剂量为 0.35dGy/cm²,明显小于平板感光度等于 640 时患者受照剂量 0.64dGy/cm²。

10)填充因子:为探测器面积与像素总面积的比值。这个比值越大,可见光信号转换成电信号的比例越大,信号损失越小。由于扫描电路、读出电路会在各像素单元中占用一定的面积,所以 X 线经碘化铯层转换而成的可见光信号不可能百分之百地转换成电信号。普通的 DR 系统 FPD 的填充因子一般为 65%。高档机器由于采用纳米技术设计扫描电路和读出电路,DR 系统的填充因子可达 80%。

从整个 DR 的发展趋势来看,高 DQE、宽动态范围、快速成像和低辐射剂量必然成为未来的发展方向。

4.DR 的应用

(1)DR 的一般临床应用

1)用于人体全身各个部位平片数字 X 线摄影。

2)特殊造影检查(如排泄性肾盂造影、膀胱造影、T 形管造影、子宫输卵管造影等)。

3)数字乳腺摄影一般使用非晶硒 FPD,且要求像素很小。

4)心血管造影,常用非晶硅 FPD。

5)胃肠道造影检查时常用 CCD。

(2)DR 双能量减影技术:是以 X 线管输出不同的能量(kVp)对被摄物体在很短时间间隔内进行两次独立曝光,获得两幅图像或数据,并进行图像减影或数据分离整合,分别生成软组织密度像、骨密度像和普通 DR 胸片三幅图像。这种两次曝光法能很好地解决一次曝光法能量分离不理想、减影图像 SNR 低的缺点,使能量分离充分,图像 SNR 高。由于使用了高速数字化 FPD,两次曝光的时间间隔可缩短到 250ms,受检者一次屏气即可轻松完成检查,在很大程度上减少了误编码。由于数字化平板可探测 DQE 高,能量分离的效率高,且宽容度大,在不牺牲图像质量的前提下,X 线管输出能量可相应降低。低能及高能 X 线输出量分别为 60~80kVp 和 110~150kVp(图 2-10)。

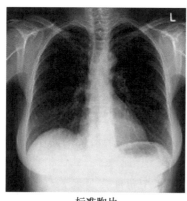 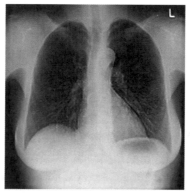 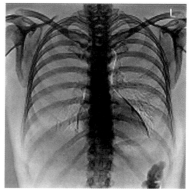

标准胸片 软组织 骨组织

图 2-10 胸部 DR 双能减影示意图

双能成像是利用骨与软组织对 X 线光子的能量衰减方式不同以及不同原子量物质的光电吸收效应的差别,反映不同能量的 X 线束衰减强度的变化,经过对不同强度的光电吸收和康普顿效应衰减后的 X 线信号进行分离采集处理,选择性消除骨或软组织成分,获得纯粹的软组织像和骨组织像,可提高对疾病的临床诊断能力。

常规胸片对单发肺结节的假阴性率高达 18%~32%,而双能成像软组织像能去除骨骼等背景组织的结构噪声,提高图像的密度分辨力和空间分辨力,提高肺内结节的检出率。钙化结节在双能减影的骨组织像上成影,而在软组织像上全部或部分消失,不含钙化的结节在软组织像上清楚显示,而在骨组织像上消失,有助于这两种结节细节的显示。双能成像可有效去除肋骨、锁骨及肩胛骨影的遮挡,并通过后处理技术使气胸胸膜线清晰地显示,提高少量气胸的检出率。双能成像技术去除了骨组织以外的胸部组织(如肺组织、心血管组织)对肋骨的重叠和干扰影响,能更清晰地显示肋骨病变,显著提高肋骨病变的特异性和检出率。双能成像检查对怀疑气管、支气管内占位患者在纤维支气管镜检查前初步筛查上明显优于普通胸片。

(3)DR的体层融合技术:也称为三维体层容积成像技术,该功能通过一次扫描可以获得检查区域内任意深度层面的多层面高清晰度的体层图像。

体层融合的成像原理是在传统几何体层摄影的基础上,基于DR动态平板与图像后处理软件相结合的一种DR体层摄影技术(图2-11),可以实现站立位和卧位的两种摄影方式。探测器分为移动式或固定式两种。移动式:曝光时,机械运动装置驱动X线管组件与探测器在一定成角范围内做同步反向运动,运动过程中X线管组件自动跟踪技术使中心线始终指向探测器中心,依程序设计在运动过程中按时间顺序依次曝光。获取若干幅不同角度的、连续独立的数字化图像数据。固定式:曝光时,机械运动装置驱动X线管组件成角度地连续曝光,而探测器平板固定在一个位置,不随X线管组件的移动而移动。

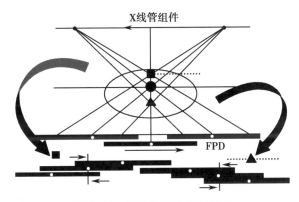

图2-11 DR体层融合原理图

体层融合的临床应用有如下特点:①可在一次顺序曝光下直接获得多层面体层图像,缩短患者的检查时间,提高诊断效率。通过图像后处理重建,可获得丰富的影像信息。辐射剂量低,胸部检查剂量仅1~3mGy,大约是常规CT检查的1/10。②提高胸部小结节的检出率,与CT胸部结节检查的敏感性相近,优于普通胸部DR。③提高胸部血管断面与肺结节病变的鉴别能力,还能帮助发现肺动脉栓塞等血管疾病。④胸部容积成像类似于支气管镜检查,使医师能更清楚地观察主支气管,气管隆嵴和气管分叉的情况,甚至能清楚地了解支气管环状结构。⑤脊柱容积成像在外伤和转移瘤患者检查中,从前至后能层层清晰地显示椎体、椎间隙、椎弓根、上下小关节间隙、棘突,利于观察病变。⑥泌尿系统静脉肾盂造影时的体层融合,可以了解双肾包膜的完整性、肾盂肾盏的形态,更清楚地观察到全程输尿管的行径及有无狭窄,观察膀胱区的输尿管开口情况。如放置人工导尿管可以详细观察导尿管的位置,同时还能很清楚地显示腰大肌及了解腹主动脉有无动脉硬化。⑦对于急性肠梗阻患者,能更清楚地了解肠梗阻的区段,对于急性胃肠道穿孔者,更容易发现膈下游离气体,大大提高了少量气腹诊断的敏感性。⑧骨关节系统检查中,断面图像不受金属置入物以及石膏绷带的影响,能避开重叠干扰,观察到骨小梁、骨皮质和骨髓腔的情况,提高骨折或骨质破坏的检出率。另外,下肢立位体层可了解膝关节负重的生理状态下的图像信息。

(4)DR的图像拼接(image pasting)技术:是在DR自动控制程序模式下,一次性采集不同位置的多幅图像,然后由计算机进行全景拼接,合成为大幅面X线图像。

常规X线摄影胶片单张最大成像面积为36cm×43cm,在CR、DR的常规X线摄影中也延续这种图像模式,所有X线探测器的最大采集面积为43cm×43cm。当影像诊断和临床治疗中需要显示出更大的成像面积时,就必须使用多次摄影和图像拼接技术。现介绍两种图像拼接技术:①图像采集曝光时,X线管组件固定于一个位置,探测器沿患者身体长轴移动2～5次,X线管组件做连续2～5次的曝光。计算机随即将2～5次曝光所采集到的多组数据进行重建,做自动无缝拼接,形成一幅整体图像。它的特点是:准确配准两幅图像的拼接位置,解决重叠部分的几何畸变;正确配准图像拼接处像素密度分布,使整幅图像表现出连续均匀的对比度;自动量化分析数据;具备组织均衡、降噪、最优窗宽和窗位、对比度亮度一致性、骨科整形计算测量软件等处理功能,保证了高质量的图像输出。全景拼接原理见图2-12。②采用X线管组件垂直上下移动,DR探测器跟随着X线管组件实现同步移动,分次脉冲曝光采集后自动拼合的方法。具体采集过程:首先确定第1幅X线摄影区域位置,曝光后,X线管组件和探测器沿患者身体长轴移动到第2幅区域位置,进行第2次曝光。接着进行第3、4、……次曝光,计算机随即将每次曝光所采集到的多组数据进行图像重建和自动无缝拼接,形成一幅整体图像。主要特点是:中心线与探测器在曝光时始终保持垂直,为减小X线锥形光束产生的图像畸变,X线管组件采用长条形FOV,摄影长度控制在5～10cm,这样就减小了斜射线的投影;根据摄影面积确定摄影次数,可选最大摄影长度为198cm;X线管组件和探测器同步平移分次曝光,每次图像有轻度重叠,以便计算机定位和图像配准。具备组织均衡处理,降噪,最优窗宽、对比度亮度一致性等功能,保证了高质量的图像输出。

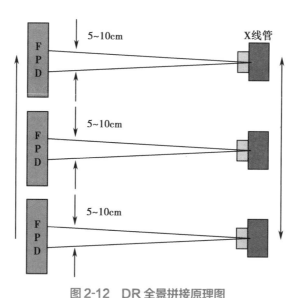

图2-12 DR全景拼接原理图

自动无缝拼接技术的临床意义:一次检查能完成大幅面、无重叠、无拼缝、最小几何变形、密度均匀的数字化X线图像。例如,骨科、矫形外科等需要对人体的大范围结构作整体性结构显示,精确测量全脊柱、全肢体的解剖结构改变。特别是对脊柱侧弯及前、后凸矫正术。

(三)常用的X线摄影技术

1.骨骼X线摄影技术 一张优质的骨骼X线片要求对比度好,骨皮质、骨松质、骨髓腔、周围的软组织等影像结构清晰,层次分明;关节及其间隙清楚显影;骨、关节及软组织的病变范围、程度及各种X线征象显示清楚。

摄影时应注意:①根据需要受检者取立位、坐位或卧位,应尽量使受检者处于最舒适的位置。②受检查部位必须置于影像接收器(IR)中心,四肢、脊椎摄影时,长轴应与IR长轴平行。

③拍摄范围要全，要包括骨关节周围的软组织。四肢骨要包括邻近的一个关节，腰椎要包括下部胸椎，胸椎要包括下部颈椎或上部腰椎。④两侧对称的部位，应在同一技术条件下拍摄对侧。⑤绝大多数部位要有正、侧两个摄影位置，必要时还需拍摄斜位、切线位和轴位。⑥摄影时，中心线除了注明需倾斜一定的特殊角度外，均须与 IR 平面垂直。

（1）头颅：头部的解剖特点有以下几点。①结构较复杂，且互相重叠。②其内有高密度的骨，如颞骨岩部、牙齿等，还有低密度含气体结构，如乳突气房、鼻窦等。③各个部分的形态、位置相差悬殊。因而，常规的正侧位不能把所有的结构很好地显示，拍摄头颅平片时，为了将颅内结构充分显示，在设计摄影位置时，需应用头部一些体表标志线（如瞳间线、听眦线等）、标志点和面。

由于 CT、MRI 的广泛应用，使许多传统的头颅摄影位置不用或少用，故本节仅介绍常用检查位置。

1）头颅后前位：受检者取俯卧位。头部正中矢状面和听眦线与 IR 垂直。中心线对准枕外隆凸，所获照片为标准后前位；如中心线向足侧倾斜 20°并经鼻根投照，所获照片为 20°后前位（图 2-13），重点显示前额与眼眶病变。

2）头颅侧位：取俯卧位或站立侧位。头部侧转，矢状面平行台面，瞳间线垂直台面，中心线对准外耳孔前、上方各 2.5cm 处。如使用 20cm×25cm 的照射野仅拍摄蝶鞍，则为蝶鞍侧位。

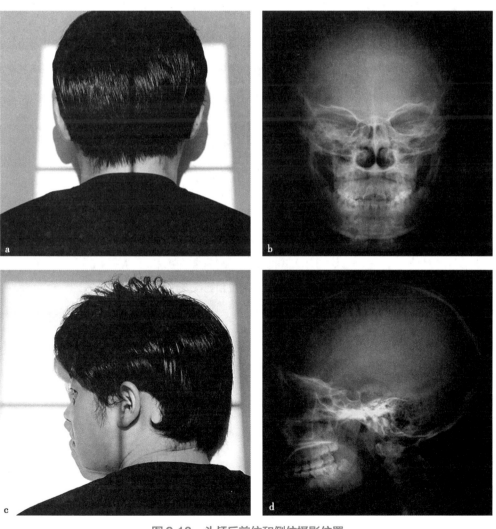

图 2-13　头颅后前位和侧位摄影位置
a. 后前位示意图；b. 后前位照片；c. 侧位示意图；d. 侧位照片。

3）鼻窦瓦氏位：受检者取坐立位或站立位。受检者面向 IR 坐立，鼻尖放置于 IR 的中心，头后仰，使听眦线与 IR 平面成 37°角，头正中矢状面与之垂直。中心线从头顶部射入、经鼻尖垂直射出。站立位可以较好地显示鼻窦内的气 - 液平面。

4）下颌骨后前位：取站立位用胸片架摄影或俯卧位在扫描床上摄影。头颅呈后前位，前额和鼻尖靠近 IR，嘴唇对准 IR 中心，中心线对准嘴唇（图 2-14a、b）。

5）下颌骨侧位：取俯卧位。受检者坐于扫描床的一端，头部摆成侧位，下颌骨体部放平，与 IR 平行。中心线向头侧倾斜 30°，对准对侧下颌角下方约 5cm 处（图 2-14c、d）。

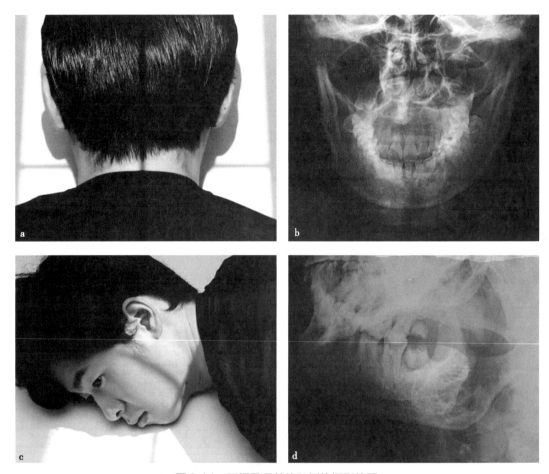

图 2-14　下颌骨后前位和侧位摄影位置
a. 后前位示意图；b. 后前位照片；c. 侧位示意图；d. 侧位照片。

（2）脊柱：分为颈椎、胸椎、腰椎及骶尾椎，每段都具有特殊的椎体形态和弯曲，须根据其特点进行拍摄。除颈椎外，胸椎、腰椎、骶骨前后位、侧位的位置摆法基本相同，中心线均取所摄位置的中心；须用滤线栅吸收散射线。

1）第 1、2 颈椎前后位：受检者取仰卧位。头正中矢状面垂直于台面，下颌抬起，使听鼻线垂直于台面，尽量张口，中心线对准上下门齿中点。此位置能从口腔中显示寰椎、枢椎和寰枢关节及齿状突影像（图 2-15）。

2）第 3 至第 7 颈椎前后位：受检者取站立前后位，应用胸片架摄影。下颌抬起，下颌骨下缘与地面平行。中心线向头侧倾斜 10°～15°，对准甲状软骨。

3）颈椎侧位：受检者取站立右或左侧位。受检者站立呈侧位靠近胸片架，两足分开。颈部长轴与 IR 长轴平行，头部向后仰，使听鼻线平行于地面。中心线对准第 4 颈椎水平垂直入射（图 2-16）。

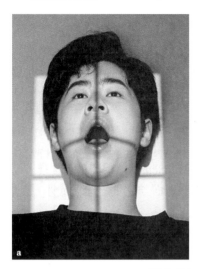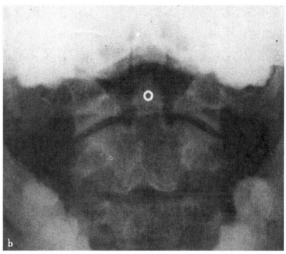

图 2-15　第 1、2 颈椎前后位摄影位置
a. 前后位示意图；b. 前后位照片。

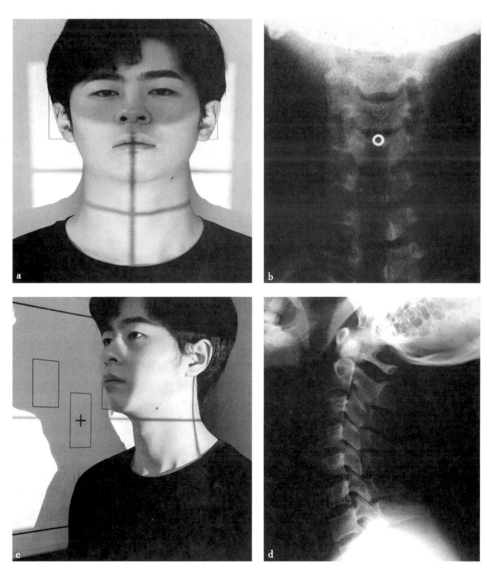

图 2-16　第 3～7 颈椎前后位及颈椎侧位摄影位置
a. 前后位示意图；b. 前后位照片；c. 侧位示意图；d. 侧位照片。

4）胸椎前后位：受检者取仰卧位。身体正中面对准台面中线并与之垂直，中心线对准胸骨上切迹与剑突连线中点。

5）胸椎侧位：受检者取侧卧位，双手抱头，双下肢屈曲。身体冠状面垂直于台面，脊柱长轴与台面平行，对准台面中线，中心线对准第6或第7胸椎棘突前5cm。

6）腰椎前后位：受检者取仰卧位。身体正中面对准台面中线并与之垂直，双侧髋关节和膝关节屈曲，腰部贴近床面，双膝靠在一起。中心线对准脐上方3cm处，通过第3腰椎。

7）腰椎侧位：受检者取侧卧位，双手抱头，双下肢屈曲。身体冠状面垂直于台面，脊柱长轴与台面平行，对准台面中线。中心线对准第3腰椎棘突前方约8cm处，通过第3腰椎。

8）骶骨、尾骨侧位：受检者取侧卧位，双手抱头。背部平面与台面垂直，骶骨、尾骨对准台面中线，中心线对准髂后下棘前方8cm处。

9）骶髂关节前后斜位：受检者取仰卧位。受检侧的臀部抬高，身体冠状面与台面成25°～30°，受检侧的髂前上棘内2.5cm处对准台面中线。中心线对准髂前上棘下方3cm水平（图2-17）。

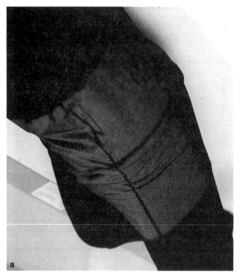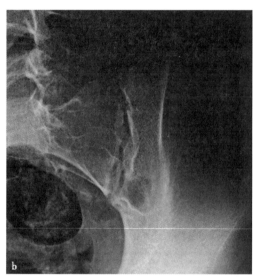

图2-17　骶髂关节前后斜位摄影位置
a. 前后斜位示意图；b. 前后斜位照片。

10）骨盆前后位：受检者取仰卧位，双手抱头。身体正中面对台面中线。骨盆摆正，两下肢伸直，双足轻度内旋（10°～15°），踇趾并拢。中心线对两侧髂前上棘连线中点下方3cm处。

（3）四肢：正位（前后位或后前位）、侧位（内侧位或外侧位）是常规位置，此外尚有斜位（左、右前斜位，左、右后斜位）、轴位等。仅介绍常规位置。摄影距离为75～100cm。

1）手：常规摄影位置是后前位和手掌下斜位。受检者取坐立位。后前位：掌面靠近IR，五指略分开，第3掌指骨长轴与前臂长轴一致，中心线对准第3掌骨头；手掌下斜位：手指自然弯曲，手掌面与IR成45°角，中心线对准第3掌骨头与IR垂直（图2-18）。

2）腕关节：受检者取坐位。后前位：手半握拳，掌面靠近IR，手和前臂成一直线，中心线对准尺、桡骨茎突连线中点；侧位：第5掌骨靠近IR，手掌面后倾10°，中心线对准桡骨茎突（图2-19）。

3）尺、桡骨：常规摄影位置是前后位和侧位。受检者取坐立位。前后位：手掌面向上，肘关节、腕关节伸直；侧位：手掌面摆成侧位，前臂尺侧紧靠IR，桡侧向上，肘关节屈曲90°。中心线分别对准前臂前面和外侧的中点。

4）肘关节：常规摄影位置是前后位和侧位。受检者取坐立位。前后位：前臂伸直，手掌向上，中心线对准肘关节中心；侧位：肘部弯曲90°，手掌呈侧位朝向受检者，前臂尺侧靠近IR，中心线对准肱骨外侧髁（图2-20）。

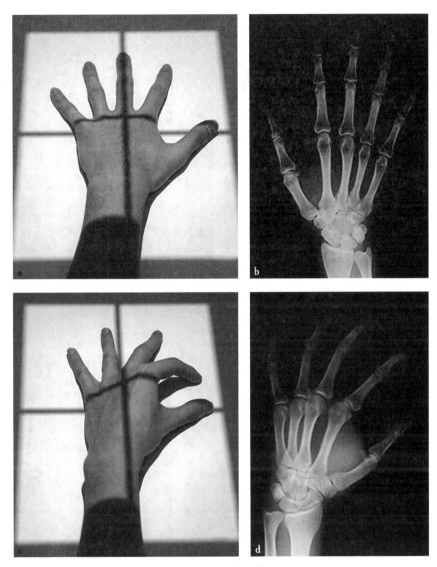

图 2-18　手摄影位置
a. 后前位示意图；b. 后前位照片；c. 后前斜位示意图；d. 后前斜位照片。

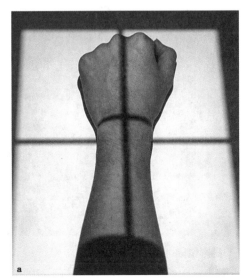
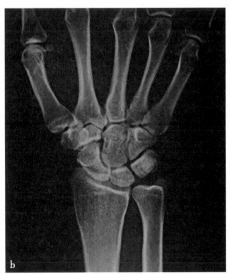

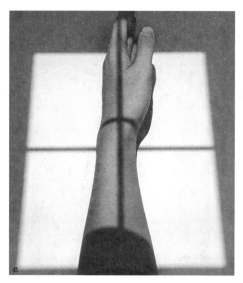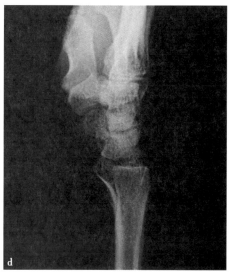

图 2-19 腕关节摄影位置
a. 后前位示意图；b. 后前位照片；c. 侧位示意图；d. 侧位照片。

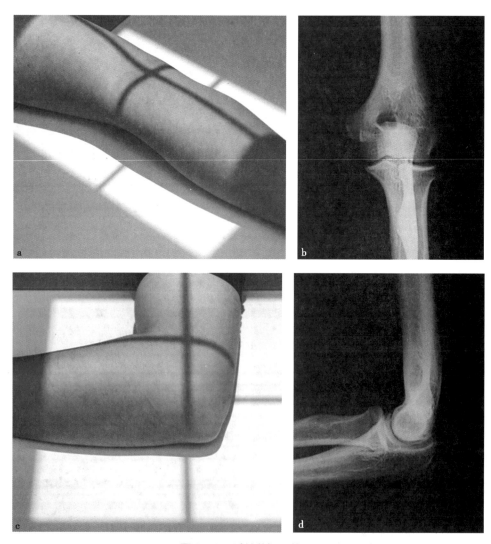

图 2-20 肘关节摄影位置
a. 前后位示意图；b. 前后位照片；c. 侧位示意图；d. 侧位照片。

5）肱骨：受检者取仰卧位，外科颈骨折时取站立位。①前后位：手臂伸直，手掌向上，受检侧上臂紧靠 IR；②侧位：肘关节弯曲 90°，前臂内旋成侧位姿势。中心线均对准肱骨中点。

6）肩关节：受检者取站立位。受检者呈前后位站立于胸片架的前方，肩部紧靠胸片架，手臂伸直，手掌向前，肩胛骨喙突对准胸片架中线，中心线对准喙突垂直入射（图 2-21）。

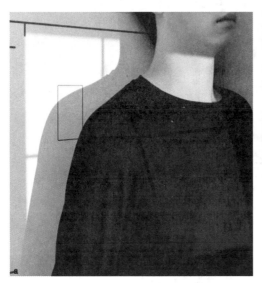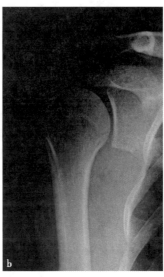

图 2-21　肩关节摄影位置
a. 前后位示意图；b. 前后位照片。

7）锁骨：受检者取站立位。受检者呈后前位站立于胸片架的前方，锁骨中点对准胸片架中线，并与胸片架紧靠，使肩部与胸锁关节相平，中心线对准肩胛骨上角水平入射。

8）足部：包括前后位及内斜位。前后位：受检者取坐位，膝关节和髋关节屈曲，足底部紧靠 IR，中心线向足跟侧倾斜 15°，对准第 3 跖骨基底部。内斜位：受检者取坐位，膝关节和髋关节屈曲，下肢向内侧倾斜，使足底与 IR 成 25°～35°。足外侧离开 IR。中心线对准第 3 跖骨基底部垂直入射（图 2-22）。

9）踝关节：常用的有前后位及外侧位。前后位：受检者取仰卧位，下肢内旋，使第 4 趾与足跟连线与台面垂直。足尖前倾，中心线对准内外踝连线中点上 1cm 处；外侧位：受检者取侧卧位，踝关节外侧靠近 IR，足跟摆平成侧位，中心线对内踝上 1cm 处（图 2-23）。

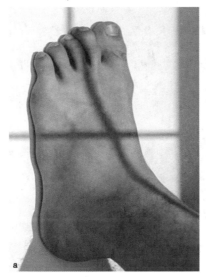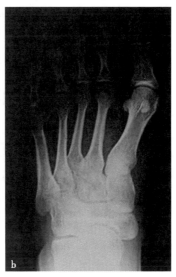

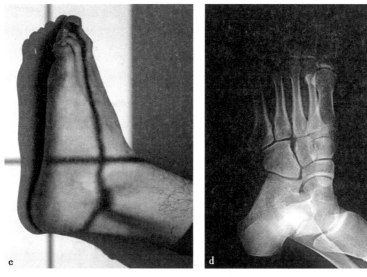

图 2-22 足部摄影位置
a. 前后位示意图；b. 前后位照片；c. 内斜位示意图；d. 内斜位照片。

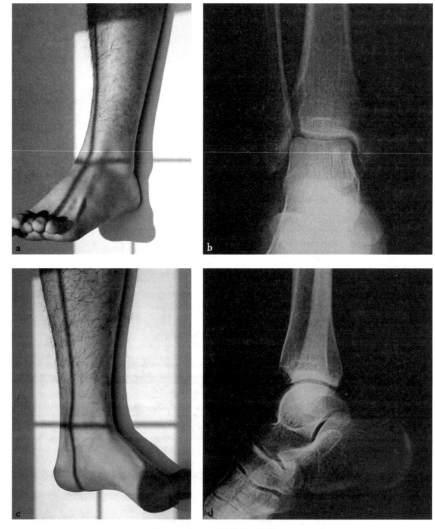

图 2-23 踝关节摄影位置
a. 前后位示意图；b. 前后位照片；c. 外侧位示意图；d. 外侧位照片。

10）胫、腓骨：常用的有前后位及外侧位。前后位：下肢摆成仰卧前后位，稍内旋与踝关节前后位相同；外侧位：受检侧小腿外缘紧靠 IR 摆成侧位，中心线均对准小腿中点。

11）膝关节：常用的有前后位及外侧位。前后位：受检者取仰卧位，下肢与踝关节前后位相同，中心线对准髌骨下缘。侧位：受检者取侧卧位，膝关节外侧靠近 IR，膝关节屈曲成 120°～135°角。中心线对准胫骨上端（髌骨下缘与腘窝皱褶连线中点）（图 2-24）。

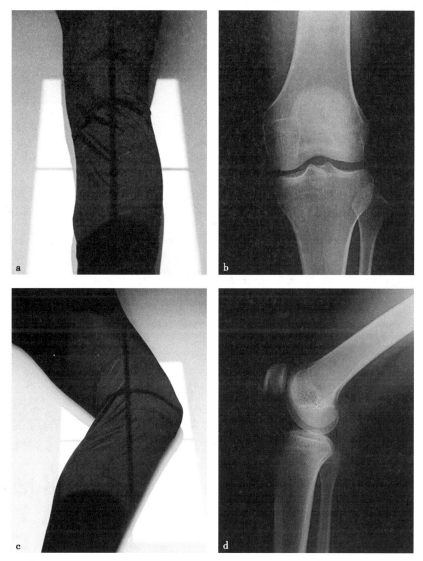

图 2-24　膝关节摄影位置
a. 前后位示意图；b. 前后位照片；c. 外侧位示意图；d. 外侧位照片。

12）股骨：常用的有前后位及侧位。前后位：受检者取仰卧位，下肢伸直；侧位：取侧卧位，受检侧靠近 IR，髋部伸直，对侧膝关节弯曲，足放于前面。中心线均对准受检侧大腿中点。

13）髋关节：受检者取仰卧位。一侧髋关节置于台面中线。双下肢伸直并内旋，足跟分开，第 1 趾靠拢。股骨头置于 IR 中心。中心线对准髂前上棘与耻骨联合上缘连线的中垂线向外 2.5cm（图 2-25）。

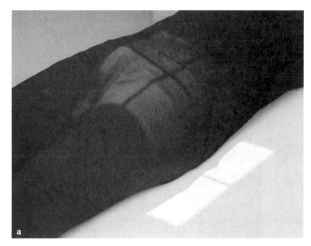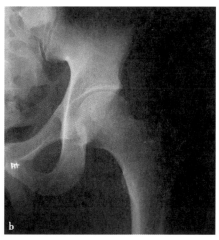

图 2-25 髋关节摄影位置
a. 前后位示意图；b. 前后位照片。

　　2. 胸部 X 线摄影技术　常规位置为胸部后前位、侧位，检查心脏大血管时可加摄胸部左、右前斜位。拍摄胸部平片时要注意：①深吸气后屏气曝光；②要用远距离（2m）和短时间（0.05s 或更短）摄影；③为观察心脏大血管拍摄后前位、左侧位时，中心线应较低，要对准第 6 胸椎。后前位和左侧位是观察心脏大血管的最佳位置。随着 CT、MRI 的应用，左、右前斜位现已少用。

　　优质胸部照片应符合下面的要求：①包括全部胸廓、肺野、肋膈角和下颈部；②清晰显示两侧肺纹理的细微结构；③双侧肩胛骨位于肺野外；④片内无伪影及异物影等。

　　（1）胸部后前位：受检者呈后前位站立于胸片架前方，头部摆正，下颌略上抬。前胸紧靠 IR，双上肢内旋，手背分别置于髋部，两肘尽量内收，两肩放平，使锁骨呈水平位。身体正中面对 IR 中线。中心线对准第 6 胸椎垂直入射。

　　（2）胸部侧位：受检者左或右侧立位。受检侧胸部紧靠 IR。两臂高举，交叉放于头上，使两肩尽量不与肺部重叠。腋中线对准 IR 中线，中心线对准第 6 胸椎平面的侧胸壁中点（图 2-26）。

　　（3）心脏和大血管右前斜位（第 1 斜位）：受检者取立位，左手抬高置于脑后，右手自然下垂，从后前位向左旋转 45°～55°，右前胸壁紧靠 IR，同时服钡。中心线对准第 6 胸椎。用以观察食管与心脏后缘情况。

　　（4）心脏和大血管左前斜位（第 2 斜位）：受检者取立位，右手抬高置于脑后，左手自然下垂，从后前位向右旋转 55°～65°，左前胸壁紧靠 IR。中心线对准第 6 胸椎。观察心脏各房室及主动脉弓的全貌。

　　3. 腹部 X 线摄影技术　包括腹腔、盆腔、腹膜后间隙。腹部平片主要用于检查急腹症。根据需要取卧位或立位。腹部摄片要注意：①摄片前应清除肠内容物；②曝光时屏气；③必要时检查当日禁食及禁服任何药物；④摄片前可先腹部透视，观察有无影响诊断的影像（气体影或对比剂影），如有需进行处理。

　　（1）腹部前后位：受检者取仰卧位。身体正中面对准台面中线。中心线对准剑突与耻骨联合连线中点。为了排除胃肠道穿孔或肠梗阻等急腹症时，可取站立位。

　　（2）尿路前后位：受检者取仰卧位。身体正中面对准台面中线。照射野的上缘应超过胸骨剑突上约 3cm，下缘尽量包括全部外生殖器。中心线对准 IR 中心。一张标准尿路前后位片应是肾影轮廓隐约可见，脊椎和腰大肌影清晰，腹部少有肠气影，上界包括双肾上极，下界包括耻骨联合下缘。屏气后曝光，则影像清晰。摄片前要排尿。

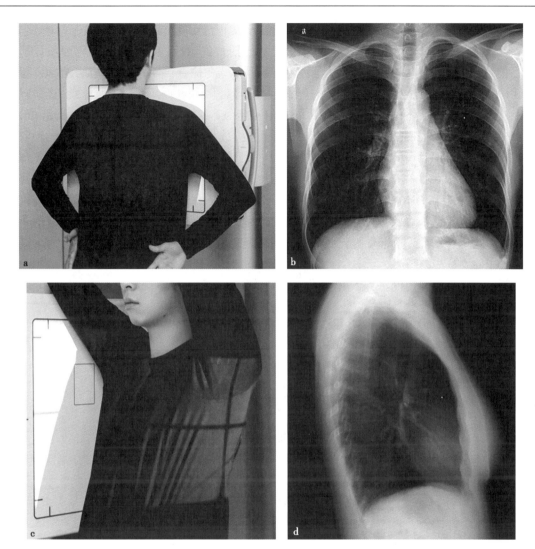

图2-26 胸部后前位、侧位摄影位置
a. 后前位示意图；b. 后前位照片；c. 侧位示意图；d. 侧位照片。

三、乳腺X线检查

乳腺X线检查最早开始于1913年，1970年推出专用钼靶X线机，1973年我国成功研制第一台钼靶X线机，并逐步应用于临床。随着女性乳腺癌发病率的不断增高，乳腺钼靶X线检查已成为乳腺癌临床常规检查和乳腺癌预防普查的最好方法之一，可以检测出医师触摸不到的乳腺肿块，对发现早期癌病、提高乳腺病变诊断符合率和患者的生存率非常重要。

乳腺X线检查使用40kV以下管电压产生的X线，因其能量低，波长较长，穿透物质的能力较弱，称软X线。用这种射线进行的摄影称软X线摄影，适用于身体组织较薄、不与骨骼重叠及原子序数较低的软组织，如人体的乳腺、咽喉和阴茎等部位，故又称软组织摄影。

20世纪80年代以来，以FPD为基础的数字乳腺摄影技术成为主要检查方式，随着数字乳腺摄影技术的发展，目前体层融合成像、双能量减影、乳腺X线定位穿刺摄影等新技术发展迅速。

（一）乳腺X线检查技术

1. 检查前准备 乳腺钼靶摄影一般选择在月经结束后3～7d进行。摄影前应仔细询问病史，与受检者进行解释、沟通，尽量消除患者的羞怯、紧张、焦虑心理，在获得受检者的同意后尽量进行乳腺触诊。哺乳期的受检者检查前要尽量用吸奶器将乳汁吸尽；除去上衣，充分暴露乳腺及腋窝;辐射防护(甲状腺、盆腔);屏气训练(平静呼吸下屏气曝光)。

2.基本信息的录入 乳腺摄影基本信息是乳腺照片的组成部分。每一幅乳腺照片都应具有以下信息:检查医疗单位名称、患者姓名、年龄、影像号、检查日期,方位性指示(R/L)和摄影体位标识,以及靶/滤过、压力、压迫厚度及曝光参数等。

3.乳腺X线检查体位 受检者通常取立位和坐位,多用内外侧斜(mediolateral oblique, MLO)位和头尾(craniocaudal, CC)位,有时也用侧位、放大头尾位、点压放大摄影。一般双侧乳腺同时摄影以资对照。

(1)内外侧斜位

1)体位:患者立于X线机前,受检侧上臂充分展开并抬高,使腋窝充分暴露,IR应包括乳腺、胸大肌及腋窝前部,在压迫器到位之前,检查者托起患者乳腺且向前牵拉直到压迫器充分将乳腺压平。患者下颌抬高,将对侧乳腺远离胸壁,避免遮挡。IR置于乳腺外侧,注意标明左、右和上、下(图2-27)。

2)中心线:经乳腺内侧垂直入射IR中心。

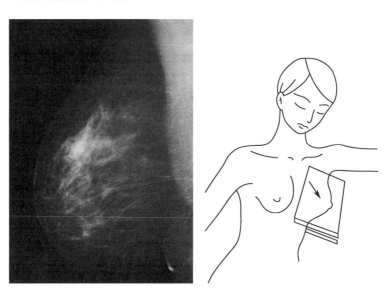

图2-27 乳腺内外侧斜位摄影示意图

曝光条件:依乳腺各发育期的特点而定。①青春期乳腺组织间对比度低,一般用35~40kV、80~90mAs;②发育期(包括妊娠期)乳腺变化较大,一般用35kV、120~150mAs;③哺乳期乳腺发育完全,有乳汁积存,密度增高,摄影时尽量将乳汁排空,选用较大曝光条件;④有哺乳史,乳腺处于静止稳定状态,一般用28~32kV、40~50mAs;⑤老年妇女一般适用25~30kV、30~40mAs。

(2)头尾位

1)体位:患者立于X线机前,受检侧臂下垂,检查者托起患者乳腺置于扫描床上,且向远离胸壁处牵拉、展平。为减少皮肤皱褶,可嘱咐患者胸大肌放松,压迫器压紧乳腺,标明左、右和上、下。应摄取两侧乳腺以作对比(图2-28)。

2)中心线:自上而下,经乳腺上方垂直入射IR中心。

3)曝光条件:同内外侧斜位。

(3)其他投照位置

1)侧位:内外侧(ML)位,射线从内侧射入,外侧射出,观察乳腺外侧部分的病变。外内侧(LM)位,射线从外侧射入,内侧射出,观察乳腺内侧部分的病变。

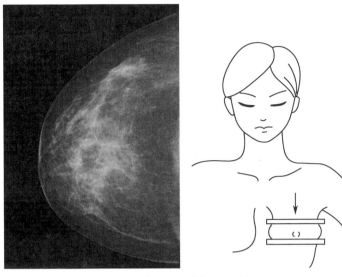

图 2-28　乳腺头尾位摄影示意图

2）放大头尾（XCCL）位：当 MLO 位显示病变位于乳腺腋尾上方，CC 位看不到病变时使用。

点压放大摄影：给予局部压迫，将重叠结构推开，使病变显示更好，减少了散射线，图像对比更好，病灶细节显示好。

乳腺摄影采用专用 X 线机，源-像距多为 40～50cm，新型的乳腺摄影设备都有自动曝光控制系统。为防止呼吸导致体位移动，一般都采用屏气曝光。

4. 压迫技术　是乳腺摄影的一个特有技术，正确的压迫技术是保证乳腺摄影质量的重要因素。压迫乳腺可以规则地减少乳腺厚度，使 X 线束更容易穿透，减少 X 线辐射剂量，降低散射线。其次是乳腺被压迫扁平后减少组织的重叠，更容易地显示乳腺组织和病变情况。乳腺受压至最大程度，美国放射学院（ACR）建议压力标准应在 111～200N（牛顿）。

（二）数字乳腺摄影技术

1. 数字乳腺成像设备　主要有 CR、CCD、FPD 数字乳腺摄影和相位对比乳腺摄影（phase contrast mammography，PCM）系统。CR 系统使用乳腺专用 IP 为 IR，利用现有的乳腺 X 线摄影机进行信息采集来获取图像。CCD 探测器是一种尺寸较小的局部数字乳腺成像的 IR，主要用于乳腺计算机立体定位穿刺活检和乳腺点压放大摄影。数字乳腺摄影使用的 FPD 与普通摄影使用的 FPD 相比，特点是像素更小，具有更高的空间分辨力和对比分辨力，可清晰显示乳腺的腺体、导管、纤维间隔、皮肤、皮下组织、血管结构和病变的肿块、细微钙化等，可以发现 0.2cm 直径乳腺结节。PCM 技术是一种新型的数字乳腺成像技术，是在原来吸收对比成像的基础上，加上相位对比成像，从而在两种物体临界处得到增强的效果。FPD 数字乳腺摄影被认为是目前最理想的乳腺摄影技术。

数字乳腺摄影 FPD 的技术指标为：有效检测面积为 18cm×24cm、19cm×23cm、24cm×29cm；像素尺寸为 70μm、85μm、100μm 等；输出信号字长为 14bit；DQE 为 65%～80%；成像时间预览为 5～10s；工作温度为 10～30℃，湿度为 60%～80%。

2. 数字乳腺检查技术　包括乳腺 X 线摄影、数字局部点压摄影、三维立体定位活检等。数字乳腺 X 线摄影与普通乳腺 X 线摄影的检查技术相同。

数字局部点压摄影：用于①局部触及硬结或包块，而 X 线片显示局部致密，但未见明显肿物影像；②X 线片疑有微小钙化但不能肯定，需进一步证实或排除；③乳腺导管造影时，疑有小分支导管病变，需证实或排除。

三维立体定位活检：是数字乳腺 X 线摄影定位病灶最复杂和最准确的方法，目前的立体定位系统均采用立体坐标。计算机系统在 X、Y 和 Z 轴平面上，计算出病灶的精确位置，定位精度在 0.1～0.2mm，所获得的标本材料能满足病理诊断要求。其原理是 X 线在垂直于压迫平面时拍摄一张定位像，再分别于 ±15° 拍摄两幅图像，根据所造成的视差偏移，数字乳腺机工作站可自动计算病灶深度，即穿刺深度，并可把深度值直接转换成与具体操作相关的数据，准确地定位病灶。其病灶影像显示在工作站屏幕上，再进行各种影像后处理。

数字乳腺摄影技术具有宽广的 X 线信号范围，良好的图像后处理和便捷的图像存储与传输功能，使成像能力和图像质量明显提高，为乳腺疾病的诊断提供更多有价值的信息。

3. 数字体层融合技术 也称数字乳腺体层融合摄影、3D 钼靶，可提高乳腺癌筛查的病灶检出率，减少漏诊及误诊。

数字乳腺体层融合摄影时，其球管在一定角度内移动并进行连续多点投照，IR 以固定或同步反向移动相配合，快速采集曝光数据。计算机对图像数据采用位移叠加的算法，将序列的图像分别进行适当的位移后再叠加融合，人为地创建不同体层深度的聚焦层面图像，获得多个层面的重建图像，每层可薄至 1mm，能够清晰显示乳腺的薄层影像，更好地显示病灶的轮廓和周围结构，更好地与周围腺体区分，大大减少组织结构重叠干扰，增加肿瘤检出率，并减少乳腺压迫。

数字体层融合曝光方式有两种，分别为：①曝光时机械运动装置驱动 X 线管组件与 IR 在一定成角范围内做同步反向运动，在 X 线管组件运动过程中，X 线管组件自动跟踪技术使中心线始终指向 IR 中心，预设的多次脉冲曝光程序在运动过程中按时间顺序依次曝光；②曝光时机械运动装置驱动 X 线管组件成角度地连续曝光，而 IR 固定在一个位置不随 X 线管组件的移动而移动，预设的连续曝光程序在运动过程中按顺序依次曝光。

将来，通过计算机技术，与乳腺体层融合摄影相关的部分影像还有望实现自动化读片。

4. 三维立体定位活检技术 患者保持不动，通过计算机自动计算病灶位置，能够快速、精确、智能地完成活检及穿刺，检查定位更精准。当前乳腺活检不仅可以靶向钼靶上检测的钙化病变，还可以靶向可见的非钙化病变。

5. 对比增强能谱乳腺摄影（contrast enhancement spectral mammography，CESM） 通过双能量摄影和实时减影技术，利用碘对比剂在高、低能量对 X 线吸收率的差异，通过图像相互减影来突出病灶，有助于识别标准乳腺 X 线成像中的不确定结果，同时提高潜在恶性病变的检出率。其低能管电压为 26～30kV，高能管电压为 45～49kV。

技术要点：患者静脉内高压注射碘对比剂，注射后 2min 开始对每个乳腺进行 CC 位和 MLO 位摄影，5min 内获取高、低能和减影图像进行诊断。高、低能图像均在一次压迫中完成拍摄，摆位注意舒适防止移动，同时避免过度压迫影响病灶的血供。

CESM 技术在应用中诊断效果优于常规检查；有利于外科手术方案的制订；可媲美乳腺 MRI，其灵敏度及阴性预测值高于 MRI；还可评价新辅助化疗后肿瘤大小，并预测最终的病理反应，具有很高的临床应用价值。然而 CESM 也存在出现较晚，有其局限性，如缺乏统一的成像标准和诊断标准；乳腺腺体因增强影响结果判读；对乏血供病灶可能存在漏诊；压迫时间稍长，患者可能不耐受而出现运动伪影。

四、口腔 X 线检查

自 Otto Walkhoff 及 C.E.Kells 1895 年将 X 线应用于牙齿根尖拍摄后，1954 年研制出了曲面体层摄影机，随着 1972 年 Hounsfield 发明了 CT 机，1977 年出现了口腔颌面部专用的锥形束 CT（cone beam CT，CBCT）。口腔影像检查技术也由单纯的牙片 X 线摄影技术发展到如今的口腔颌面部医学影像检查技术。

近十年来，数字化技术与传统牙科 X 线摄影技术及曲面体层摄影技术的结合使得现代口腔 X 线摄影技术具有操作更简便、低辐射剂量、成像质量高、图像储存及传输方便等优势。

（一）牙科X线片摄影技术

目前临床已广泛使用数字成像技术替代传统牙片X线摄影。常用的检查方法有口内片和口外片，口内片常用的有根尖片、咬翼片、咬合片等；口外片包括第三磨牙口外片、下颌骨片等。这里重点介绍根尖片的摄影技术。

成人如要了解全口牙齿，需要14张摄片，其分配方法如图2-29所示。根尖片（图2-30）是诊断龋病、牙髓病、根尖及牙周病常用的影像检查方法，包括分角线投照技术及平行投照技术。平行投照技术拍摄的图像能真实、客观地显示牙及牙周的位置和形态，但缺点是操作比较繁琐；分角线技术则反之，操作比较简单但图像往往失真、变形，两者的优缺点可互补。

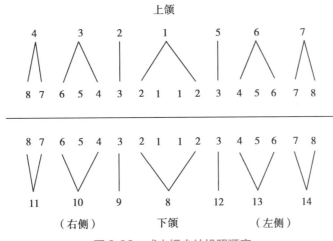

图 2-29　成人根尖片投照顺序

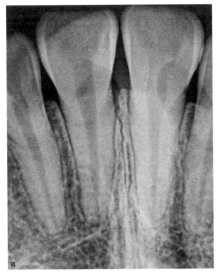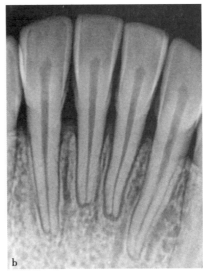

图 2-30　根尖片

（1）分角线投照技术

1）体位：患者坐在专用口腔治疗椅上呈直立姿势，头托垂直摆放，头部靠在头托上使矢状面与地面垂直。投照上颌后牙时，听鼻线与地面平行；投照下颌后牙时，听口线平行于地面；投照上颌前牙时，头稍低，前牙唇侧面垂直于地面；投照下颌前牙时，头稍仰，前牙唇侧面垂直于地面。

2）IR放置：IR大小一般为3cm×4cm，IR放入口内受检牙的舌（腭）面并与牙冠紧贴，IR放置好后,患者用手指贴于 IR 中部位置向外侧用力将 IR 与腭舌面贴合(上颌用对侧拇指,下颌用对侧示指),或用牙片固位器将 IR 固定,IR 高出牙冠 5～10mm。

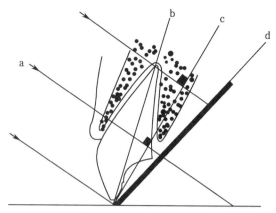

图 2-31　根尖片分角线示意图

a. 中心线;b. 牙齿的长轴;c. 牙齿长轴与胶片之间的分角线;d. 胶片。

中心线:IR 放入口内紧贴牙冠就不可能与牙的长轴平行。使用分角线技术,使中心线与受检牙的长轴和 IR 之间的分角线垂直(图 2-31),能准确地反映单根牙的形态和长度,但由于每根牙的牙根基本不在同一平面,则应针对每个牙根的具体情况采用不同的 X 线中心线入射点及倾斜角度。X 线中心线入射点:投照上颌牙时,以外耳道口上缘至鼻尖的连线为假想连线,在假想连线上分别对准受检牙的部位射入。投照上中切牙时,通过鼻尖;投照上单侧中切牙及侧切牙时,通过鼻尖与投照侧鼻翼之连线的中点;投照上单尖牙时,通过投照侧鼻翼;投照上前磨牙以及第一磨牙时,通过投照侧自瞳孔向下的垂直线与假想连线的交点;投照第二、三磨牙时,通过侧外眦向下的垂线与假想连线的交点;投照下颌牙时,以沿下颌骨下缘上 1cm 为假想连线,然后参照上颌牙投照的方法确定入射点。X 线中心线倾斜方向和角度见表 2-2。

表 2-2　X 线中心线倾斜方向和角度

部位	牙位	X 线倾斜方向	X 线倾斜角度
上颌			
切牙位	1、2	向足侧	42°
单尖牙位	3	向足侧	45°
前磨牙及第一磨牙位	4、5、6	向足侧	30°
第二、三磨牙位	7、8	向足侧	28°
下颌			
切牙位	1、2	向头侧	15°
单尖牙位	3	向头侧	18°～20°
前磨牙及第一磨牙位	4、5、6	向头侧	10°
第二、三磨牙位	7、8	向头侧	5°

(2)平行投照技术:此技术需要专门的摄影装置,操作比较繁琐,较少使用。其基本原理是 IR 与受检牙长轴平行放置,投照时中心线与 IR 和牙长轴均垂直。

(二)口腔曲面全景体层摄影

口腔曲面全景体层摄影,一次曝光即可将全口牙齿的体层影像照在一幅影像上(图 2-32),而且可以同时显示上颌骨、下颌骨、颞颌关节、上颌窦、鼻腔等部位,还可较全面地观察到全部牙列的咬合关系、牙齿各方位倾斜角度、乳恒牙交替及牙根形成的情况。对于上下颌骨外伤、肿瘤、炎症、畸形等病变的观察与定向都有较大的价值。由于曲面体层摄影能一次曝光显示全景牙齿，也明显降低了辐射量，已经广泛应用于口腔颌面部的影像检查。口腔曲面全景体层摄影可分为全口牙位、上颌牙位、下颌牙位三种，以全口牙位最为常用。

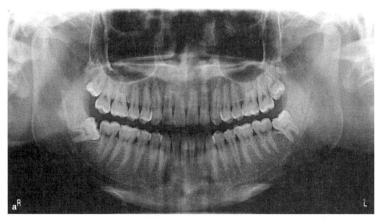

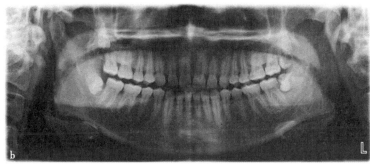

图 2-32　口腔曲面全景体层摄影片

1. 成像原理　曲面体层摄影装置主要有单轴旋转体层摄影、双轴旋转体层摄影和三轴旋转体层摄影三种方式，目前多用三轴旋转体层摄影，患者保持不动，IR 与 X 线机头相对运动。

三轴旋转体层摄影：一张清晰的全口牙齿照片，必须使体层轨迹与牙弓的抛物线相似。摄影时患者不动，IR 与 X 线管做相对同步转动，IR 与此同时还做相应的自旋。通过图 2-33 中 O_2 区做前牙的体层摄影，O_1、O_3 区分别做两侧磨牙的体层摄影。在固定一轴的体层摄影中，由于颈椎在照片中形成一张垂直带状密度高的影像诊断，而用三轴转换的方法使颈椎影像分离，从而得到一张从下颌支、颞颌关节到颌面部整个区域的照片。

2. 全口牙位摄影技术　口腔曲面断层 X 线机的结构如图 2-34 所示。摄影时，受检者取站立位或坐位，颈椎垂直或向前倾斜，抓住扶手，下颌颏部置于颏托正中并咬住咬合块，通过镜子的影像使患者的正中矢状面与定位灯显示线一致，听眶线与听鼻线的角平分线与地面平行，用头夹固定住头。通过颏托标尺调节，按住口角线调节键使口角线束从侧面照射在体层域（图 2-35、图 2-36）。

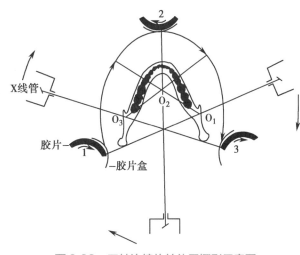

图 2-33　三轴连续旋转体层摄影示意图

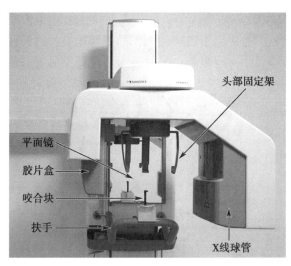

图 2-34　口腔曲面体层 X 线机

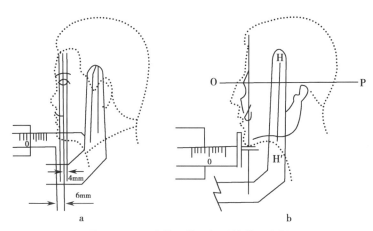

图 2-35　口腔曲面体层摄影体位示意图

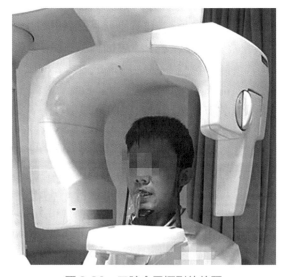

图 2-36　口腔全景摄影体位图

（彭文献　刘泉源）

第五节 造 影 检 查

普通 X 线检查是根据人体各组织器官的密度不同,对 X 线吸收的差异而形成不同影像的检查方法。当某些组织和器官的密度与邻近组织和器官或病变的密度相同或相似而缺乏天然对比时,则不能显示器官的形态和彼此间的空间关系。人工将能在成像区域形成密度差的物质导入体内,改变组织和器官与邻近组织的对比度,以显示成像区域形态和功能的检查方法,称为造影检查。

一、对 比 剂

对比剂(contrast medium)的引入将改变成像区域组织或器官的密度差异,从而改变了成像区域的影像对比度,以利于判断成像区域的病变特征,扩大了 X 线的检查范围,为临床影像提供了更多的诊断信息。

(一)对比剂应具备的条件

X 线对比剂种类繁多,理化性能各异,理想的对比剂应具备以下条件:①与人体组织的密度对比相差较大,显影效果良好;②无味、无毒性及刺激性和不良反应小,具有水溶性;③黏稠度低,无生物活性,易于排泄;④理化性能稳定,久贮不变质;⑤价廉且使用方便。

(二)对比剂的分类

对比剂的分类有多种,临床常见的是阴性对比剂和阳性对比剂。

1. 根据对比效果分类

(1)阴性对比剂(negative contrast media):是一种密度低、吸收 X 线少、原子序数低、比重小的物质。X 线片上显示为密度低或黑色的影像,一般都为气体。常用的有空气、氧气和二氧化碳。此类对比剂常被用于直接注入体腔形成双重影像对比,如膀胱双重造影、胃肠道双重造影等。

阴性对比剂之间的差别主要在于溶解度不同。空气在组织或器官内溶解度小,不易弥散,停留时间较长,不良反应持续时间较长,进入血液循环有产生气栓的危险,但采集方便。二氧化碳溶解度大,易于弥散,停留在组织和器官内的时间短,不良反应小,即使少量进入血液循环也不会发生气栓;由于吸收快,检查必须迅速完成。氧气的溶解度介于空气和二氧化碳之间,停留在组织与器官内的时间较二氧化碳长,产生气栓的概率较空气小。

(2)阳性对比剂(positive contrast media):是一类密度高、吸收 X 线多、X 线衰减系数大、原子序数高和比重大的物质,X 线片上显示为高密度或白色的影像。通常可分为四类:①难溶性固体钡剂对比剂;②主要经肾脏排泄的对比剂;③主要经胆道排泄的对比剂;④碘油脂类对比剂,后三类阳性对比剂主要是含碘化合物。碘离子吸收 X 线形成对比,产生造影效果,其显影效果与碘含量成正比。但经胆道排泄的对比剂基本不用,碘油脂类对比剂目前主要是超液化碘油,主要用于介入性的栓塞治疗。

阳性对比剂有医用硫酸钡剂和碘对比剂两种。钡剂是胃肠道 X 线检查的理想对比剂,目前使用的碘对比剂主要是有机碘,临床上使用范围广,除主要用于血管造影外,还用于胃肠道狭窄性病变和梗阻性病变的造影检查,以及非血管部位的造影检查。

2. 根据使用途径分类

(1)血管内注射对比剂:为水溶性含碘制剂,利用碘的高 X 线吸收的特点,提高组织的对比度。

(2)胃肠道使用对比剂:X 线胃肠道检查用的阳性对比剂主要是钡剂,可口服,亦可自肛门注入大肠。

（3）腔内注射对比剂：如膀胱造影等。

3. 根据碘的分子结构分类

（1）离子型对比剂：溶液中含有离子存在的对比剂，称为离子型对比剂。①离子单体：每个分子有 3 个碘原子、1 个羧基，没有羟基，常用的有甲基泛影葡胺等；②离子二聚体：每个分子内有 6 个碘原子、1 个羧基、1 个羟基，常用的有碘克酸等。

（2）非离子型对比剂：溶液中无离子存在的对比剂，称为非离子型对比剂。①非离子单体，每个分子有 3 个碘原子、4～6 个羟基，没有羧基，常用的有碘海醇、碘普罗胺（优维显）等；②非离子二聚体，每个分子有 6 个碘原子、8 个以上的羟基，没有羧基，常用的有碘曲仑（伊索显）等。

4. 根据渗透压分类　根据对比剂的渗透压与人体的血浆渗透压（313mmol/L）的大小进行三类。

（1）高渗对比剂：主要是指离子单体对比剂，如甲基泛影葡胺。早期的对比剂基本上浓度都在 300mgI/ml，渗透压在 1 500mmol/L 左右。随着较高浓度的对比剂的开发，高渗对比剂的渗透压随着浓度的提高而增加。例如，浓度为 370mgI/ml 的复方泛影葡胺渗透压高达 2 100mmol/L。这种对比剂副作用的发生率较高。

（2）低渗对比剂：这一类主要是非离子单体对比剂和离子二聚体对比剂。当浓度为 300mgI/ml 时，渗透压为 500～700mmol/L。虽然被命名为低渗对比剂，实际上渗透压与人身体的渗透压相比还是要高得多。即使是低渗对比剂，随着浓度的增加，渗透压也随着增高。例如，非离子单体的碘海醇，当浓度升到 370mgI/ml 时，渗透压就从 627mmol/L 上升到 844mmol/L。

（3）等渗对比剂：主要是非离子二聚体对比剂，渗透压在 300mmol/L 左右。与正常人体的渗透压基本相同。

（三）对比剂的理化特性

1. 钡剂　医用硫酸钡（barium sulfate），化学式为 $BaSO_4$，分子量为 233.39。医用硫酸钡为白色疏松细粉，无味，性质稳定，耐热，不怕光，久贮不变质，难溶于水和有机溶剂及酸碱性溶液。熔点为 1 580℃，密度为 4.50g/cm³（15℃）。硫酸钡是一种无毒性的钡盐，为难溶性的固体对比剂，它不溶于水和脂质，易沉淀，能吸收较多量 X 线，进入体内胃肠道后，不会被胃肠道黏膜吸收，能较好地涂布于肠道黏膜表面，与周围组织结构密度对比差异较大，从而显示出这些腔道的位置、轮廓、形态、表面结构和功能活动等情况。医用硫酸钡在胃肠道内不被机体吸收，以原形从粪便中排出。它是良好的胃肠道对比剂，若与气体对比剂合用则称为双重造影（double contrast study），能较好地显示胃肠道的细微结构。

2. 碘对比剂　碘与不同物质化合形成不同的含碘化合物，主要分为无机碘化物、有机碘化物及碘化油三类。由于无机碘化物含碘量高，刺激性大，不良反应多，现临床很少应用。有机碘对比剂具有较高的吸收 X 线性能，在体内、体外均呈高度稳定性，完全溶于水，溶液渗透压低，生物学上呈惰性，即不与机体内生物大分子发生作用。

水溶性碘对比剂分为离子型单体和二聚体，非离子型单体及二聚体。主要经肾脏排泄的水溶性有机碘化物多数为三碘苯环的衍生物。双聚体对比剂每个分子含有两个三碘苯环，含碘量比单体对比剂高。它们在水中溶解度大，黏稠度低，能制成高浓度溶液，注入血管后迅速经肾脏排泄，少量经肝胆排泄。在体内代谢过程中一般不放出或极少放出游离碘，血管注射后反应小，除用于泌尿系造影外，还用于心血管造影。

经血管注入的水溶性有机碘化物包括离子型对比剂（ionic contrast media）和非离子型对比剂（non-ionic contrast media）。血管注入后，药物几乎都游离于血浆中，仅有很少部分吸附在血浆蛋白和红细胞上，很快与细胞外液达到平衡。但由于血 - 脑屏障作用，脑、脊髓和脑脊液中几乎不含对比剂。此类对比剂主要经肾脏排泄，大部分对比剂在注射后 24h 内排出体外。

离子型对比剂苯环上1位侧链为羧基盐（—COOR），具有此结构的碘对比剂水溶性高，在水溶液中可解离成阴离子（含三碘苯环）及阳离子（葡甲胺、钠、钙、镁），在水溶液中都可理解成带有电荷的正离子和负离子，称为离子型对比剂。离子型碘对比剂分子在溶液中被电离成带正、负电荷的离子，具有导电性，渗透压高。离子型对比剂的渗透压可高达1 400～2 000mOsm/kg·H_2O，比血液渗透压（300mOsm/kg·H_2O）高数倍，故又称为高渗对比剂（high osmolar contrast media，HOCM），高渗透压是导致对比剂不良反应的重要因素之一。在临床应用中，离子型对比剂多以每100ml溶液含有固体对比剂的克数来表示其浓度，如60%复方泛影葡胺。

非离子型对比剂是单体或双聚体三碘苯环碘对比剂，它们不是盐类，分子不被电离，在溶液中是分子状态，一个分子对比剂在溶液中只有一个粒子，故称为非离子型对比剂。非离子型对比剂苯环上1位侧链为酰胺衍生物（—CONH），其水溶性很高。单体对比剂指一分子对比剂仅有一个三碘苯环，二聚体对比剂指一分子对比剂含有两个三碘苯环。分子结构中含碘量越高，人体造影图像的对比度就越好。

非离子型碘对比剂渗透压低。渗透压低和非离子化，使之对红细胞、血液流变学、血-脑屏障的影响大为减轻。非离子型对比剂则以每毫升溶液中含有多少毫克碘，如350表示每毫升该溶液含碘350mg。在含碘对比剂中黏度也是一个重要特性，它与分子大小、浓度及温度有关，凡分子大、浓度高、温度低时黏度就增大。

油脂类对比剂常用的有碘化油（iodinated oil），含碘浓度为40%，黏稠度较高，不溶于水，可溶于乙醚。直接注入检查部位形成密度对比，显示腔道的形态结构。碘化油几乎不被人体吸收，绝大部分由注入部位直接排出体外，少量残留的碘化油在肺泡内或进入腹腔，可长达数月至数年之久，形成肉芽肿，目前普通碘化油应用较少。主要经肝脏排泄的有机碘化物目前几乎不用。临床上使用的超液化碘油，主要用于栓塞治疗。

（四）对比剂引入途径

根据人体各器官的解剖结构和生理功能，对比剂引入人体的途径主要分为直接引入法和间接引入法两大类。

1. 直接引入法 是通过人体自然管道、病理瘘管或体表穿刺等途径，将对比剂直接引入造影部位。

（1）口服法：口服医用硫酸钡消化道造影，如食管、胃、肠道造影等。

（2）灌注法：如经导尿管引入的尿路逆行造影、子宫输卵管造影、结肠灌注造影等，属于经自然孔道直接灌入法；肠道瘘管造影、软组织瘘管造影、术后胆道造影等，属于经病灶瘘管直接灌入法。

（3）穿刺注入法：如肝、胆管造影，浅表血管造影等，属于体表穿刺直接注入法；心腔造影、大血管及各种深部血管造影等，是直接穿刺利用导管将对比剂注入。

另外，某些部位的脓肿、囊肿亦可用直接穿刺法，抽出腔内所含液体而注入对比剂进行造影。

2. 间接引入法 是将对比剂有选择地经口服或血管注入体内，引导其聚集于拟显影的器官或组织，使得受检器官或组织显影的方法。主要有生理排泄法，它是将对比剂注入体内后，经过生理功能的吸收、聚积或排泄，使得受检器官显影，如静脉肾盂造影是由静脉注入对比剂，经肾小球滤过，将对比剂排泄至尿路中，可使肾盂、肾盏、输尿管和膀胱显影。

（五）碘对比剂不良反应及其防治

1. 碘过敏试验 目前在进行碘对比剂的X线检查前无须碘过敏试验，除非产品说明书有特殊要求。若要进行碘过敏试验，方法有下列五种。①静脉注射试验：是目前最常用的方法。静脉注入非离子型碘对比剂1ml，行缓慢静脉注射，15min后产生恶心、呕吐、胸闷、咳嗽、喷嚏、气急、荨麻疹甚至休克等，为阳性反应。有时在做静脉注射过敏试验时即可引起严重反应，因此应先用0.1ml碘制剂做皮内试验，若无反应，再将所余0.9ml注入静脉。②眼结膜试验。③口含试验（舌下试验）。④皮内试验。⑤口服试验。有时过敏反应症状出现较迟，所以试验提前 1~3d 进行较为妥当。

进行碘过敏试验，必须使用相同品牌的同一批次对比剂。临床上碘过敏试验有时很难通过结果来判断假阳性或假阴性的存在，极少部分受检者甚至还未做过敏试验，只因闻到碘对比剂的气味而发生过敏反应，甚至过敏性休克，这种现象时有发生。又有很多受检者碘过敏试验虽然阴性，但在使用碘对比剂的过程中却发生轻微的过敏反应。

应该注意，碘过敏试验本身也可导致不良反应，其结果只有参考价值，阴性结果也存在着发生严重不良反应的可能性，阳性结果并不是一定发生过敏反应，有时会出现碘过敏的迟发反应。

2. 碘过敏的发生机制 碘对比剂不良反应的性质、程度和发生率，一方面取决于对比剂本身的内在因素，如对比剂的渗透性、电荷、分子结构等；另一方面是外在因素，如注入对比剂的剂量、部位、受检者的高危因素及状况、造影方法等。不良反应一般可分为特异质反应和物理 - 化学反应两类。

（1）特异质反应：表现为荨麻疹、血管性水肿、喉头水肿、支气管痉挛、严重血压下降及突然死亡等，此类反应是个体对碘的过敏反应，与使用剂量无关，难以预防。其发生机制与下列因素有关。

1）细胞介质释放：无论是离子型还是非离子型对比剂均能刺激肥大细胞释放组胺。

2）抗原抗体反应：对比剂是一种半抗原，对比剂分子中的某些基团能与血清中的蛋白结合成为完整抗原。

3）激活系统：尤其是离子型高渗对比剂可导致血细胞及内皮细胞形态和功能改变，补体系统的激活使人体处于致敏状态，使凝血系统活性和纤溶素含量升高，并可导致组胺、5- 羟色胺、缓激肽、血小板激活因子等介质的释放，导致一系列的不良反应。

4）胆碱能作用：对比剂能通过抑制乙酰胆碱活性产生胆碱能样作用。

5）精神性反应：受检者的焦虑、紧张等精神因素也可导致自主神经功能紊乱，从而引起反应。

（2）物理 - 化学反应：此类反应临床较多见，是碘对比剂的某些物理或化学因素引起的反应。与使用剂量和注射流速有关，有时与碘过敏反应同时出现。临床表现主要是与神经、血管功能调节紊乱有关的症状，如恶心、呕吐、面色潮红或苍白、胸闷、心慌、出汗、四肢发冷等。引起这种反应的因素很多，主要与碘对比剂本身的因素有关。

1）渗透压：对比剂渗透压超过血液渗透压时，易产生下列损害。①内皮和血 - 脑屏障损害：高渗的对比剂注入血管后，细胞外液渗透压急剧增加，细胞内液快速排出，导致血管内皮细胞皱缩，细胞间连接变得松散、断裂，血 - 脑屏障受损，对比剂外渗至脑组织间隙，使神经细胞暴露在对比剂的化学毒性的危险中；②红细胞损害：高渗使得红细胞变硬，呈棘细胞畸形，结果红细胞不易或无法通过毛细血管，引起微循环紊乱；③高血容量：除了细胞内液排出外，高渗对比剂可使组织间液进入毛细血管，从而使血容量快速增加，可达 10%~15%，导致心脏负荷增加；④肾毒性：虽然对比剂诱发的肾衰竭总的发生率较低（<1%），但在原有肾功能不全受检者中可达 10%~20%，60% 对比剂诱发的肾病受检者有氮质血症基础；⑤心脏毒性：除了对比剂所致的高血容量外，高渗透性可直接作用于窦房结引起心率过缓，能使房室间传导、室内传导和复极化作用减弱，引起心律失常和心室颤动等；⑥疼痛与血管扩张：在外周血管造影中，虽然高渗对比剂所致内皮损害是一过性的，但产生的血管性疼痛却是非常明显的。除了与渗透压有关外，也与对比剂的疏水性及离子性有关。对比剂可直接作用于小动脉平滑肌，引起局部动脉扩张，产生热感及不适。推荐使用等渗和低渗对比剂。

2）水溶性：由于碘原子具有高度疏水性，难以达到无限的水溶性。离子型对比剂中的水溶性来自阳离子的盐，而非离子型对比剂中的水溶性则来自分子核心，并通过减少它与生物大分子的结合，以降低对比剂的生物活性，减少反应。单体的离子型对比剂水溶性比非离子型高，但非离子型二聚体对比剂碘曲仑却具有极高的水溶性。

3）电荷：由于离子型对比剂在血液中可离解成带电荷的正、负离子，增加了体液的传导性，扰乱体液内电解质的平衡，特别是影响神经组织的传导，可造成一系列交感和副交感神经功能失调引起的临床症状，同时可造成神经毒性，损伤脑组织而引起惊厥或抽搐。对比剂高浓度的离子及分子大量与钙离子结合，而钙离子只要作用于肌电的耦合过程，就会导致负性肌力作用，还可以引起血压降低。

4）分子结构：对比剂的亲水性和亲脂性与其分子结构有关。对比剂的亲水性与对比剂苯环侧链上的羧基、羟基有关。若羟基分布均匀且无羧基者，对比剂的亲水性强，其化学毒性低；反之，其化学毒性就高。若对比剂的亲脂性强而亲水性弱，引起反应的机会较多，或引起的反应较重。碘原子本身有亲脂性，亲脂性越大，与血浆蛋白结合率越高，毒性就越大。故非离子型对比剂在其化学分子结构中都增加了亲水性而减少了亲脂性，使其毒性明显降低。

5）黏稠度：由溶质颗粒的浓度、形状、与溶液的作用及溶质颗粒之间的作用所决定，与温度变化成反比，与碘浓度成正比。黏稠度大在微血管内形成异物团，可造成局部缺血缺氧。

6）化学毒性：是由对比剂分子中疏水区与生物大分子结合，影响其正常功能，即所谓的疏水效应。非离子型对比剂中亲水基团能有效地遮盖疏水核心，因而毒性明显降低。

3. 碘过敏的防治　对比剂的不良反应是免疫学、心血管系统和神经系统紊乱等的综合反应，应该加强防治。

（1）在使用碘对比剂之前需要了解受检者有无碘过敏史、甲状腺功能亢进、肾功能不全及心、肝、肺功能的异常，以便及早发现高危受检者。应与受检者或监护人签署知情同意书。

（2）造影前的预防措施

1）正确掌握各种碘对比剂的适应证，熟悉受检者病史及全身情况。

2）让受检者和家属了解整个造影检查程序，做好解释工作，消除受检者紧张情绪。

3）造影前应注意水电解质平衡状况，并酌情纠正某些高危因素对脏器功能的影响，确保体内有足够的水分。

4）必要时给予预防性药物，如激素类药物泼尼松龙 30mg 或甲泼尼龙 32mg 或抗组胺类药物非索非那定 180mg 等。

5）选择的碘对比剂类型、剂量、注射方式和速度。尽量使用非离子型碘对比剂，减少不良反应发生。

6）掌握碘对比剂的性能、用量、禁忌证以及过敏反应的最佳处理方法。

（3）碘对比剂禁忌证：有明确严重甲状腺功能亢进者，较为严重的肺及心脏疾病，肿瘤分泌儿茶酚胺的受检者，妊娠和哺乳期妇女，骨髓瘤和副球蛋白血症，重症肌无力以及高胱氨酸尿。

（4）碘对比剂应用的监测：①检查过程中应密切观察受检者，及早发现过敏反应，采取有效措施；②控制所使用的碘对比剂的总量，掌握好碘对比剂的浓度及注射方法与速度；③使用对比剂后的受检者应至少观察 30min，因为大多数的严重不良反应都发生在这段时间。

（5）不良反应的处理

1）术前常规准备：检查室中必须备有的紧急用药和器械，如简易呼吸机、氧气、1∶1 000 肾上腺素、组胺、H_1 受体阻滞剂、阿托品、β_2 受体激动剂定量气雾剂、静脉补液（生理盐水或林格液）、抗惊厥药（地西泮）、血压计、吸痰机及听诊器等。

2）对症处理：碘对比剂反应常发生在注射时或注射后不久，且发展迅速，迟发反应较少见。因此，在注射过程中或者在注射完毕后必须密切观察受检者反应，对具有高危因素者更应加倍注意。一旦出现不良反应，立即停止注射，保持静脉通道畅通，能够及时推注抢救药物作对症处理（表 2-3）。

表 2-3 对比剂不良反应治疗方案

临床表现	类型	治疗	给药方案
荨麻疹	轻度	一般不考虑治疗；如果存在症状，可考虑以下治疗： 泼尼松龙 或 非索非那定	 30mg 口服 180mg 口服
	中度	监测生命体征，保持静脉通路 泼尼松龙 或 非索非那定 或 苯海拉明	 30mg 口服 180mg 口服 25～50mg 肌内注射或静脉注射（静脉注射时应缓慢，1～2min 注射完毕）
	重度	监测生命体征、保持静脉通路 肾上腺素（肌内注射） 或 肾上腺素（静脉注射）	 0.3mg（1∶1 000 稀释液，0.3ml） 1∶10 000 稀释液，1～3ml，缓慢加入正在输注的生理盐水
弥漫性红斑	所有类型	保持静脉通路，监测生命体征，监测脉搏氧饱和度 面罩供氧	 6～10L/min
	血压正常	一般无须治疗	
	低血压	静脉补液： 生理盐水 或 林格液	 1 000ml，快速输注 1 000ml，快速输注
	如症状复杂或单纯补液无效，可考虑	肾上腺素（静脉注射，首选） 或 肾上腺素（肌内注射） 考虑呼叫急救小组	1∶10 000 稀释液，1～3ml，缓慢加入正在输注的生理盐水；可 5～10min 重复一次，最大总量 10ml 0.3mg（1∶1 000 稀释液，0.3ml），可重复注射，最大总量 1mg
支气管痉挛	所有类型	保持静脉通路，监测生命体征，监测脉搏氧饱和度 面罩供氧	 6～10L/min
	轻度	β₂ 受体激动剂定量气雾剂 根据疗效情况可考虑呼叫急救小组	2 喷（100μg/ 喷），可重复
	中度	考虑增加肾上腺素（静脉注射，首选） 或 肾上腺素（肌内注射） 根据疗效情况可考虑呼叫急救小组	1∶10 000 稀释液，1～3ml，缓慢加入正在输注的生理盐水；可 5～10min 重复一次，最大总量 10ml 0.3mg（1∶1 000 稀释液，0.3ml），可重复注射，最大总量 1mg
	重度	肾上腺素（静脉注射，首选） 或 肾上腺素（肌内注射） 呼叫急救小组	1∶10 000 稀释液，1～3ml，缓慢加入正在输注的生理盐水；可 5～10min 重复一次，最大总量 10ml 0.3mg（1∶1 000 稀释液，0.3ml），可重复注射，最大总量 1mg

临床表现	类型		治疗	给药方案
喉头水肿	所有类型		保持静脉通路,监测生命体征,监测脉搏氧饱和度	
			面罩供氧	6～10L/min
			肾上腺素(静脉注射,首选)	1∶10 000稀释液,1～3ml,缓慢加入正在输注的生理盐水;可5～10min重复一次,最大总量1mg
			或	
			肾上腺素(肌内注射)	0.3mg(1∶1 000稀释液,0.3ml),可重复注射,最大总量1mg
			根据反应严重程度和疗效情况可考虑呼叫急救小组	
低血压(收缩压<90mmHg)	所有类型		保持静脉通路,监测生命体征,监测脉搏氧饱和度	
			面罩供氧	6～10L/min
			抬高下肢至少60°	
			考虑静脉输液:	
			生理盐水	1 000ml,快速输注
			或	
			林格液	1 000ml,快速输注
	低血压伴心动过缓(脉搏<60次/min)(血管迷走反应)	轻度	一般无需其他治疗	—
		重度	经上述措施治疗后,患者仍出现症状,还可使用阿托品(静脉注射)考虑呼叫急救小组	0.5～1.0mg缓慢静脉注射,随后盐水冲管;可重复给药,最大总量3mg
	低血压伴心动过速(脉搏>100次/min)(过敏样反应)	持续低血压	肾上腺素(静脉注射)	1∶10 000稀释液,1～3ml,缓慢加入正在输注的生理盐水;可5～10min重复一次,最大总量1mg
			或	
			肾上腺素(肌内注射)	0.3mg(1∶1 000稀释液,0.3ml),可重复注射,最大总量1mg
			根据反应严重程度和疗效情况可考虑呼叫急救小组	
无脉搏、无应答	启动心肺复苏流程			

二、普通造影检查技术

X线造影检查分为钡剂和碘剂检查两种,随着临床和影像学新的检查技术的出现,普通的造影检查越来越少,现将常用的检查技术介绍如下。

(一)消化系统造影检查

消化系统由于缺乏良好的天然对比,检查时须采用高原子序数的医用硫酸钡作为对比剂。检查方法是透视与摄片(点片)相结合。透视可以随意转动患者,观察胃肠道的解剖和功能情况。点片可以作永久记录,并可显示透视时不能看到的微小病变。

可根据检查目的,将硫酸钡制剂调制成不同浓度。大致分为三类:①食管检查用稠钡剂,硫酸钡与水之重量比为(3～4)∶1,呈糊状,口服量为10～30ml。②胃肠道检查钡餐用混悬液,硫酸钡与水之重量比为1∶(1～2)。每人用硫酸钡约150g,加温开水200～250ml,可另加适量辅剂,如胶粉、糖浆等,搅拌而成。③钡灌肠用混悬液,硫酸钡与水之重量比约为1∶4。一人量用硫酸钡250～300g,加温开水1 000～1 200ml及适量胶粉调匀而成。

胃肠双重对比造影用硫酸钡制剂必须达到下列要求：①高浓度；②低黏度；③细颗粒；④与胃液混合后不易沉淀和凝集；⑤黏附性强。

1. 食管造影（esophagography）

（1）适应证：吞咽困难患者怀疑为食管本身或邻近器官病变所致，如肿瘤、贲门痉挛、食管异物等；上消化道出血或门静脉高压患者，检查是否存在食管静脉曲张；疑有食管穿孔、食管气管瘘、食管内瘘、吞咽动作失调、腐蚀性食管炎者。

（2）禁忌证：一般状况不佳、重度衰竭；食管腐蚀伤急性期。

（3）造影技术

1）术前准备：患者一般不需做任何准备，但应避免进食后立即进行食管检查，以免因食物残渣附着于黏膜而造成误诊。

2）对比剂：应根据不同目的和要求，以及患者吞咽困难的程度调成不同浓度的钡剂。疑有食管穿孔、食管气管瘘、食管内瘘、吞咽动作失调、腐蚀性食管炎者应用碘油或有机碘作对比剂。

3）操作方法

a. 常规胸部透视，特别注意纵隔的宽窄。

b. 根据患者吞咽困难的程度，给予不同剂量和稠度的钡剂。对贲门痉挛患者，往往需加大钡剂量，在钡剂的重力作用下可使贲门开放，以观察贲门和胃底情况。对疑有食管阴性异物者，可在钡剂中加入少许消毒棉花并调匀，形成钡棉，嘱患者一口吞下，观察有无阻挡或勾挂征象。在疑有食管气管瘘、食管破裂、穿孔，吞咽动作失调及腐蚀性食管炎时，可用碘油或碘水溶液检查。

c. 通常取站立位，口服一汤匙中等稠度的钡剂，观察吞咽动作是否正常，双侧梨状窝是否对称，然后迅速转成右前斜位，跟随钡剂走行，逐段观察食管充盈扩张及收缩排空情况。然后再以左前斜位及正位检查。如不满意可重复进行。

d. 在检查中，可根据病情采取多种体位或配合呼吸动作进行。卧位或头低足高位，可使钡流减慢，有利于显示食管上段的病变。若同时再用腹部加压法，更能减慢钡剂下行的速度，使下段管腔充盈满意，有助于发现食管壁的轻度浸润病变。做深呼吸动作能改变食管下段的管腔大小，有助于观察食管下端管壁的柔软度。

e. 有些疾病，还需采取特殊的检查方法才能显示。如食管裂孔疝，特别是滑动性者，一般检查方法不易显示，可采取俯卧左后斜位或头低15°仰卧位，大口服稠钡，并适当增加腹部压力，如上腹棉垫加压、直腿抬高、深吸气后紧闭声门或做呃气、咳嗽等动作，以增加检出疝囊和反流现象的机会；如对贲门失弛缓症患者，服钡后贲门痉挛不开放时，让患者吞咽数口温水，或做跳跃动作，或肌内注射10～20mg 山莨菪碱-2（654-2），常可使收缩的贲门开放，钡剂呈间歇性向胃内喷流，借以观察狭窄部的柔软度和黏膜情况；对于早期食管静脉曲张患者，可取卧位，吞咽小口中等稠度的钡剂，当咽下的钡剂大部已进入胃内，食管内尚留有少量钡剂时，让患者深吸气后屏气，随即点片。可疑时，可肌内注射10～20mg 山莨菪碱-2（654-2），以降低食管的张力并减少分泌，有利于显示曲张的静脉。

f. 透视中应特别注意食管的两端和生理狭窄处，观察食管有无狭窄、扩张、充盈缺损、管壁是否僵硬、黏膜有无破坏和钡剂通过是否通畅。如发现病变或可疑处，应局部点片摄影。一般应选择病变显示最清晰的位置摄影。通常包括完全充盈像、中等度充盈像和黏膜像。对有疑问或一时不能肯定的病变，可采用双重对比造影进行进一步检查。若仍难以确诊，可短期复查或建议行内镜检查。

2. 食管双重对比造影（double contrast esophagography） 是利用气体和钡剂使食管扩张显影的检查方法，对显示食管黏膜面效果佳，适用于一般常规检查不易发现或确诊的早期病变。

（1）适应证：临床怀疑食管肿瘤而常规检查未发现病变者；常规检查疑有食管肿瘤而不能确诊者；为明确肿瘤的大小、形态和范围。

（2）禁忌证：食管、胃肠道穿孔或食管气管瘘、食管纵隔瘘；急性胃肠道出血，一般于出血停止后2周，大便隐血试验阴性后方可进行；肠梗阻，对于轻度单纯性小肠梗阻和高位梗阻，为明确原因可酌情进行；患者体质衰弱，难以接受检查者，一般不宜检查，如病情需要，可在严密观察下进行。

（3）造影技术

1）术前准备：禁食6h以上。

2）对比剂：双重对比造影用的特制硫酸钡。

3）操作方法：①呃气法。先行食管常规检查，口服一大口钡悬液后，令患者做呃气动作，如同饭后打饱嗝一样。呃气时可将喉紧闭，舌根下压，用腹式猛力做吸气状。该动作可使食管不断地充气扩张和收缩，借以观察食管的弹性。在食管扩张最明显时点片摄影。②稀钡连续吞咽法。令患者连续吞咽稀钡剂，浓度为60%~80%，在吞咽钡剂的同时咽下部分气体。当大量钡剂混同气体通过食管时，食管明显扩张，在钡头的近段食管形成双重对比。该法简便易行，效果也较满意。

4）摄片：摄取多轴体位的照片，对病变可疑处应局部点片（图2-37）。

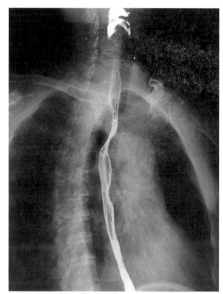

图2-37　食管双重对比造影影像

3. 胃双重对比造影（double contrast gastrography）　是在胃内既服入钡剂，又充以足量的气体形成对比分明的影像。这种检查通常在透视下摄取一系列图像，通过阅片找出合适期相的图像。由于胃腔扩张，黏膜皱襞展平，可显示出胃壁的微细结构（胃小区、胃小沟等），可发现常规造影所不能发现的细微病变。对早期胃癌、糜烂性胃炎、细小溃疡等病变有特殊的诊断价值，现广泛采用。

（1）适应证：胃普通造影发现的可疑病变而难以定性者；临床怀疑有肿瘤而常规造影又无阳性发现者；胃镜检查发现早期肿瘤病变者。

（2）禁忌证：胃肠道穿孔，急性胃肠道出血，一般于出血停止后2周，大便隐血试验阴性后方可进行。肠梗阻，对于轻度单纯性小肠梗阻和高位梗阻，为明确原因可酌情进行。患者体质衰弱，难以接受检查者，一般不宜检查，如病情需要，可在严密观察下进行。低张药的使用禁忌者。

（3）造影技术

1）术前准备：禁食6~12h。空腹潴留液多者，应用胃管将液体抽出或取右侧卧位引流。或于检查前1.5h服甲氧氯普胺1片，后每隔30min服1片，共服3片，并采用右侧卧位使胃液排空，但其缺点是胃肠蠕动增强，对双重对比检查不利。检查前2~3d不服用重金属药物，如铋、钙、铁、碘等。

2）对比剂：双重对比造影用硫酸钡混悬剂，浓度以160%~200%为宜。成人一般用量为100~200ml。

3）操作步骤：肌内注射654-2，剂量10~20mg。患者取右侧卧位，有利于胃内潴留液排出。待5~15min产生低张效应后，在透视下口服40~50ml混悬液。首先在右前斜位和左前斜位观察食管的情况。特别要注意第一口钡剂通过食管下端和贲门进入胃内的走行是否自然，贲门口的扩张和收缩功能是否正常，接着使胃充气（有主张先使胃充气，再服钡剂）。充气量可因胃的张力和胃内病变而不同；一般约需300ml。充气的方法，最常用的是服发泡剂30~40片。若无专制发泡剂，用枸橼酸和小苏打各2g，分别溶解在一匙钡剂或水内服下亦可。若胃内潴留液较多，需用胃管抽液，可留置胃管注气，有利于控制充气量。充分地利用钡液冲洗胃，方法是让患者取卧位不断翻转4~5次，目的是使钡均匀涂抹于胃壁上，在透视观察下认为胃腔已充气扩张，胃壁已均匀涂抹上一层薄薄的钡剂，即可摄取各种体位的照片。

4）常规摄影：一般临床上常用体位如下。仰卧水平位，胃底为充盈相，胃体、胃窦为黏膜相；仰卧右前斜位；左侧卧位；俯卧位，此时胃底为黏膜相，胃体胃窦为充盈相；右侧卧位；仰卧左前斜位，在摄取贲门区图像时，再口服钡剂一口，在钡剂通过贲门的瞬间摄影；立位或半立位时，用适当的加压法摄取胃体下部和胃窦部的黏膜图像，对显示该部的病变，尤其是凹陷型胃癌很有用。上述摄影体位最好在透视下进行。钡、气用量可随时调节，患者体位应转动适度，以能充分显示胃壁的轮廓形态为宜。通常对于病变可疑处应局部点片摄影。在检查中动作要快而轻柔，尽量避免钡剂进入十二指肠与胃影重叠而影响图像质量。对每个患者要因病而异，尽量减少摄影图像，以达到诊断目的为原则（图2-38）。

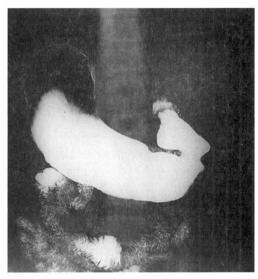

图2-38 胃双重对比造影影像

4. 普通胃、十二指肠造影（routine gastroduodenography） 口服钡剂后，在透视下不断按摩上腹部以观察其黏膜的形态和充盈后的轮廓。如有异常，随时摄片。

（1）适应证：先天性胃肠道异常者；对任何有上腹部症状如上消化道出血、疼痛、恶心、呕吐等欲明确原因者；上腹部肿块，欲确定与胃肠道的关系；胃、十二指肠手术后的复查。

（2）禁忌证：同胃双重对比造影。

（3）造影技术

1）术前准备：同胃双重对比造影。

2）对比剂：钡餐用混悬液。

3）操作步骤：根据不同的胃型和不同的疾病而采取不同的方法。先做胸腹部常规透视，腹部透视可发现不透X线的胆结石、肾结石和钙化影。如发现胃内有大量潴留液时，应抽液后或改日再作检查。若肠管有气-液平面或气腹者，除应详细了解病情外，还需与临床取得联系。

此外，还应注意胃泡的形态，有无软组织块影。患者立位口服一大口稀钡混悬液，大体观察钡剂通过食管的情形，重点检查胃黏膜。稀钡显示胃黏膜较稠钡为佳，因为稀钡容易与胃内少量胃液混匀，并能均匀地涂布在胃黏膜皱襞上。检查顺序是先胃体，后胃窦和幽门前区。胃体、窦部点压有助于观察胃黏膜。对于瀑布型胃，钡剂积存胃底，可让患者做弯腰动作，钡剂可流至胃体和胃窦。对于低张力胃，钡剂沉于胃体下部或胃窦，可倾斜床位或卧位检查。对于高张力胃或体胖腹大者，按压困难，可取卧位，不断转动患者体位，并加手法按压胃部，与仰卧位胃内气体积于胃体、窦部形成对比，便于观察该部的黏膜。在黏膜的检查中要注意观察其柔软度、粗细形态，有无破坏、中断和纠集现象。再服中等量稀钡剂（100～150ml），观察胃中等量充盈下的形态。继而再服多量钡剂（200～400ml），重点观察胃在大量充盈下的轮廓、形态和功能表现。

检查时要立位、卧位互相配合，不断转动患者的体位，多轴位观察胃的大小弯和前后壁的形态以及胃的蠕动和收缩。通过按压，了解胃的柔软度和移动性，重点观察有无龛影和充盈缺损，胃壁有无僵硬和毛糙不整。胃底因其位置高，不易扪压，缺乏蠕动，黏膜形态各异，容易漏诊。

检查要点：①立位观察胃泡内有无软组织肿块影。②钡剂通过食管下段和贲门的情况，有无受阻、绕流、分流和走行位置的改变。③胃底壁的厚度和柔软性，在深呼吸下可见胃泡的均匀膨大和缩小。④右前斜位观察贲门下的连续曲线是否自然。⑤仰卧位时胃底充盈钡剂，可显示其充盈相的轮廓；俯卧位时，胃底充气，可显示胃底黏膜，这些位置有利于病变的显示。

十二指肠的检查一般在胃检查结束后进行。在检查胃的过程中,若十二指肠球充盈,应随时进行检查。若胃检查结束后,十二指肠球仍不充盈,可借助于蠕动波达幽门前区时局部加压将钡剂挤进球部,然后按球部、球后、降部、水平部和十二指肠空肠曲的顺序逐段检查。主要观察:十二指肠的形态、轮廓、蠕动和收缩功能,有无龛影和激惹征象等。立位时便于将球部的前后壁病变转到切线位上观察;俯卧位胃蠕动活跃,球部和降部均易充盈,可显示其轮廓;仰卧位右侧抬高,易使胃窦的气体进入十二指肠内,构成双重对比图像。

5. 低张力十二指肠造影(hypotonic duodenography)　由于十二指肠张力较高,蠕动明显并易发生痉挛,常规 X 线检查常显示不良,影响对病变的观察。十二指肠低张力造影可使十二指肠张力降低呈松弛无蠕动状态。因肠腔扩大,其管壁与邻近器官密切接触,有助于显示十二指肠及其邻近器官的病变,特别是胰腺病变。

(1)适应证:十二指肠有可疑病变,如溃疡或肿瘤;临床上有梗阻性黄疸,怀疑有胰头癌、壶腹癌、胆总管下段癌瘤者;十二指肠球后溃疡和狭窄者。

(2)禁忌证:同胃双重对比造影。

(3)造影技术

1)术前准备:禁食 6~12h,若胃内有潴留液应抽出。

2)操作步骤:分为插管法和无管法两种。

a. 插管法:患者取坐位,将十二指肠导管经鼻腔到胃内,再取仰卧位,在透视下用手法和变换体位将导管送入十二指肠内,使导管尖端到达降部的上 1/3 或中部。然后肌内或静脉注射654-2 共 10~20mg,注射后 5~10min,待患者感到口干后,经导管缓慢注入双重对比造影用钡剂混悬液 50~100ml,浓度为 160%~200%,以充盈十二指肠。此时于右侧卧位或仰卧位观察十二指肠降部充盈情况。充盈满意时,选择适宜位置摄取充盈图像。然后抽出钡剂,接着摄取黏膜图像。再取左侧卧位,注入气体约 100ml,使十二指肠充气扩张形成双重对比,即摄取双重对比图像。俯卧左前斜位有利于显示壶腹正位像,仰卧位可得壶腹侧位像,可按检查需要和透视情况进行摄影。注入钡剂和气体的量,可根据肠腔充气扩张和钡剂附着情况进行调节。若低张效果不好,十二指肠扩张不充分,亦可酌情再注射低张药,重复检查。

本法的优点是可以调节对比剂和气体量,避免胃内对比剂的重叠,能得到比较满意的效果。缺点是操作繁琐,且给患者带来插管的痛苦。

b. 无管法:在常规胃肠道检查结束后,肌内注射低张药物,同时再口服适量的钡剂混悬液约250ml 和较多量的发泡剂(约多于正常的 2 倍)。在透视下,先取右侧卧位,使十二指肠充盈,再取仰卧位和左侧卧位,通过转换体位使胃内的气体进入十二指肠造成双重对比。摄影位置同插管法。本法优点是可在常规钡餐检查后延续进行,不用插管,简便易行,目前多被采用。缺点是个别病例十二指肠冗长或形态特殊,易与胃重叠,影响效果。

6. 常规小肠造影(routine small intestine contrast radiography)　小肠包括十二指肠、空肠和回肠。十二指肠属上消化道检查范围,小肠检查主要是检查空肠和回肠。小肠疾病比较少见,病种不多。胃肠道出血怀疑来自小肠者,不明原因的腹痛、腹胀、腹泻及怀疑有小肠炎症和肿瘤者,须进行小肠 X 线检查。

常规行腹部透视,观察有无胆结石、肾结石、钙化影,了解肠内积气和积液情况,有无气腹。检查方法分一次服钡法、多次服钡法、加大服钡量法、加服促排药法等。①一次服钡法:将混悬液200~300ml 一次服下,先常规检查胃、十二指肠,后每隔 15min 检查一次小肠,1h 后每隔 30min 检查一次,直到钡头达盲肠为止(如服钡后 6h、8h、12h、24h 各检查一次,同时观察大肠,又称全胃肠道造影)。②多次服钡法:将 200~300ml 混悬液,分 3~4 次服下,每次间隔 15~30min。在最后一次服完后,检查胃和十二指肠,同时可以观察全部小肠,一次检查即可完毕。缺点是不能观察小肠的运动功能。③加大服钡量法:将 400~500ml 混悬液,一次全服下。这样可促使胃幽门不断开放,小肠充盈连续,通过加快钡剂通过速度,缩短检查时间,对疑有小肠狭窄和肠粘连的患者效果较好。④加服促排药法:服混悬液检查完胃和十二指肠后,再服胃肠促排药,增强胃肠的蠕动。如服甲氧氯普胺 5 片(25mg),或让患者取右侧卧位,加服 200ml 冰生理盐水或糖水,以加快钡剂通过速度,达到缩短检查时间的目的。缺点是影响功能的观察,有时可引起小肠痉挛。检查中应注意小肠的动力和排空时间,疑有病变,随时点片。最后拍摄全腹片(图 2-39)。

7. 结肠低张双重对比造影(hypotonic double contrast radiography) 是应用低张药后向结肠内灌入钡剂并注入足量的气体,使肠腔充气扩张形成双重对比的方法。本法可以明显提高结肠内细微病变的显示率,目前应用广泛。

(1)适应证:怀疑有结肠息肉或肿瘤者;慢性溃疡性结肠炎或肉芽肿性结肠炎者;鉴别肠管局限性狭窄的性质;结肠高度过敏或肛门失禁的患者。

(2)禁忌证:结肠穿孔或坏死,急性溃疡性结肠炎。

(3)造影技术

1)术前准备:检查前 3 日内进无渣、无纤维、无脂肪食物。检查前一日下午 2、4、6、10 点钟各饮温开水 500ml。检查前晚 8 时服 50% 硫酸镁 80ml,若患者多次腹泻可不再做清洁灌肠,若腹泻不多,尚应清洁灌肠。检查当日晨空腹。结肠双重造影成败与肠道清洁关系很大,清肠方法不同,但均应以肠道清洁为原则。

2)对比剂:双重对比造影用硫酸钡混悬液,浓度为 60%~120%,用量取决于结肠的长短,成人一般用 100~250ml。

3)操作步骤:肌内注射山莨菪碱 -2(654-2),剂量 10~20mg。接着让患者取俯卧头低位或左侧卧位,经肛门插入带有气囊的双腔导管,在透视下向结肠内注入钡剂。随时根据结肠的解剖位置调整体位,便于钡剂流入。待钡头到达横结肠中段时,即停止注钡。换上注气囊,经导管向肠腔内注气,驱使钡剂向前推进至结肠肝曲、升结肠而达盲肠。若钡头未达盲肠,可嘱患者深呼吸或用手按压腹部,促使钡剂充盈全部结肠。注气量一般为 800~1 000ml,以使结肠均匀扩张(降结肠扩张达 6cm 左右为适度)。随即让患者翻转体位 4~5 次,使钡剂均匀涂布于肠壁上,形成双重对比影像。

4)摄片位置:在透视下观察双重对比造影效果,采取分段摄片。一般在俯卧头低位倾斜 20°~30° 时显示直肠、部分乙状结肠、盲肠、升 / 降结肠的下段比较清楚;仰卧位显示横结肠和部分乙状结肠清楚;仰卧足侧向下倾斜 60°~90° 对显示升、降结肠上段有利;右前斜位可将结肠肝曲展开;左前斜位易将结肠脾曲展开。可根据临床要求和病变的具体情况分别摄影(图 2-40)。

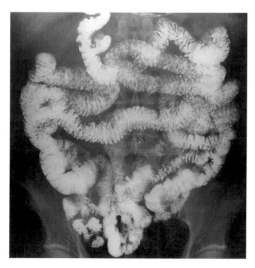

图 2-39 小肠造影影像

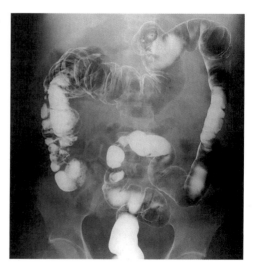

图 2-40 结肠双重对比造影影像

8. 肠套叠空气灌肠整复（reduction of intussusception by air enema）　肠套叠是婴幼儿急性肠梗阻常见的病因，为一段肠管套入邻近肠腔内所致。在治疗上，采用空气灌肠压力复位法较手术效果好，简便易行，痛苦少，复位率可达90%以上。

（1）适应证：患者一般情况较好，体温不超过38℃，白细胞在12.0×10⁹/L以下，无明显的脱水酸中毒者。婴幼儿肠套叠的时间长短，对是否适宜灌肠复位起重要参考作用，一般发病在24h以内为绝对适应证，24～48h为一般适应证，48～72h为谨慎适应证。临床上无腹膜炎、肠穿孔、肠坏死征象者。

（2）禁忌证：超出适应证的范围者，成人肠套叠大多继发于肿瘤，应以手术治疗为宜。

（3）复位技术

1）术前准备：整复前一般需做清洁灌肠，清除肠内容物，以免混淆诊断。皮下注射山莨菪碱-2（654-2），剂量为5～10mg，以达到解痉和止痛作用，提高整复率。复位工具采用自动控制压力的结肠注气机，或用特制双腔气囊肛管。用三通管分别连接注气球囊、压力表和双腔管即可。

2）对比剂：空气。

3）操作技术：先行胸腹部透视，了解有无胸部疾病，仔细观察肠管积气的程度和部位，以便与即将注入的气体鉴别。由肛门插入带有气囊的双腔导管，向气囊内注入20～30ml气体，堵塞肛门，以免对比剂外溢并保证足够的压力。随即夹闭该气囊导管，另一管接自动控制压力的结肠注气机，或接自制的带有压力计的注气囊。在透视下向肠腔内注气，密切观察气柱的前端。正常可见气体在肠腔内顺利前进直达盲肠，部分气体可进入小肠。

当有肠套叠时，可见前进的气柱受阻，并有部分气体进入套鞘内。套入部周围为气体所包绕，形成鲜明的类圆形软组织块影，但亦可表现为葫芦状、哑铃状、钳状或环状块影。当确定肠套叠后，可摄取点片图像，随即进行注气复位。注气的压力一般保持在40～60mmHg即可达到整复的目的。套叠较紧者，可增加至90mmHg。个别早期患者还可酌情增加，但不可超过120mmHg。在整复过程中，随着注气压力的增加，可见肿块影沿肠腔走行方向回缩，位置不断移动。当套叠退缩一段，又停止不退时，不可无限加大压力，可用间断注气法，并辅以手法按摩，间断的时间为15～20min。当套叠回缩到盲肠，由于在此部位套得最紧，复位较困难。此时应反复间断注气，适当加大注气的压力，并对准肿物轻柔按摩，反复进行多次，常可整复。

4）复位标准：可见气体大量进入小肠；回盲部肿块影消失；患儿症状消失，腹部柔软，安静入睡，血便消失；患儿复位后应留置观察。

5）注意事项：在肠套叠注气复位中，应随时观察患儿精神状态和压力表的指针数字，切忌急速加大注气压力。注意肠管在充气高压下的穿孔征象，如突然感到腹部亮度增高、压力表指针下降或突然感到注气囊压力减小等。检查时应尽量缩小照射野，减少照射量，对射线敏感部位予以必要的防护措施。

9. 快速全胃肠道钡餐造影（rapid barium meal study of gastrointestinal tract）　检查需时较长，一般口服钡餐后，3～5h钡头可达盲肠，6～9h小肠全排空，6～8h到结肠肝曲，8～12h达结肠脾曲，15～20h到降结肠，24h以后到乙状结肠或直肠。为了缩短检查时间，可口服或注射胃肠促排药，以增强胃肠的蠕动，加快钡剂在胃肠道内通过的速度，短时间内完成全部胃肠道的检查。

（1）适应证：胃肠道器质性病变，如肠粘连、不全性肠梗阻或慢性阑尾炎等；重点怀疑小肠器质性病变者；单纯结肠的器质性病变者。

（2）造影技术

1）术前准备：空腹，禁食6～12h。对重点检查小肠或结肠者，应于检查前一天晚，开水冲服番泻叶9g。检查前1h做温水清洁灌肠。清洁肠道可加速小肠的排空，有利于结肠的充盈。

2）常用的促排药品：新斯的明，剂量为0.5～1.0mg，皮下注射。对急腹症、哮喘、甲状腺功能亢进、贫血性心脏病、妊娠后期和虹膜炎者忌用。甲氧氯普胺，常用量 5 片；山梨醇或 20% 甘露醇，常用量 100ml。

3）操作步骤

a. 用药时间：新斯的明在胃、十二指肠钡餐检查结束后即用；再加服钡醇液 300ml（50% 稀钡 200ml 与 20% 甘露醇或山梨醇 100ml 混合）；甲氧氯普胺在检查结束后 30min 服用效果好。

b. 用药后的检查时间：在使用胃肠促排药后，应缩短检查时间。如重点检查小肠，应每隔 30min 检查一次。如重点检查结肠，则应每隔 1h 检查一次。

c. 用药后效果：在应用新斯的明后 1h，75 钡头可到达盲肠；应用山梨醇或甘露醇 4h，80% 以上可检查完结肠；应用甲氧氯普胺后 3h，80% 以上钡头达乙状结肠。因此，几乎全胃肠道大部在上午即可完成检查。一般在用药后，小肠充盈比较连贯，便于检查。结肠因清洁肠腔，所以其轮廓、袋影及排便后的黏膜相对较清晰，有利于器质性病变的诊断。

10. 术后 T 形管造影（postoperative T-tube cholangiography） 是经引流管胆管造影，胆道手术后，安放 T 形管患者的常规检查方法。可以了解手术后胆道内有无残留结石、蛔虫、胆管狭窄及奥迪括约肌的通畅情况，从而决定是否终止引流或再次手术。

11. 经皮肝穿刺胆管造影（percutaneous transhepatic cholangiography，PTC） 是一种胆道系统的直接造影法。在 X 线或超声引导下，经皮肝穿刺入肝内胆管，直接注入对比剂而使肝内外胆管迅速显影，可显示肝内外胆管病变部位、范围、程度和性质等，有助于对胆道疾病的诊断和鉴别诊断。本法对胆管扩张者更易成功，结果不受肝功能和血胆红素浓度的影响。但有可能发生胆汁漏、出血、胆道感染等并发症，故术前应检查凝血功能及注射维生素 K 2～3d；必要时应用抗生素，特别是有感染者；并做好剖腹探查的准备，以及时处理胆汁性腹膜炎、出血等紧急并发症。另外，可通过造影管行胆管引流（PTCD）或放置胆管内支架用作治疗。

（1）适应证：梗阻性黄疸者，明确病因了解梗阻部位和病变范围；胆管结石者，特别是肝内胆管结石者了解结石数量、分布及胆管有无狭窄或扩张；胆道畸形者；胆道术后仍有胆管梗阻症状者；疑胆系疾病 X 线造影失败或逆行胆管造影不能明确诊断者。

（2）禁忌证：对碘对比剂过敏者；凝血机制严重障碍，有出血倾向者；大量腹水或肝衰竭者。

（3）造影技术

1）术前准备：患者准备包括查血凝及血常规，穿刺当日禁食水；物品准备包括穿刺包的准备和消毒；穿刺探头及电缆的消毒和其他如对比剂的准备。

2）操作步骤：原则上宜选择扩张显著、靠近腹壁的肝胆管支穿刺。为使胆道系统全部显影，以左外下支为宜。因为仰卧位时该支胆管位置最高，对比剂比重较胆汁大，依重力自然充盈右肝胆管支及整个胆道系统，并且该支位于剑突下区，不受肋骨遮盖的影响，超声引导穿刺方便。若左外下支扩张不明显，可选择左主干或右前下支，亦能获得较好的效果。患者常取仰卧位，选择穿刺的胆管支并确定皮肤的进针点。常规消毒铺巾。换消毒的穿刺探头，安装导向器。皮肤涂消毒的耦合剂。用穿刺探头再次确定胆管穿刺点，左手持探头，调整角度和位置，使荧光屏上的穿刺引导线正好通过选定的胆管穿刺点。1% 利多卡因局麻。用细针经穿刺架引导穿刺，荧光屏上可见针尖强回声点沿引导线推进，触及胆管前壁时可见向下的压迹，稍加压即有突破感，此时可见针尖位于胆管内。拔出针芯有胆汁溢出或注射器抽吸见胆汁流出即为穿刺成功。抽出的胆汁，一部分送细菌培养，一部分做细胞学检查。抽出一定量的胆汁后换注射器缓缓注入稀释为 20%～30% 的对比剂。避免混入气泡。对比剂量视胆管扩张程度而定。为避免感染，可于对比剂内加入抗生素。在 X 线下观察胆管系统及病变情况，显影满意后拍片拔针（图 2-41）。

12. 内镜逆行胰胆管造影（endoscopic retrograde cholangiopancreatography，ERCP） 是一种联合使用内镜检查和荧光检查技术来诊断和治疗胆道或胰管系统疾病的技术。在纤维十二指肠镜直视下通过十二指肠乳头将导管插入胆管和 / 或胰管内进行造影。ERCP 主要用于诊断和治疗胆管和主要胰管的病变,包括胆结石、炎性狭窄(瘢痕)、渗漏(因创伤和外科手术)和癌症。该项技术可直接观察十二指肠及乳头部的情况和病变,并取材活检;可收集十二指肠液、胆汁、胰液;造影可显示胆道系统和胰腺导管的解剖和病变;可行内镜下奥迪括约肌切开术;可行胆总管下端取石及胆道蛔虫取虫;可行鼻胆管引流术,建立胆汁的体外引流途径,减轻胆道梗阻;胆管内支架植入。但是近年来随着诸如磁共振胰胆管成像(MRCP)和内镜超声等的更安全且相对非侵入性成像方法的发展,目前已经很少单纯因为诊断目的而进行 ERCP。

(1)适应证:原因不明的阻塞性黄疸疑有肝外胆道梗阻者;疑有各种胆道疾病如胆管结石、肿瘤、硬化性胆管炎等诊断不明者;疑有先天性胆道异常或胆囊术后症状再发者;胰腺疾病如胰腺肿瘤、慢性胰腺炎、胰腺囊肿等。

(2)禁忌证:严重的心肺或肾功能不全者;对碘对比剂过敏者;急性胰腺炎或慢性胰腺炎急性发作;严重胆道感染。

(3)造影技术

1)术前准备:患者及家属签署知情同意书;凝血功能检查;术前禁食水;有已发生胆道感染的脓毒血症、肝门部胆管狭窄、胰腺假性囊肿的介入治疗、器官移植/免疫抑制患者、原发性硬化性胆管炎、有中/高度风险的心脏疾病(心脏瓣膜疾病)情况之一者可酌情应用预防性抗菌药物;酌情直肠应用吲哚美辛以降低术后胰腺炎的发生率,亦可选择术中留置胰管支架。

2)操作步骤:对患者进行镇静或麻醉。然后将柔性摄像机(内镜)通过口腔经食管向下插入胃中,通过幽门进入十二指肠、十二指肠乳头。将塑料导管或套管插入穿过 Vater 壶腹,并将对比剂注入胆管和/或胰管,透视下查找梗阻物或其他病变,如结石。尽量减少不必要的胰管显影,以防术后胰腺炎的发生。胰胆管显影后,进行拍片存储。必要时,可行奥迪括约肌切开术扩大壶腹和胆管的括约肌,以便取出胆结石或进行其他治疗(图 2-42)。

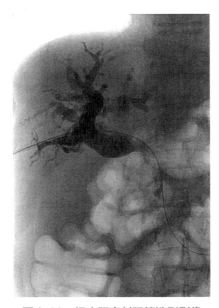

图 2-41　经皮肝穿刺胆管造影影像

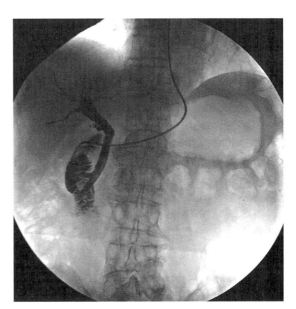

图 2-42　内镜逆行胰胆管造影影像

(二)泌尿系统造影检查(urinary system contrast examination)

1. 静脉尿路造影(intravenous urography,IVU)　又称静脉肾盂造影(intravenous pyelography,IVP),或称为排泄性尿路造影,是利用对比剂从静脉注射后,经肾脏排泄以显影整个尿路系统的检查技术。该方法不但可以观察整个泌尿系统的解剖结构形态,而且可以了解肾脏分泌功能,是临床上最常用的一种泌尿系 X 线检查方法(图 2-43)。

（1）适应证：肾、输尿管疾病，如结核、肿瘤、畸形和积水；证实尿路结石的部位，了解有无阴性结石；原因不明的血尿和脓尿；尿道狭窄不能插入导管或做膀胱镜检查者；了解腹膜后包块与泌尿系的关系；用于肾血管性高血压的筛选检查。

（2）禁忌证：碘过敏，全身情况衰竭，急性传染病或高热，急性泌尿系炎症及严重血尿、肾绞痛，妊娠期及产褥期，骨髓性白血病有严重蛋白尿时，脱水可能使过多的蛋白沉积在肾小管而导致梗阻，严重的甲状腺功能亢进。

（3）造影技术

1）造影前准备：清洁肠腔以排出肠气及肠内容物，造影前日晚服用缓泻剂，一般泡服中草药番泻叶 5～10g。检查前 12h 内禁食、禁水。

2）对比剂：非离子型对比剂以 300mgI/ml 碘海醇为例，成人用量 40～80ml；儿童体重小于 7kg

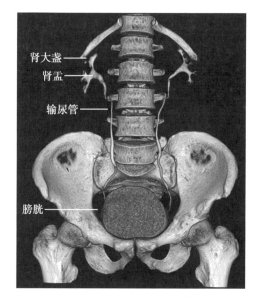

图 2-43　静脉尿路造影影像示意图（见书末彩插）

者按 3ml/kg 体重应用，体重大于 7kg 者按 2ml/kg 体重应用，最高用量为 40ml。

3）操作步骤：①患者仰卧于扫描床正中，先行腹部透视，摄全尿路平片图像以备与造影片对照诊断。②置两个椭圆形压迫器于脐两旁，对应于输尿管进入骨盆处，压阻两侧输尿管通路，或骨盆抬高 10°～15°。③经肘前静脉快速注入对比剂，1min 内注完。④注射完毕后 5～7min 摄第一幅图像，以观察摄影位置、条件以及肾盂、肾盏显影情况。15min 摄第二幅图像，30min 摄第三幅图像。如一侧肾盂、肾盏显影不佳，应延长曝光时间。肾盂积水按常规时间摄片不显影时，可在数小时后再摄。⑤如双侧肾盂、肾盏显影满意，除去腹压带，则输尿管和膀胱充盈，并摄全尿路片图像。

改良法 IVP：采用双倍剂量的对比剂，不加压迫，取头低足高位（15°～20°）摄影。患者无压迫之苦，且能达到诊断要求。对比剂成人剂量每次 40ml，儿童用量酌减。本法既可减轻患者痛苦，又可节约造影时间。对于年老体弱、腹部有包块、肾盂积水、腹主动脉瘤及腹部手术后不久的患者尤为适宜，对于儿童也较易接受且效果良好。

大剂量静脉滴注肾盂造影：是在短时间内迅速静脉滴注大剂量稀释的对比剂，使血液内对比剂浓度迅速提高，同时肾脏排尿量大为增加，超过了输尿管的排泄量，从而使肾实质及全部尿路显影满意。这种方法大多在常规静脉法显示不满意时采用，对显示全尿路有特殊价值，既可观察肾实质及肾脏分泌功能，还可了解泌尿系的腔内情况及运动功能。剂量按 2ml/kg 加入等量 5% 葡萄糖溶液或生理盐水中静脉滴注。一般在 4min 内滴完。对比剂在肾实质内可持续 30min。不需压迫输尿管，取头低足高位 10°～15°。当对比剂总量达 18g 以上时，短时间内注入血中的对比剂浓度迅速提高，使肾盂、肾盏及肾实质满意显影。在滴注开始后 10min、20min、30min 分别摄全尿路图像。肾功能减弱或衰竭者，可根据显影情况延迟摄影（图 2-44、图 2-45）。

2. 逆行肾盂造影（retrograde pyelography）　是在膀胱镜的观察下，将特制的导管插入输尿管并注入对比剂，使肾盂、肾盏、输尿管和膀胱充盈，用以观察全尿路情况。其优点是显影清楚，不受肾脏分泌功能的影响。但由于该项检查痛苦较大，且易发生逆行性感染，故多作选择性应用。

（1）适应证：不适于做肾盂造影者，如心、肝、肾功能异常；静脉法不显影或显影不满意的肾、输尿管疾病，如严重的肾结核、肾积水及先天性多囊肾等；证实平片所示阴影是否位于输尿管内，并能够肯定两者之间的关系；了解肾、输尿管与邻近器官的关系，观察有无受累情况。

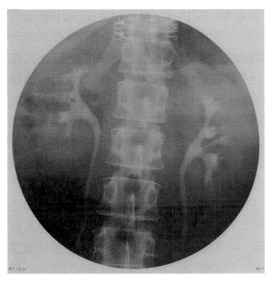

图2-44　静脉尿路造影双肾影像

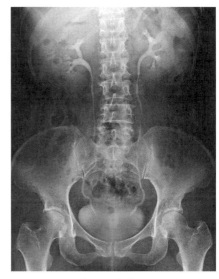

图2-45　静脉尿路造影全尿路影像

（2）禁忌证：尿道狭窄不能做膀胱镜检查者，急性下尿路感染及出血者，严重的心血管疾病及全身情况衰竭者。

（3）造影技术

1）造影前准备：同IVP，但不禁水，造影前排尿使膀胱空虚，一般无须做碘过敏试验。

2）对比剂：30%非离子型对比剂。

3）操作步骤：①由泌尿科医师在膀胱镜观察下，将导管插入输尿管。透视下观察导管位置，导管头一般以在肾盂下方一个椎体为宜；②透视下缓慢注入对比剂，每侧肾盂注入7～10ml或以患者有胀感为标准，在15s内注完；③待肾盂、肾盏充盈满意立即摄影。如需观察肾盂、肾盏的排空，可在注入对比剂后2min再摄影，必要时可加摄侧位和斜位图像；④若观察肾盂、输尿管交界处，须先把导管抽至输尿管上1/3处，然后注入对比剂并摄影。每次摄片可根据显影情况酌情增减对比剂量。

在肾盂积水病例，造影的目的仅在于了解梗阻病变的位置和性质，切忌在扩大的肾盂内再注入大量对比剂，否则会因突然增加肾脏内的压力而导致完全梗阻或并发感染。当输尿管狭窄、导管不能通过时，即在该处注少量较浓对比剂，行侧、斜位透视及摄影（图2-46）。

3. 膀胱造影（cystography）　是利用导管经尿道插入膀胱内，并直接注入对比剂，以显示膀胱的位置、形态、大小及与周围组织器官的关系，是诊断膀胱疾病最为常见的检查方法。膀胱造影检查还有静脉造影法、空气造影法和气钡双重对比造影法等。

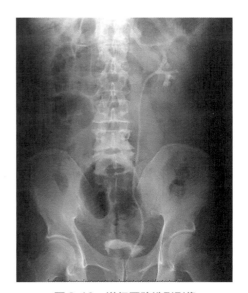

图2-46　逆行尿路造影影像

（1）适应证与禁忌证

1）适应证：①膀胱器质性病变，如肿瘤、结石、炎症、憩室及先天性畸形；②膀胱功能性病变，如神经性膀胱、尿失禁及输尿管反流；③膀胱外在性压迫，如前置胎盘、盆腔内肿瘤、前列腺疾病、输尿管囊肿等。

2）禁忌证：①尿道严重狭窄；②膀胱大出血；③膀胱及尿道急性感染等。

（2）造影前准备

1）清洁灌肠：清除结肠及直肠内的粪便和气体。

2）让受检者尽力排空尿液，排尿困难者应插管导尿。

3）准备导尿管，成人用 12～14 号，小儿用 8～10 号。

4）插导尿管所需消毒用具等。

5）对比剂：76% 复方泛影葡胺，或者 370 非离子型对比剂稀释至一半浓度，一般成人用量为 250～300ml。小儿视年龄而定，2～5 岁为 20～70ml；6～12 岁为 70～150ml。疑有膀胱结石或肿瘤病变者，应用低浓度对比剂，以免对比剂浓度过高遮盖病变的显示。空气作对比剂一般用量为 250～300ml，通常注气到受检者有胀感为止。碘液加空气作对比剂，是先将 30～50ml 碘液注入膀胱，再注入空气或氧气 250～300ml 作双重对比造影。

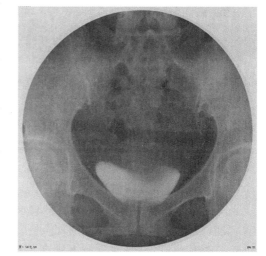

图 2-47　正常膀胱造影影像

（3）操作技术：受检者仰卧于扫描床上，导尿管顶端涂润滑剂后，经尿道插入膀胱，固定导尿管，在透视下将对比剂缓慢注入膀胱，注药中经常变换受检者体位，做多轴位观察，发现病变及时点片摄影。注药完毕即拔出导尿管摄取前后位及左、右后斜位图像。图像观察满意后，嘱受检者自行排尿，将对比剂排出。

一般拍摄膀胱前后位、膀胱右后斜位、膀胱左后斜位图像，必要时加摄侧位或俯卧位图像（图 2-47）。

4. 尿道造影（urethrography）　是诊断尿道疾病常用的检查方法，多用于检查男性尿道。

（1）适应证与禁忌证

1）适应证：①尿道结石、肿瘤、瘘管及尿道周围脓肿；②前列腺肥大、肿瘤及炎症；③先天性尿道畸形，如后尿道瓣膜、双尿道及尿道憩室；④尿道外伤性狭窄等。

2）禁忌证：急性尿道炎、阴茎头局部炎症及尿道外伤出血等。

（2）造影前准备

1）排尿：检查前嘱受检者自行排尿。有过敏史者做碘过敏试验。备好导尿管、对比剂及消毒用具等。

2）对比剂：对比剂为 76% 复方泛影葡胺或者 370 非离子型对比剂稀释至一半浓度，注入 20～30ml；排尿法是将 76% 复方泛影葡胺 40ml 加入 150～200ml 氯化钠中稀释后注入。

（3）操作技术

1）注入法：受检者仰卧于扫描床上，尿道外口及周围常规消毒，将导尿管插入尿道外口内少许，用胶布固定，由导管注入对比剂。在注药 20ml 时，嘱受检者做排尿动作，使括约肌松弛，利于后尿道充盈。继续注药的同时进行摄片。亦可用一带锥形橡皮头的注射器将对比剂直接注入尿道，该法适用于尿道狭窄不易插入导管需观察前尿道病变者。

2）排尿法：为注入法的补充检查方法。通常在注入法检查完毕时膀胱内留有多量的对比剂，此时可嘱受检者排尿并同时摄影。也可将导尿管插入膀胱，注入对比剂 150～200ml 后拔出导尿管。将受检者置于摄影体位，嘱其自行排尿，在排尿过程中摄影。排尿法造影时，因后尿道松弛，管腔较大，利于观察膀胱颈及尿道功能或有无后尿道狭窄等先天性畸形。

（4）摄影技术：受检者仰卧于摄影床上，右侧抬高，使身体矢状面与床成 45° 角。左髋及膝关节屈曲 90°，平放于扫描床上。阴茎拉向左方，与床面平行。影像上缘与髂前上棘相齐，下缘包括全尿道，耻骨联合前方对准摄影中心。男性尿道造影常摄取左后斜位图像。亦可摄前后位或右后斜位图像。中心线经耻骨联合前缘垂直射入图像中心（图2-48）。

（三）子宫输卵管造影

子宫输卵管造影（hysterosalpingography，HSG）是经子宫颈口注入对比剂，以显示子宫颈、子宫腔及两侧输卵管的一种X线检查方法。主要用于观察子宫的位置、形态、大小、有无畸形以及输卵管是否通畅等。部分受检者造影后可使原输卵管阻塞变为通畅而达到治疗目的。对于多次刮宫后引起的子宫腔内粘连，造影还可起到分离粘连的作用。

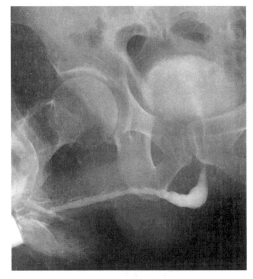

图2-48 尿道造影影像

1.适应证与禁忌证

（1）适应证：①子宫病变，如炎症、结核以及肿瘤；②子宫输卵管畸形，子宫位置或形态异常；③确定输卵管有无阻塞及阻塞的原因和位置。④各种绝育措施后观察输卵管情况。

（2）禁忌证：①生殖器官急性炎症；②子宫出血、经前期和月经期；③妊娠期、分娩后6个月内和刮宫术后1个月之内；④子宫恶性肿瘤；⑤碘过敏者。

2.造影前准备

（1）造影时间选择在月经停止后第3～7d内进行。

（2）造影前排空大小便，清洁外阴部及尿道。

（3）对比剂：76%复方泛影葡胺或者370非离子型对比剂6～8ml，优点为易吸收和排出；缺点为刺激性较大，可致严重腹痛，且流动快，不便摄片。对比剂对输卵管性不孕症有一定治疗作用。

3.操作技术 常规插管及注射对比剂由妇产科医师操作。受检者仰卧于扫描床上，在透视下注射对比剂，注射速度要缓慢，压力不宜太高，受检者下腹部有胀感或透视见子宫及输卵管全部充盈后即停止，根据子宫、输卵管充盈情况适时摄影。

受检者仰卧于扫描床上，正中矢状面对准并垂直台面中线。影像上缘平齐髂前上棘，下缘包括耻骨联合。中心线垂直射入图像中心（图2-49）。

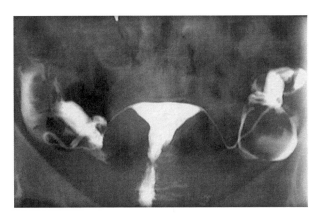

图2-49 子宫输卵管造影影像照片

（四）乳腺导管造影

乳腺导管造影（galactography）是通过开口于乳头的输乳孔，向输乳管内注入对比剂并摄影，以显示某一部分输乳管的形态及其邻近组织结构病理改变的检查方法。凡有乳头溢液或无乳头溢液但疑有乳癌者可作此造影。当确定拟检查的输乳管后,可先以细探针扩张输乳管,然后将直径 0.5mm 的磨平针头缓慢送入,即可注入对比剂。对比剂无特殊限制,凡能用于血管注射者,均可应用于输乳管造影。注入剂量视乳腺的大小与病变而不同,通常为 0.5～2.0ml。具体用量可视阻力大小而定。当患者有胀感时,应停止注射。待对比剂注入完毕,即可进行摄影。一般采用常规体位的自动曝光摄影(图 2-50、图 2-51)。

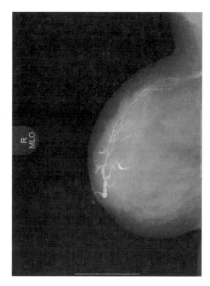

图 2-50　乳腺造影 MLO 位照片

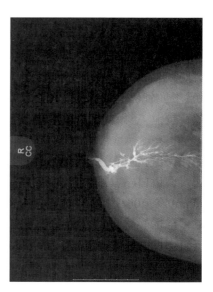

图 2-51　乳腺造影 CC 位照片

(五)瘘管及窦道造影

瘘管及窦道造影(fistulography and sinography)了解瘘管或窦道的轮廓、范围、分布情况以及与邻近组织或器官的关系。对比剂常用 40% 碘化油或各种有机碘水溶液。瘘管或窦道较大者,以应用黏稠度较高的对比剂为宜;对较细的瘘管或窦道,则以应用黏稠度较低的对比剂为佳。用量的多少取决于腔道的大小。对比剂的注入应在透视控制下进行,以便转动患者的体位做多轴观察。摄影应在透视下选择适当的位置与角度,一般应至少摄取互相垂直的两张图像。

(石凤祥)

第三章　CT检查技术

CT是利用X线束对人体层面进行扫描,根据人体组织吸收X线强度的差异由计算机重建生成二维断面灰阶图像。CT检查技术对于病变的定位和定性较常规X线检查有较大的优势,已在临床广泛应用。随着CT设备的不断升级,CT检查技术亦随之发展,由单层扫描发展到多层容积扫描,由平扫和增强扫描发展到动态增强扫描、灌注CT成像和能谱CT成像,丰富的后处理技术也使CT检查技术的临床应用范围进一步扩大。本章的主要内容包括:① CT扫描方式;② CT图像特点和影响图像质量的因素;③ CT检查方法;④人体各解剖部位CT检查技术;⑤ CT图像后处理技术。

第一节　CT扫描方式

一、定位扫描

定位扫描是CT断面扫描前获取定位像来设置扫描范围等计划的一种扫描方式。定位扫描时,扫描机架内的X线管和探测器在某一位置相对固定不动,扫描床沿Z轴方向移动,直至扫描完成设定的定位像长度。

根据检查部位及实际需求,定位扫描一般扫一次或两次,得到正位、侧位或正侧双定位像。X线管在12点钟或6点钟位置时,获得的是正位定位像。X线管在3点钟或9点钟位置时,获得的是侧位定位像。

定位扫描获取的是定位像,定位像对于CT断面扫描非常重要。在设定扫描计划时,可以在定位像上确定扫描范围和扫描层面,预估断面扫描时的扫描参数(如管电流和管电压)。一些高端CT设备所配置的剂量智能调节技术(如Care Dose 4D、Care kV,Smart mA),也是根据定位像进行设定。定位像还可用于辅助诊断、归档保存等。

二、非螺旋扫描

非螺旋扫描,又称为轴位扫描、序列扫描、步进扫描。非螺旋扫描的具体过程是:每一层面扫描中扫描床不动,X线管和探测器环绕人体某部位一定厚度的层面旋转扫描一周,探测器完成数据采集一次,经计算机处理后重建出一幅或一组图像;然后扫描床移动到下一层面,进行下一层面的扫描、数据采集和图像重建,这样周而复始,直至所需检查部位全部扫描完成。因此,非螺旋扫描的X线束轨迹呈不连续的闭合环形(图3-1)。非螺旋扫描由于扫描和数据采集不连续,特别是在胸腹部器官和小病灶的扫描中,每一层面扫描时患者的呼吸运动幅度不一致,容易出现漏扫描或重复扫描。

早期的普通CT都是采用非螺旋扫描。普通CT的X线管与高压发生器之间、探测器与计算机数据采集系统之间是通过电缆连接,X线管和探测器不能单向连续旋转。为了避免电缆缠绕,X线管与探测器每绕患者旋转扫描一周,必须反向回转复位,才能进行下一周扫描,完成全部扫描需要较长时间。普通CT非螺旋扫描的常用技术参数是:X线管电压100~140kV,X线管电流

150～250mA，层厚 5～10mm，层间距 5～10mm。为了避免出现漏扫描及重复扫描，普通 CT 非螺旋扫描的层厚和层间距基本相同，层厚和层间距根据受检器官和病变的大小确定。

随着螺旋 CT 的普及，普通 CT 已退出临床应用，但是非螺旋扫描方式仍然在广泛使用。

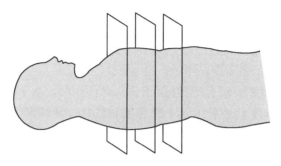

图 3-1　非螺旋扫描示意图

三、螺旋扫描

螺旋扫描，又称 CT 容积扫描（volumetric CT scan），具体过程是：采用滑环技术，X 线管和探测器环绕人体 360°不间断单向旋转，持续产生 X 线，并进行同步的数据采集；同时扫描床沿 Z 轴方向匀速移动，直至所需检查部位全部扫描完成。螺旋扫描的 X 线轨迹呈连续的不闭合螺旋状（图 3-2），因此而得名。

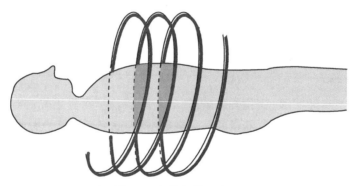

图 3-2　螺旋扫描示意图

螺旋扫描方式的扫描床移动距离与准直宽度可有不同的组合，这种组合以螺距 P（pitch）来表示。螺距等于 X 线管旋转一周扫描床移动的距离与准直宽度的比值，计算公式为：

$$P=S(\text{mm})/D(\text{mm}) \tag{3-1}$$

式中，P 为螺距，S 为 X 线管旋转一周（360°）的进床距离，D 为 X 线束准直宽度（即层厚）。

扫描范围为扫描床每秒移动的距离与 X 线管连续曝光时间之积。例如，用 10mm 的层厚，曝光时间 30s，螺距为 1.0 时，扫描范围为 300mm；当螺距改为 2.0 时，同样的层厚和曝光时间，扫描范围则达 600mm。因此，螺距越大，每次屏气所能扫描的范围就越长，但以减少数据采集量为代价。一般认为，螺距为 1.0 时可获得满意的图像质量。为了获取理想的原始容积数据，理论上，应选择尽可能小的层厚和扫描床的移动速度，尽可能大的 X 线管电压和电流，以及尽可能小的图像重建间隔。但实际操作中受到螺旋 CT 机性能、X 线辐射剂量等多种因素限制，应根据扫描部位、扫描范围，以及扫描时间等因素选择层厚和扫描床的移动速度。

螺旋扫描的优点是扫描速度快，可进行连续快速成像，大多数扫描能够在患者一次屏气期间完成。这样可减少呼吸伪影，避免小病灶因呼吸幅度不同而漏诊；缩短患者的检查时间；一次注射对比剂后就能分别完成器官强化不同期相的多期扫描。例如，CT 肝脏增强检查可一次注射碘对比剂实现肝脏动脉期、门静脉期和平衡期的扫描，有利于病灶的检出和定性。由于获取的是容积数据，可重组出高质量的多方位图像和 3D 立体图像。

螺旋扫描是伴随着螺旋 CT 的出现而发展起来的，螺旋 CT 依据 X 线管旋转一周获得的图像层数分为单层螺旋 CT 和多层螺旋 CT（MSCT）。早期螺旋 CT 是单层螺旋 CT，于 1989 年开始在临床应用。单层螺旋 CT 一般只安装一排探测器，X 线束为薄扇形，球管旋转一周只能得到一层图像（图 3-3）。单层螺旋 CT 扫描的参数选择与普通 CT 相似。X 线管电压 80～140kV，X 线管电流 50～450mA，扫描时间最长可连续曝光 100s；扫描时 X 线束的宽度即层厚由准直器的宽度决定，层厚 1～10mm，扫描床移动速度 1～20mm/s，X 线管旋转 360° 的时间一般为 1s 左右。

MSCT 一般安装有多排探测器，X 线管每旋转一周，即可完成多层面的容积数据采集并重建出多个层面的图像（图 3-4）。MSCT 按 X 线管旋转一周获得的图像数分为 4 层、8 层、16 层、32 层、64 层、128 层、256 层、512 层和 640 层等。最初的 MSCT 设备 X 线管旋转一周可进行 2 层或 4 层扫描，目前 X 线管旋转一周最多可进行 640 层扫描。1998 年底，4 层螺旋 CT 扫描技术开始在临床应用，标志着螺旋 CT 发展到多层时代。随着 MSCT 的快速发展，2004 年 64 层螺旋 CT、2013 年 640 层螺旋 CT 开始运用于临床应用，后 64 层螺旋 CT 的临床应用范围明显扩大，图像质量显著提高。

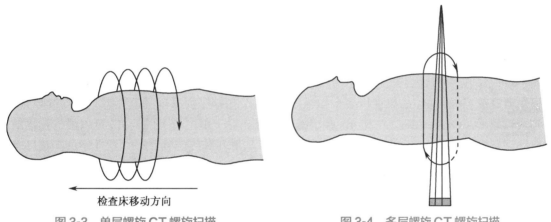

图 3-3　单层螺旋 CT 螺旋扫描　　　　　图 3-4　多层螺旋 CT 螺旋扫描

MSCT 的 X 线束被多排探测器接收，层厚与 X 线束的宽度无直接相关，而与被打开的探测器排数有关，并可在回顾性重建时在一定范围内改变。根据国际电工委员会（IEC）的规定，MSCT 的螺距定义为：P=（X 线管旋转一周进床距离）/（X 线束总准直宽度）。这一定义对单层螺旋 CT 和 MSCT 都适用。螺距 P 可表示在 Z 轴方向上采集的连续数据是否存在间隙（$P>1$）或有重叠（$P<1$）。例如，64 层 MSCT X 线束总准直宽度为 64×0.625mm（40mm），当进床距离为 60mm/周时，P=60/40=1.5。MSCT 扫描的常用技术参数是：X 线管电压 80～140kV，X 线管电流 10～800mA，扫描床沿 Z 轴方向移动速度 100～200mm/s，采集层厚 0.5～5mm，螺距 1.0～1.5，最长可一次连续扫描 100s。MSCT 扫描的系统运行方式和数据流程与单层螺旋 CT 相同，但每个功能系统与单层螺旋 CT 比较均有较大改进，功能更强大。

MSCT 的临床应用范围较单层螺旋 CT 更广泛，除具有单层螺旋 CT 的优点外，还有以下几方面的优势：

1. 扫描速度明显提高　MSCT 的 X 线管旋转一周可以扫描 4～640 层，X 线管旋转一周（360°）仅需 0.25～0.35s，比单层螺旋 CT 快 2 倍以上，同时扫描的覆盖范围为单层螺旋 CT 的数倍至数十甚至数百倍。这样，进行相同容积扫描所需的时间与单层螺旋 CT 相比大大缩短。例如，设定扫描范围为 160mm，单层螺旋 CT 以每转 1s、层厚 5mm、螺距 1 扫描，需时 32s；而 640

层螺旋 CT 以每转 0.27s、准直器宽度 640×0.25mm、螺距 1 扫描，X 线管旋转一周即完成扫描，需时仅 0.27s。因此，MSCT 扫描速度的提高进一步缩短了患者的检查时间，降低了运动伪影的发生概率，包括器官生理性运动，如血管搏动、肠蠕动等干扰。时间分辨力提高，使器官的多期增强扫描更精确，心血管系统疾病的检查应用范围更广泛。

2. 图像空间分辨力提高 由于 MSCT 的扫描速度提高，在相同的扫描时间内可获得范围更长和层面更薄的容积数据，有利于减少部分容积效应，图像重建更精准，图像质量进一步提高。

3. CT 透视定位更准确 单层螺旋 CT 使用 CT 透视功能仅能获得一个层面的透视图像，CT 引导下的穿刺活检仅可以实时显示针尖的位置。而 MSCT 可同时行多层透视，由于 Z 轴分辨力的提高，应用实时重建功能可同时显示多个层面的透视图像，不仅可以确定针尖的位置，还可以显示进针的通路和方向。

4. 提高了 X 线的利用率 在单层螺旋 CT 中 Z 轴方向上扫描层面两侧被浪费的 X 线在 MSCT 扫描中被用来进行数据采集，极大地提高了 X 线的利用率，降低了 X 线管的损耗。另外，MSCT 扫描应用了新的重建算法，Z 轴方向上的许多数据被用于图像的重建，与单层螺旋 CT 比较，可获得更高的图像质量。

MSCT 的扫描方式主要是螺旋扫描，此外还可以采用非螺旋扫描方式。与普通 CT 的非螺旋扫描方式相比，其每次扫描获得的是一定厚度的多层面数据，与普通 CT 的非螺旋扫描方式相比有了质的变化。同样是扫描过程中扫描床不动，X 线管环绕人体某部一定的厚度扫描一周，探测器完成数据采集一次，获得该范围的容积数据；然后扫描床移动位置，进行下一个厚度的容积扫描、数据采集和重建图像，周而复始，直至所需检查部位全部扫描完成。对于一些范围较小的器官，例如心脏、胰腺和肾脏等，如果使用 16cm 宽体探测器螺旋 CT 检查，X 线管旋转一周即可完成整个器官的容积扫描，如果使用多个扫描序列，每个扫描序列采用间歇性曝光或连续曝光，可得到全器官灌注图像、4D-CTA 和 4D 数字减影图像。对于范围较大的器官，可以根据扫描的范围自动调节扫描次数，从而把曝光控制在最小剂量，如肝和肺等，进行 2～3 次非螺旋扫描即可完成全器官检查。

（郑君惠）

第二节　CT 图像特点和影响因素

一、CT 图像特点

（一）CT 图像是灰度影像

CT 图像是经数字转换的重建模拟图像，由一定数目从黑到白不同灰度的像素按矩阵排列所构成。这些像素反映的是人体相应单位容积（即体素 voxel）的 X 线吸收系数，像素越小、数目越多，构成的图像越细致，空间分辨力越高。

CT 图像上像素的影像灰度是人体组织器官对 X 线吸收程度的反映。密度高的组织器官对 X 线的吸收较多，在 CT 图像上呈白的影像，如骨骼和钙化。相反，密度低的组织器官对 X 线吸收较少，在 CT 图像上呈黑的影像，如肺和脂肪。人体内大部分软组织的密度差别相对较小，如脑、纵隔、肝、胆、胰、肾等，普通 X 线片不能清晰显示。由于 CT 具有较高的密度分辨力，可清晰显示这些器官的解剖结构及其内部密度发生变化的病变组织。

（二）CT 图像的量化

CT 图像用 X 线的吸收系数来表示密度的高低，这样就有了一个量化的指标。在实际工作中把吸收系数换算成 CT 值，因此组织器官的密度可直接用 CT 值表示，单位为亨氏单位

(Hounsfield unit，Hu)。把水的 CT 值定为 0Hu，人体内密度最高的骨皮质 CT 值为 1 000Hu，空气的 CT 值为 –1 000Hu，人体内密度不同的各种组织 CT 值则模拟定于 –1 000～+1 000Hu 的 2 000 个分度之间(图 3-5)。

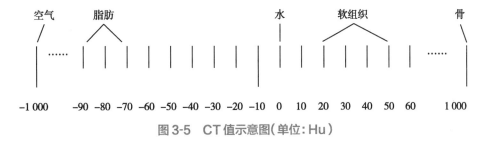

图 3-5　CT 值示意图(单位：Hu)

(三) CT 窗口技术

如果 CT 图像用 2 000 个灰阶来表示 2 000 个分度，则图像层次非常丰富，但是人眼不能分辨这些细微的灰度差别。一般人眼只能区分 16 个灰阶，如果图像用 16 个灰阶来反映 2 000 个分度，则每个灰阶的 CT 值范围为 2 000/16＝125Hu，即人眼能分辨的相邻两个灰阶间的 CT 值差为 125Hu，如果两种组织间的 CT 值差别小于 125Hu 时，则人眼不能分辨。为了使 CT 值差别小的两种组织能被分辨，必须采用窗口技术，即不同的窗宽(window width)和窗位(window level)。

窗宽是指图像上 16 个灰阶内所包括的 CT 值范围，在此 CT 值范围内的组织均以不同的模拟灰度显示。若 CT 值高于此范围的组织，则无论其密度多高，均显示为白色，没有灰度的差别；若 CT 值低于此范围的组织，则无论其密度多低，均显示为黑色，也没有灰度的差别。具体窗宽的设置需依据所观察组织的 CT 值范围而定。例如，观察骨质结构时窗宽取 1 000～2 000Hu，观察软组织结构窗宽取 300～400Hu。

窗位是窗的中心位置，同样的窗宽，由于窗位不同，其所包括的 CT 值范围不同。例如，取窗宽为 100Hu，窗位为 0Hu 时，其 CT 值范围为 –50～+50Hu；当窗位为 +50Hu 时，其 CT 值范围则为 0～+100Hu。窗位一般应与所观察组织的 CT 值大致相等。例如，脑实质的 CT 值为 +35Hu 左右，颅骨的 CT 值为 +300Hu 以上，因此观察脑实质时可采用窗宽 100Hu 和窗位 +35Hu，观察颅骨则采用窗宽 1 000Hu 和窗位 +300Hu。提高窗位，图像变黑；相反，降低窗位，则图像变白。加大窗宽，图像层次增多，但组织对比减小；缩窄窗宽，则图像层次减少，组织对比增加。因此，为了使病变显示清楚，应根据检查部位和显示要求等具体情况调节窗宽和窗位，以获取较好的观察效果。正常组织与病变组织间的密度差别较大时，用宽窗宽即能显示病变；当两者的密度差别较小时，则应用窄窗宽才能显示病变。

CT 图像常用的是横断面成像，为了显示器官和组织结构的全貌，使用 CT 设备的图像重组功能可重组冠状层面、矢状层面和任意斜层面的图像，多角度观察器官和病变的关系。常用的 CT 图像后处理技术包括 MPR、CPR、SSD、MIP、VR、VE 等，每种方式都有自身的特点与优势。

二、CT 图像质量的评价指标

(一) 图像均匀度

1. 均匀度　描述物体断面的不同位置上同一种组织成像时，是否具有同一个平均 CT 值的量。国家标准(GB)对均匀度的定义是：在扫描野中，匀质体各局部在 CT 图像上显示出 CT 值的一致性。

2. 均匀图像　图像被测定区域，感兴趣区(ROI)无论放大或者缩小，都是均匀的，无肉眼可见的伪影。具体量化的方法：选取图像相同的半径区域，大小相同的感兴趣区放置在不同区域内，所得到的图像性质是相同的(CT 值、噪声水平、分辨力等)。

3．图像均匀度的要求 根据JJG 1026—2007《医用诊断螺旋计算机断层摄影装置（CT）X射线辐射源检定规程》的要求，对于新安装的螺旋CT，模体中心感兴趣区平均CT值与周边每个感兴趣区平均CT值之差的绝对值不应超过4Hu；运行中的螺旋CT，绝对值差不超过5Hu。

4．非均匀图像的类型 主要是由于设备本身或患者因素造成，是正常CT的虚假影像。设备本身产生的伪影常常是调试不当或者设备故障所造成，主要包括：放射状伪影、环状伪影、界面伪影、宽条状伪影、帽状伪影等。患者因素造成的伪影主要包括：金属伪影、运动伪影、细条状伪影、高密度伪影等。

（二）对比度与对比度分辨力

1．对比度 CT图像对比度是表示不同物质密度差异（主要是针对生物体的组织器官及病变组织等而言）或对X线透射度微小差异的量，是对不同物体密度的分辨能力。

2．对比度分辨力 也称密度分辨力，通常用能分辨的最小对比度的数值表示。表现在图像上像素间的对比度，是它们灰度间的黑白程度的对比度，通常采用两种定义方法，一种是根据调制度给出的，设a和b分别为CT值的最大值和最小值，则定义对比度：

$$\Delta = (a-b)/(a+b) \times 100\% \tag{3-2}$$

另一种定义是相对对比度：

$$\Delta = (a-b)/a \times 100\% \tag{3-3}$$

对比度分辨力是在感兴趣区内观察细节与背景部分之间具有低对比度时，将一定大小的细节部分从背景中鉴别出来的能力。

3．对比度和对比度分辨力的区别 前者是由X线的质决定的，某一测试模型充上液体后，通过不同的X线质产生不同的对比度效果；后者是由相应的CT成像装置的噪声状况决定的。由于对比度分辨力受到噪声的限制，所以常常用噪声的标准偏差来表示，特别是低对比度区域中的分辨力。

4．高对比度分辨力 高对比度分辨力是指物体与匀质环境的X线线性衰减系数差别的相对值大于10%时，CT图像能分辨该物体的能力。

5．低对比度分辨力 低对比度分辨力是指物体与匀质环境的X线线性衰减系数差别的相对值小于1%时，CT图像能分辨该物体的能力。

（三）空间分辨力

1．概述 空间分辨力又被称为高对比度分辨力，是在高对比度情况下（ΔCT＞100Hu）区分相邻最小物体的能力，是测试一幅图像质量的量化指标，其结果通常以每厘米的线对数（Lp/cm）表示。在CT中，空间分辨力的内容包括平面分辨力和纵向分辨力。

2．空间分辨力的影响因素 CT的空间分辨力受两大因素的影响，即CT成像的几何因素和图像重建的算法。成像几何因素：指在成像过程中与数据采集有关的元器件和参数的设置，它们包括X线管焦点的尺寸、探测器孔径的大小、扫描层厚、焦点扫描野中心和探测器距离以及采样距离。重建算法：主要是指图像重建过程中采用的不同算法（或滤波函数），如平滑（软组织）算法、边缘增强（高分辨力）算法等。

3．测试方法 选用一个带有不同孔径的测试卡，这种测试卡通常是在直径为200mm、厚为15mm的有机玻璃上，排列从φ0.5～φ4.0mm的圆孔，各排圆孔之间孔距与圆孔直径一样，每组圆孔按彼此间的中心距离等于该组圆孔径的2倍的方式排列。利用这种测试卡可以检测出CT扫描装置对测试卡上圆孔的分级，其分级的程度也就决定了该装置的空间分辨力。CT成像装置能区别的最小孔径，即为该装置最高的空间分辨力。

（四）噪声

1．概述 单位体积（体素）之间光子数量不均衡，导致采样过程中接收到的某些干扰正常信号的信息,即均匀物质的成像过程中,其像素 CT 值的标准偏差。检测标准为信噪比。噪声表现为图像的均匀性差,呈颗粒性,对比度分辨力明显下降。

2. 噪声来源　噪声的主要来源包括三个方面:一是 CT 设备和扫描参数方面,包括探测器的灵敏度、准直器的宽度、X 线的穿透力和量、像素的大小等;二是系统元件方面,如电子线路元件和机械振动因素;三是重建方法、重建层厚、矩阵大小和 X 线散射等。

3. 噪声的类型　包括组织噪声和扫描噪声。组织噪声由各种组织的平均 CT 值差异造成,同一组织的 CT 值有一定的变化范围,不同组织也可具有相同的 CT 值。扫描噪声又可称为光子噪声,即 X 线穿过人体后到达探测器的光子数量有限,致使光子在矩阵内各像素上分布不均,造成扫描均匀组织的图像上各点的 CT 值不相等,CT 值在一定范围内呈常态分布的特点。

4. 噪声水平的要求　剂量指数不大于 40mGy 时,扫描层厚为 10mm,噪声水平应不大于0.35%。新安装的螺旋 CT 设备,噪声水平与随机文件规定运行条件下标称值的偏差不应超过 15%。

三、影响 CT 图像质量的因素

CT 图像的质量除了与 CT 机的性能等固定因素有关外,还与许多变量因素有关。在 CT 检查过程中熟悉这些变量因素,并合理地加以调节,才能获得高质量的 CT 图像。

(一) CT 检查前的准备

CT 检查前要详细了解受检者的情况,向受检者介绍检查过程和注意事项,并做好解释工作,消除受检者的顾虑和紧张情绪,争取受检者在检查过程中尽量合作。嘱咐受检者去除遮挡检查部位的高密度物品,了解受检者近期有无消化道钡餐检查及吞服高密度药片史,以防止产生图像异物伪影。胸部、腹部扫描时,应做好呼吸训练,减少图像运动伪影。婴幼儿、躁动不安或其他不配合的受检者,应根据情况给予镇静。

(二) CT 分辨力

CT 分辨力是指 CT 图像对受检物体的分辨能力,是评价 CT 性能和 CT 扫描图像质量的重要指标,包括空间分辨力(spatial resolution)、密度分辨力(density resolution)和时间分辨力(temporal resolution)。

1. 空间分辨力　是在规定的检测条件下,用目视可分辨的规定线组图形或最小空间频率线对组,单位符号为 Lp/cm。影响空间分辨力的主要因素有:①像素及矩阵的大小,像素越小、矩阵越大,图像的空间分辨力越高;②探测器的性能,目前的 MSCT 多采用固态稀土陶瓷探测器,在 Z 轴方向上多排分布,空间分辨力明显提高,且实现了各向同性体素;③采样率的高低,采样率越高,空间分辨力越高;④重建算法,采用骨算法时空间分辨力高;⑤X 线管焦点,焦点越小,空间分辨力越高;⑥设备噪声和被测物体间的密度差异。

2. 密度分辨力　是指在低对比度情况下(物体与均质环境的 X 线线性衰减系数差别的相对值小于 1%),图像对两种组织之间最小密度差异的分辨能力,常以百分比表示。例如,CT 密度分辨力为 0.2%,表示当相邻两种组织密度差≥0.2% 时,CT 能将它们分辨出来,密度差 <0.2% 则无法分辨。影响密度分辨力的因素有噪声、扫描层厚、光子数量、受检体的大小和探测器灵敏度等,其中噪声是主要影响因素。

在同一设备性能和 X 线能量条件下,空间分辨力和密度分辨力两者是相互制约的。空间分辨力与像素大小有密切关系,空间分辨力一般是像素宽度的 1~5 倍。像素小、数目多,提高了空间分辨力,图像较清晰;但在 X 线源总能量不变的情况下,单位容积所获得的光子数却相对减少,致使密度分辨力下降,导致密度差异较小的组织难以显示,如需保持原来的密度分辨力,则需增加 X 线源的量,同时,也增加了患者的辐射剂量。

3. 时间分辨力　又称动态分辨力,是指系统对运动器官的瞬间成像能力,时间分辨力越高对运动器官的成像就越清晰。时间分辨力是影响心脏图像质量的重要因素,高的时间分辨力能够得到心脏的特定时相,减少运动伪影对图像质量的影响。CT 图像的时间分辨力与旋转时间直接相关。

(三)噪声

1. 扫描噪声　是由于探测器接收到的 X 线光子数量存在统计学上的随机波动所造成的,当 X 线光子数量不足时尤其明显。扫描噪声导致密度相等的组织或水在图像上的各点 CT 值不相等。主要与 X 线管电流和扫描时间有关,因此必须根据受检部位的组织厚度和密度来选择毫安秒。增加毫安秒则增加了探测器接收的信息量,降低图像噪声,提高图像的密度分辨力;毫安秒偏低,可能导致曝光量不足,使到达探测器的光子数量不足,从而降低图像的密度分辨力。因此,当检查部位较厚或组织结构重叠较多时,应选择较高的毫安秒。对于检查部位较薄或病变较小时,在采用薄层扫描的同时,亦应提高毫安秒。一般认为,X 线剂量与噪声的关系是当 X 线剂量增至原来的 4 倍时,可使图像的扫描噪声减半。另外,扫描时间延长 1 倍,可使信息量增加 1 倍。这种方法较适用于密度差别较小的组织或两种密度差别较大的组织交界部,使其图像的对比加强,利于细小病变的显示。但增加 X 线剂量和延长扫描时间,加大了受检者的 X 线辐射损伤,同时,扫描时间延长又难以避免运动伪影,因而必须合理地选择。一般来说,在使探测器获得适量的 X 线量以保证图像质量的前提下,CT 机所能达到的最快扫描速度即为合理的扫描时间。

2. 组织噪声　是由各种组织平均 CT 值差异所造成,即同一组织的 CT 值常在一定范围内变化,而不同组织亦可具有同一 CT 值。另外,管电压的变化亦可影响 CT 值的测定。

此外,扫描层面越薄,图像噪声越大;采用高分辨力算法,图像噪声较大;散射线也会产生噪声。

(四)伪影

伪影是指在扫描过程中由于设备或受检者的原因而产生的一些与被扫描的组织结构无关的异常影像。这些异常影像降低了图像质量,甚至影响对病变的分析诊断。应正确认识这些伪影和分析其产生的原因,尽量避免或减少伪影的出现以保证图像的质量。为了保证诊断的准确性,对于伪影较多的图像,应去除产生伪影的原因后重新扫描,切忌在伪影较多的图像上作诊断。伪影主要来源于设备及受检者两方面。

1. 设备原因　可导致条状、环状、指纹状等伪影。常见的原因有设备性能下降、调试不当、设备出现故障或参数出现偏差等。常见的伪影及原因具体如下。①条状伪影:由 CT 取样频率较低、探测器间隙较大、D/A 转换器故障和探测器故障等原因造成;②环状伪影:数据采集系统的故障,如探测器漂移、探测器至主机的信号传递故障等,另外,X 线管极度老化、管内真空度下降时也会形成环状伪影;③指纹状伪影:多因 X 线管老化所致;④假皮层灰质伪影:颅脑 CT 图像中,骨与脑组织交界处有时会出现白雾状伪影,主要因偏角辐射引起,提高准直器的精度可减少此伪影;⑤模糊伪影:于图像重建中心与扫描旋转中心不重合时形成;⑥扫描参数不当所产生的伪影:如选用的扫描野与扫描部位大小不匹配或扫描参数设定过低时亦可产生伪影。

2. 受检者原因　主要有运动伪影和组织间密度差异较大引起的伪影。运动伪影是扫描中患者移动、呼吸运动、心脏搏动、胃肠蠕动等引起。多表现为与扫描方向一致的条状低密度影,严重者图像模糊,不能用于诊断。有的伪影可避免,如因患者移动和呼吸运动引起的伪影,可通过向患者说明情况,取得患者在扫描过程中的合作而避免。但脏器的自主运动,如心脏的搏动和胃肠蠕动等则难以避免,可通过缩短扫描时间来减少。扫描范围内组织间的密度差别较大时,可引起线束硬化伪影。例如,患者体内(外)的金属异物、手术放置的金属夹和支架、胃肠道内未排空的钡剂、肝癌栓塞治疗后肝内潴留的碘油等高密度物质可产生条状或星芒状伪影(图 3-6a、b)。人体内骨骼较厚的部位、身体厚度和宽度差别较大的部位,如颅底、枕内隆起、肩部、盆部和扫描野外的肢体等,以及胃肠道内的高密度对比剂与气体的交界处,均产生条状线束硬化伪影。

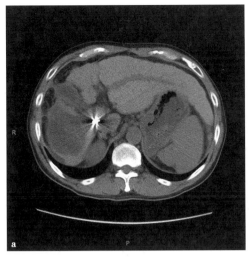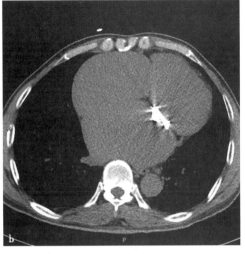

图 3-6　CT 扫描线束硬化伪影
a. 肝脏术后伪影；b. 心脏术后伪影。

（五）部分容积效应和周围间隙现象

1. 部分容积效应　又称体积平均值效应，CT 图像上各个像素的 CT 值代表的是相应单位容积（体素）的平均 CT 值，因此，当同一扫描层面内有两种或两种以上不同密度的组织相互重叠时，所测得的 CT 值不能如实反映该层面单位容积内任何一种组织的真实 CT 值，而是这些组织的平均 CT 值，这种现象称为部分容积效应。显然，部分容积效应与 CT 扫描层厚和层面内组织或结构的密度有直接关系。当病变小于扫描层面厚度时，所测得的 CT 值是病变组织和邻近组织的平均 CT 值，而不是病变组织本身的真实 CT 值。此时，如果病变组织的密度高于周围组织的密度，测得的 CT 值将比病变实际 CT 值低；相反，病变组织的密度低于周围组织的密度，则测得的 CT 值将比病变实际 CT 值高。因此，小于扫描层厚的病变，评价其 CT 值时要考虑到有部分容积效应的因素。由于部分容积效应的影响，层面内不同结构物体的边缘轮廓如被斜行横断，则其轮廓由于 CT 值的不准确而显示模糊，如在横断扫描层面内斜向走行的中脑导水管和侧脑室下角轮廓显示不清就是这种原因所致。通过减小扫描层厚可减少部分容积效应的影响。

2. 周围间隙现象（peripheral space phenomenon，PSP）　是指在同一扫描层面上，与层面垂直的两种相邻密度不同的结构，测其边缘部的 CT 值也不准确。密度高者其边缘 CT 值小，而密度低者边缘 CT 值大，二者交界边缘也分辨不清，这是扫描线束在这两种结构的邻接处测量互相重叠造成的物理现象。因此，CT 图像上所显示的某一组织或病变的形状、大小和 CT 值并不一定与其真实的情况完全一致。周围间隙现象实质上也是一种部分容积效应。严格地讲，部分容积效应和周围间隙现象属于伪影的范畴。它们在各种代次的 CT 机中都会出现。

（六）窗宽和窗位

窗宽和窗位的选择直接影响图像对密度差别的显示。为获取能满足诊断要求的较清晰 CT 图像，观察不同组织结构和病变，提高组织结构细节的显示或分辨密度差别小的两种组织，均需选用适当的窗宽和窗位。窗宽和窗位选用不当，就会导致图像结构显示不清，甚至不能满足诊断的要求。窗宽和窗位的选择需在 CT 操作台或报告终端显示器上进行，一经摄片记录，照片上图像的灰度即不能改变。

（七）视野

视野分为扫描野（scan field of view，SFOV）和显示野（display field of view，DFOV）。扫描野是根据观察部位的大小来合理选择，显示野根据病变部位、大小和性质而定。图像的重建像素、显示野和矩阵三者的关系是：重建像素＝显示野／矩阵。如果显示野不变，矩阵增大，则重建像素变小，图像空间分辨力提高；如果矩阵不变，减小显示野，也可获得较小的重建像素，提高图像空间分辨力。因此，通过改变显示野或选择不同矩阵可提高图像空间分辨力。显示野应不大于扫描野。根据不同的扫描部位、不同的扫描要求、不同的受检者，需选择适当的扫描野和显示野，如扫描双侧肩关节，要选择大的扫描野，以免丢掉肩部组织，而扫描椎体、婴幼儿时，需选择较小的显示野，以提高图像空间分辨力。

（八）图像重建卷积核

图像重建卷积核又称为滤波函数、滤波器等，是图像重建时所采用的一种数学算法。可以根据需要选择不同的重建卷积核得到不同显示效果的 CT 图像，常用的卷积核有三种：标准卷积核、高分辨力卷积核（亦称骨重建卷积核）和软组织卷积核。

标准卷积核是最常用的图像重建卷积核，适用于大多数 CT 图像重建，使图像的空间分辨力和密度分辨力达到均衡，如颅脑图像重建等。高分辨力卷积核适用于需要突出空间分辨力的图像重建，如骨质结构、内听道和肺组织的图像重建等。该算法强调空间对比分辨（即高空间分辨力），图像边缘锐利，但图像密度分辨力较低；软组织卷积核适用于需要突出密度分辨力的软组织图像重建，图像柔和、平滑，一般用于观察密度差异较小的组织器官，如肝脏、胰腺、肾脏等部位的图像重建。图像重建卷积核选择不当会妨碍病变的显示。

四、剂量与图像质量

根据 2016 年联合国原子辐射效应科学委员会（United Nations Scientific Committee on the Effects of Atomic Radiation，UNSCEAR）发布的最新调查，CT 扫描剂量占放射学检查所致总辐射剂量的比例从 2000 年的 34% 增长至 2007 年的 43%。CT 为国内医疗影像市场最大细分产品，从 2013 年到 2017 年保有量保持 7.2% 的复合增长率，2019 年 CT 机保有量约为 25 660 台，每百万人口拥有量为 18.6 台。CT 检查的辐射已成为重要的公共卫生问题。人们对 CT 辐射剂量存在的潜在危害越来越关注，因此 CT 检查应遵循"合理使用低剂量"（as low as reasonably achievable，ALARA）原则，即在满足临床诊断要求的前提下尽量降低患者剂量。

（一）辐射剂量与图像质量的关系

辐射剂量和图像质量相互联系、彼此制约，两者必须达到和谐统一。扫描 X 线剂量高，图像噪声小，图像质量佳，但患者所接受的辐射剂量增加。所以，应当避免为了追求低噪声高清晰图像而使用过高的辐射剂量。允许图像中存在一定的噪声，又达到诊断要求，对影像工作者既是一种观念的改变，也是一个新的挑战。确定诊断可以接受的最低噪声水平和 X 线剂量水平，必须对所有的扫描参数进行优化以实现这种平衡，这就是低辐射剂量 CT 扫描技术的实质。

（二）低辐射剂量 CT 扫描技术的理念

1990 年日本学者 Naidich 等首先提出了低辐射剂量 CT 扫描技术的概念，即在其他参数不变的情况下，降低 X 线管电流，CT 成像亦能达到诊断要求。20 世纪 90 年代以来，在世界范围内广泛地开展了低辐射剂量螺旋 CT 的应用和研究。由于肺组织为含气结构，具有良好的天然对比度，因此胸部成为低辐射剂量螺旋 CT 最佳应用部位，主要用于肺癌高危人群筛查。随着心脏 CT 检查数量明显增加，心脏低辐射剂量 CT 扫描技术又受到关注。进入 21 世纪后，低辐射剂量 CT 技术的应用及研究呈上升趋势，应用范围越来越广。

图像重建算法的发展也极大地促进了低剂量 CT 的应用，传统 CT 图像采用滤波反投影（filtered back projection，FBP）算法重建，图像噪声较大，需要较高的辐射剂量才能得到较好的图像质量。而后来发展的迭代重建算法可在降低一定程度辐射剂量的同时降低图像噪声，但较高等级的迭代重建算法会导致图像模糊失真。近年来提出的深度学习重建算法表现出更强大的图像降噪能力且避免了图像模糊，可在进一步降低辐射剂量的同时保持图像质量。

（三）CT 扫描参数与辐射剂量、图像质量的关系

1. X 线管电流和曝光时间　X 线管电流和曝光时间之积（mAs）的大小决定了 CT 所输出有用 X 线束射线量的大小，mAs 与 CT 剂量指数（computed tomography dose index，CTDI）值成正比线性关系。mAs 越大，X 线的光子数量越多，图像噪声越低，密度分辨力越高，空间分辨力也有所提高。

2. 扫描层厚　层厚的大小影响单位面积接受光子的数量，并影响噪声的量，增加层厚，噪声降低，密度分辨力上升，空间分辨力下降；减小层厚，噪声增加，密度分辨力下降，空间分辨力上升。

3. 螺距　增大螺距，扫描范围内任何一点暴露在 X 线束下的时间将减少，接受的辐射剂量随之下降，当仅改变螺距而其他扫描条件保持不变时，CTDI 随螺距的增大而明显下降。螺距的增大使得同样扫描范围内接受的光子数量减少，图像噪声增加，同时层面敏感性曲线增宽，使影像在 Z 轴的空间分辨力下降。

4. 重建算法　不同的重建算法对噪声和空间分辨力均有影响。高分辨力算法可提高空间分辨力，但也增加噪声，不利于降低辐射剂量；相反，软组织算法可降低噪声，有利于降低辐射剂量，但空间分辨力也降低。

5. X 线管电压　CT 的辐射剂量与 X 线束能量密切相关，而 X 线束能量取决于 X 线管电压和线束过滤条件。CTDI 值随着 X 线管电压的增加而增加，并与 X 线管电压的 2～3 次幂成正比，即 X 线管电压变化较小幅度可引起 CTDI 值较大变化。降低 X 线管电压在儿童低辐射剂量 CT 扫描中有较好的应用价值。

6. 扫描范围　如果其他扫描参数固定不变，扫描长度越大，那么 CTDI 值不变但是剂量长度乘积（dose length product，DLP）值呈线性增大，受照的组织器官增多，从而导致患者更高的辐射剂量，所以必须根据临床诊断需要选择合适的扫描范围，以有效降低辐射剂量。

（四）降低 CT 剂量的技术及应用

先进 CT 设备是实现低辐射剂量扫描的基础，各厂家推出的新型 CT 机对 X 线管、扫描机架、探测器等重要硬件进行了技术改进，大大提高了 X 线的利用率。同时在控制 CT 扫描剂量方面推出了一些新技术，并在临床应用中取得了较好的效果。

1. 自动 X 线管电流调制（automatic tube current modulation，ATCM）　分为角度（X、Y 轴）X 线管电流调制（图 3-7）、长轴（Z 轴）X 线管电流调制（图 3-8）和角度长轴联合 X 线管电流调制。联合 X 线管电流调制是目前最有效的 CT 剂量管理技术，它可以同时在三个方位进行调制，是一种前瞻性的 3D 剂量调控技术。操作者根据临床需要预先设置所需要图像的噪声指数，在随后扫描过程中，设备软件程序将根据受检者体型在 X、Y、Z 轴上的变化，自动调节相应的毫安量。近几年，器官剂量调制技术较多应用于保护射线敏感器官，如眼睛、甲状腺、乳腺等。其原理是建立于 ATCM 功能基础之上，可进一步减少患者剂量。通过调制作为 X 线管角度函数的 X 线管电流，器官剂量调制技术可定向降低至患者前体表某些部位的 X 线管电流，通过调制前方 180° 扇角（体部区域）或 90° 扇角（头颅）内 X 线管电流（mA）来敏感器官的辐射剂量。ATCM 可应用于全身所有部位，尤其是非对称部位的扫描，如胸部应用低辐射剂量扫描体现了较好的临床价值。

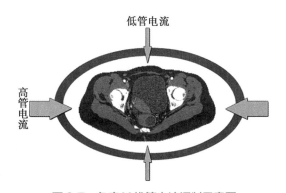

图 3-7　角度 X 线管电流调制示意图

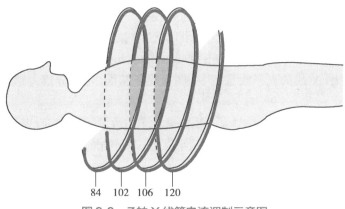

84　102　106　120

图 3-8　Z 轴 X 线管电流调制示意图

2. 心电门控自动 X 线管电流调制　是心脏扫描中很有价值的降低辐射剂量的技术，可在一个心动周期内的不同期相选择不同的毫安值。可在心脏收缩期采用低毫安输出，而在舒张期采用高毫安输出。既保证舒张期的冠状动脉成像，又不影响心功能检查，与连续使用高毫安输出的心脏检查相比可减少 50% 以上的辐射剂量。MSCT 大多同时提供心电后门控螺旋扫描和心电前门控轴扫描不同的冠状动脉 CTA 扫描方式以供选择。

3. 前置滤线器　CT 系统的前置滤线器根据不同的扫描部位提供不同的扫描野，从而使 X 线剂量最优化。心脏滤线器采用了和体部滤线器完全不同的设计，在扫描中心正对心脏扫描的部位，滤线器的厚度变薄，而周边扫描野的范围缩小，由此既能针对靶器官（心脏）提高 X 线的穿透力，用相对更低的剂量获得同等或更好的图像质量，同时又最大限度地保护了周围肺脏和乳腺组织。

4. 后置滤波器　心脏后置滤波器是为冠状动脉成像设置的一种智能性后处理技术。这种智能性滤波器首先将一幅获得的冠状动脉图像划分为结构（冠状动脉）和本底等不同的子图像，在保持或轻微增强结构分辨力的同时对本底噪声进行平滑过滤，以减少心脏软组织对冠状动脉成像的干扰，使图像底色平滑、颗粒变细，从而强调并突出冠状动脉的显像效果。使用智能性后置滤波器得到的重建图像噪声已能满足诊断需求，因而，可以把这种降低噪声的能力转换成降低 X 线辐射剂量的能力。

5. 非对称屏蔽采集技术　常规扫描在成像启动阶段和结束阶段的采集并不用于成像，即在扫描开始和结束阶段会有无效射线存在，这种无效辐射随着探测器宽度增加而增多。非对称屏蔽采集技术是通过使用非对称启动关闭准直器、屏蔽扫描过程中成像前后的无效辐射，使辐射剂量降低 25% 左右（图 3-9）。此技术可用于全身各部位扫描。

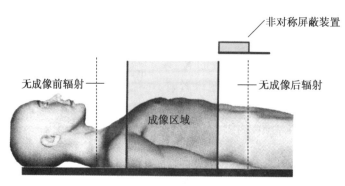

图 3-9　非对称屏蔽采集技术

6. 迭代算法在低剂量 CT 扫描中的应用　迭代重建（iterative reconstruction）是近年来出现的一种新型 CT 重建技术，基于噪声的统计模型，考虑到焦点、体素和探测器的实际几何大小，通过对 X 线生成和检测过程进行精确的数学模型建立，选择性识别并去除图像噪声，在每次迭代中提高图像质量，降低图像噪声和伪影。与传统的滤波反投影重建技术相比，迭代重建技术能够在较低的辐射剂量下获得噪声较小的高质量图像，其在降低 CT 辐射剂量方面有独特的优势。

目前常用的迭代算法有：自适应统计迭代重建（adaptive statistical iterative reconstruction，ASIR）技术，该技术在投影数据空间和图像数据空间中均进行迭代重建；图像空间迭代重建（iterative reconstruction in image space，IRIS）技术，在 3~5 个迭代循环内降低影像噪声和提高对比度；基于双模式迭代的 iDose 技术，该技术在投影数据空间和图像数据空间中均进行迭代重建，随迭代次数增加，噪声降低幅度增大；自适应低剂量迭代（adaptive iterative dose reduction，AIDR）技术，该技术仍在投影数据空间和图像数据空间中重建，能够自动选择迭代次数及影像融合比例，实现降低辐射剂量和维持影像噪声质地的平衡。近几年来，深度学习（deep learning）是医学影像领域的热门方向，研究者得到了一种基于深度卷积神经网络模型的重建方法，并试图通过深度学习来解决以往降噪算法不能有效提高图像质量的问题。研究表明，该技术在图像质量、辐射剂量和重建速度方面优于现有的临床常用算法。

7. 智能管电压扫描技术　该技术根据患者 Z 轴方向不同的衰减值，结合预先设定的图像质量要求，自动计算出不同管电压下所需管电流值和分布曲线，同时计算出 CTDIvol，然后结合不同的检查类型，依次从低到高选择管电压，在 CT 球管允许的最低管电压（对应的管电流未超出球管的限制）条件下进行扫描。

（五）个性化 CT 扫描

在临床实践中，严格遵循低辐射剂量原则已成为业界共识。必须充分认识 CT 辐射潜在的危害性，不片面追求图像质量，在保证影像诊断的前提下，通过合理运用 CT 扫描参数和降低辐射剂量的技术手段，优化扫描方案，最大限度地降低受检者接受的辐射剂量。

低辐射剂量 CT 扫描技术的临床应用，改变了传统的扫描模式，针对不同受检者的实际情况，制订不同的 CT 扫描方案，实现个性化 CT 扫描。如冠状动脉 CT 低辐射剂量成像中，在综合利用心电门控自动 X 线管电流调制、前置滤线器及后置滤波器等技术基础上，针对受检者不同状况（心率、体重指数等），选择不同 X 线管电流、X 线管电压和螺距等参数，使扫描方案的设计更合理，达到有效控制辐射剂量的目的。

五、提高 CT 图像质量的方法

目前，CT 扫描已广泛应用于临床，是疾病诊断的重要辅助工具，CT 图像质量的影响因素既有设备因素又有人为因素，提升 CT 图像质量就是通过现有手段提高设备检测能力，规避设备弊端，同时降低剂量，避免人为因素，从而提升 CT 图像质量，为临床疾病诊断提供有力保障。

（一）设备的因素

1. 定期维护及保养设备　临床工作中，部分图像伪影主要是由于机器设备调试问题或机器设备故障而造成的。常见有放射状、环状、高密度的界面伪影、宽条状伪影等，定期维护及保养是减少设备伪影的根本。设备质控方面包括设备的高压发生器、数据收集系统、球管等，都需要定期维护及保养。依照设备运行的相关参数，定期对设备进行校准，包括校正管电流、管电压、过载保护装置等。加强清洁保养工作，确保设备具有平稳的工作性能。球管冷却时，扫描前应予以预热。另外，应该实施空气、水模校准，同时必须保证周围环境的稳定，如必须配备稳压装置，室内的温度和湿度要恒定，维护图像的质量达到要求标准。

2. 优化扫描方案　现有螺旋 CT 的扫描方案可根据器官和个体差异，个性化定制扫描方案。如自动调节 kV、mAs，改变螺距大小等。在临床扫描工作中，检查部位较厚、重叠较多或密度较大的组织时，可增加 X 线光子数量，即选择较高的毫安和较长的扫描时间。若病变较小，采用薄层扫描时，为了保证每个像素的 X 线光子数量，减少噪声，也应增加 X 线光子数量。随着 CT 技术的发展，也可使用迭代算法重建技术或深度学习的方法来减低剂量，提高图像质量。

（二）人为的因素

1. 操作人员　操作人员工作中必须认真核对患者的基本信息，熟练掌握局部解剖位置，选择合适的扫描条件，严格执行扫描规范。摆位一定要准确，受检部位应位于扫描野的中央。摆位不正会导致图像左右结构显示不对称，容易增加部分容积效应。对于小病灶检查，必须采用薄层扫描。另外，根据不同组织病变密度差别和诊断需求，需选择合适的重建算法，提高图像的空间分辨力和密度分辨力。例如，标准算法常用于脑和脊柱的重建；软组织数学算法常用于观察密度差别不大的组织，如肝、脾、胰、肾和淋巴结等；骨算法在图像处理上更强调图像的空间分辨力，使图像显示边缘锐利、清晰，如内耳、肺和骨盆等的显示。此外，正确选择窗宽、窗位，充分显示器官组织结构和毗邻关系，避免因窗宽、窗位不当导致病变被掩盖遗漏。

2. 患者因素　CT 图像质量与患者的准备及自身情况也是息息相关的，CT 检查前除详细了解患者的情况，一定嘱患者去除身体表面特别是扫描范围内的金属异物等，以免产生金属伪影。当然临床工作中也有一些金属异物是无法避免的，如骨科钢板、心脏支架等。这类伪影，可利用双能 CT 检查。采用高 keV 扫描，也可使用部分高端机型的去金属伪影技术减少伪影。另外，不同部位进行 CT 扫描时，准备情况也不一样。除此之外，CT 扫描过程中，最常见的伪影就是因受检组织发生位移而产生的运动伪影，对于不配合或躁动不安的患者可根据其情况给予镇静剂。对于可避免的伪影，如患者移动或未配合呼吸，可通过检查前宣教、呼吸训练等方法解决。但对于心脏搏动等脏器的自主运动产生的运动伪影一般较难避免，随着 MSCT 技术的迅速发展，特别是双源、16cm 宽探测器等后 64 层螺旋 CT 的出现，1s 内即可完成冠状动脉检查，患者不用屏气，也无心率限制，大大提高了心律失常患者冠状动脉检查的成功率。另外，对于人体内骨骼较厚的部位、身体厚度和宽度差别较大的部位，如颅底、枕内隆凸、肩部、盆腔和扫描野外的肢体等，以及胃肠道内的高密度对比剂与气体的交界处，均产生条状线束硬化伪影而影响 CT 图像质量，目前此类伪影也可通过提高 kV 来改善。

3. 扫描技术　为满足不同疾病的诊断需求，需根据扫描范围，重点扫描器官设置多个检查序列。CT 增强检查可分别获得动脉期、门脉期、实质期，以及延迟期图像，为了清晰显示解剖结构与病变，必须保证扫描时相的准确。各检查序列的扫描时相与脏器血液循环时间有关，另外也受年龄、体质、心肾功能等因素影响，检查中要根据受检部位的不同，结合患者自身情况，尽量选择监测触发扫描，保证扫描时相的准确。另外，CT 图像的重组技术，是根据一定的数学方法应用计算机技术对已获取的像素 CT 值数字图像进行有的放矢的再加工处理，使图像能被更加方便识别，以快速地获取准确诊断信息。图像重组的好坏，直接影响 CT 图像的质量。

（郑君惠　郭建新）

第三节　CT 检查方法

一、检查前准备

（一）受检者准备

1. 为了达到预期的检查效果，初次检查的受检者做 CT 检查必须携带既往相关影像检查图像和检验结果以供参考。

2. 接受腹部和盆腔 CT 检查的受检者应预先进行胃肠道准备（见腹部和盆腔检查）。心脏、胸、腹部检查前应训练受检者屏气。

3. CT扫描过程中,患者应保持静止状态,因为运动可产生伪影,影响图像的质量。患者的制动可采用固定带固定。

4. 儿童或不合作的受检者应在临床医师给予镇静或麻醉后检查,危重受检者需临床相关科室的医师陪同检查,以保障受检者检查安全。

(二)护理准备

1. 对腹部和盆腔CT检查的受检者,应提前给受检者口服等渗甘露醇或清水充盈胃肠道(具体服用方法见腹部和盆腔检查)。盆腔检查需要充盈膀胱。

2. 对准备增强扫描的受检者,应询问受检者有无碘过敏史,了解受检者肾功能情况,明确有无增强扫描的禁忌证。无增强扫描禁忌者,应请受检者签署增强扫描知情同意书。增强扫描前使受检者充分水化,并建立好注射对比剂的静脉通道,增强扫描后保留静脉通道30min,观察受检者无不良反应后再拔针。

3. 密切观察受检者,常备抢救药物,随时准备协助医师救治出现碘对比剂副作用的受检者。

(三)扫描前技师准备

1. 认真核对检查申请单,主要包括受检者姓名、性别、年龄和CT检查号等一般情况,确认受检者身份无误。

2. 阅读现病史、主要症状体征、既往史,实验室和其他影像检查结果和资料,临床诊断、检查部位和目的等。如发现填写不清楚时,应与临床医师联系了解清楚后再进行检查。

3. 根据临床要求的检查部位和申请目的制订扫描计划,向受检者解释检查过程中的注意事项,并告知受检者出现异常情况时如何与操作人员联系。

4. 摆位时对非检查部位的重要器官如甲状腺和性腺用专用防护用品遮盖,尤其应注意对儿童和女性受检者性腺区的保护,减少不必要的辐射。

二、平   扫

平扫亦称为普通扫描或非增强扫描,是指不用对比剂增强或造影的扫描。CT检查一般先做平扫。检查方法是患者去除检查部位的金属物品,如金属纽扣、项链、钥匙等,常规仰卧于扫描床上,使身体受检部位位于扫描野中心,控制床移动,使检查部位进入扫描机架的孔内,定好扫描基线和床的移动方向后行定位像扫描。扫描方式分螺旋扫描和非螺旋扫描,根据不同检查部位和病变情况选择层厚、层间距、扫描机架倾斜角度并在定位像上确定扫描范围,螺旋CT扫描还需设定螺距,然后开始逐层扫描或螺旋容积扫描,直到所需检查部位扫完为止。平扫的层厚、层距根据不同检查部位常采用5mm或10mm;MSCT常采用薄层容积扫描后厚层重建,如扫描层厚0.5mm、1mm或2mm,重建层厚5mm或10mm;扫描方位常规采用横断层面。检查颅脑以及头面部病变有时可行冠状层面扫描,MSCT可用横断扫描获得的容积数据重组冠状层面。

三、增 强 扫 描

(一)增强扫描

增强扫描是指静脉注射水溶性有机碘对比剂后的扫描。注射对比剂后血液内碘浓度增高,血管和血供丰富的组织器官或病变组织碘含量较高,而血供少的病变组织则碘含量较低,使正常组织与病变组织之间含碘的浓度产生差别,形成密度差,有利于发现平扫未显示或显示不清楚的病变,同时根据病变的强化特点,有助于病变的定性。水溶性有机碘对比剂主要经肾脏排泄,使泌尿系统也强化,最后随尿液排出体外。

增强扫描用18～20号针经肘前静脉或手背静脉注入对比剂,用量为0.8～2ml/kg,总量在50～100ml。碘对比剂使用中有过敏风险,检查结束后患者需保留静脉通道,观察30min无不良反应后再拔针。根据临床需求,有不同注射方案,存在多种增强扫描方式。

1．常规增强扫描 对比剂注射方法多采用静脉团注法,使用300～400mgI/ml浓度非离子型的水溶性有机碘对比剂80～100ml,以2.5～3.0ml/s速度静脉注射。全部对比剂注射完毕后开始按预先设定的延迟时间、范围、层厚进行扫描。操作简单,增强效果较好,但不能观察强化过程的动态变化。

2．双期和多期增强扫描 利用螺旋CT扫描速度快的优点,在一次静脉注射对比剂后根据受检器官的血供特点,分别于强化的不同时期对受检器官进行两次或多次完整的螺旋扫描。即对比剂注入后经血液循环到达扫描靶器官,首先是动脉灌注,进一步由器官的实质进入微循环,最后经静脉循环流出靶器官。选择合适的时间点进行扫描,获得靶器官的动脉期、实质期、静脉期图像,即为多期增强扫描。可根据诊断疾病需要选择其中双期或不同的延迟时间进行扫描。多期扫描的图像,能够反映该器官或病变的动脉期、实质期及静脉期的血供状态,能更有效地发现小病灶,并了解受检器官及病灶的强化特点,提高病灶的检出率和定性能力。

多期扫描检查方法是患者先平扫,然后设定增强扫描的范围以及两次或多次扫描的开始时间。首次扫描也可采用实时血管监测感兴趣区技术触发,扫描层厚和层距与平扫相同。设置完成后用18～20号针经肘前静脉用高压注射器以3.0～5ml/s的速度静脉团注300～370mgI/ml浓度非离子型的水溶性有机碘对比剂,用量为1.5～2ml/kg,注射开始后即按设置好的起始扫描时间在短时间内对受检器官分别进行两次或多次屏气扫描,此法可用于身体各部位的检查。下面对一些常用部位的检查进行介绍。

(1)肝脏双期和多期增强扫描:注射对比剂开始后25～30s(64层以上CT为35～40s)行全肝连续螺旋扫描,为肝脏动脉期;于对比剂注射开始后55～60s(64层以上CT为65～70s)行全肝第二次连续螺旋扫描,为肝脏门静脉期。此时肝脏双期增强扫描检查已完成。如还需作多期增强扫描,则于对比剂注射开始后2min,做肝实质平衡期扫描(图3-10)。此后还可根据需要做不同时相的延迟增强扫描。肝脏动脉期扫描时肝实质尚未明显强化,而此时以肝动脉供血为主的病灶则明显强化呈高密度,两者的密度差增大。门静脉期扫描时肝实质明显强化,密度增高,而此时主要由肝动脉供血的病灶密度相对下降,如肝癌,两者的密度差增大。因而肝脏的多期增强扫描,可提高肝内病灶的检出率和了解病变血供情况,有助于鉴别诊断(图3-11)。

(2)胰腺双期增强扫描:时间与肝脏双期增强扫描相同,一般只行动脉期和实质期扫描。动脉期正常胰腺的强化程度明显高于实质期,有利于发现胰腺小病变、明确病灶的血供和观察胰腺周围血管和淋巴结的情况。胰腺富血供的病变,动脉期明显强化,密度高于胰腺实质,如胰岛细胞瘤;而胰腺少血供的病变,动脉期无明显强化,密度低于胰腺实质,如胰腺癌。

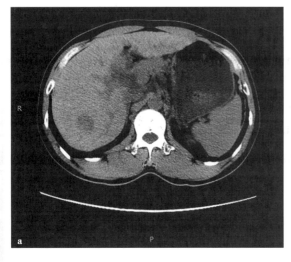
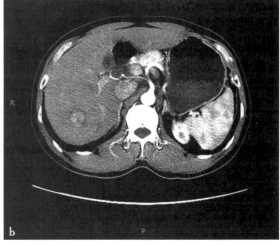

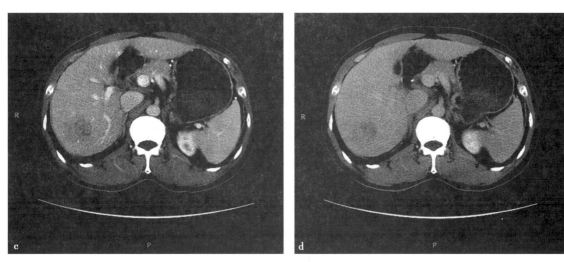

图 3-10 肝癌多期增强扫描
a. 平扫；b. 动脉期；c. 门静脉期；d. 平衡期。

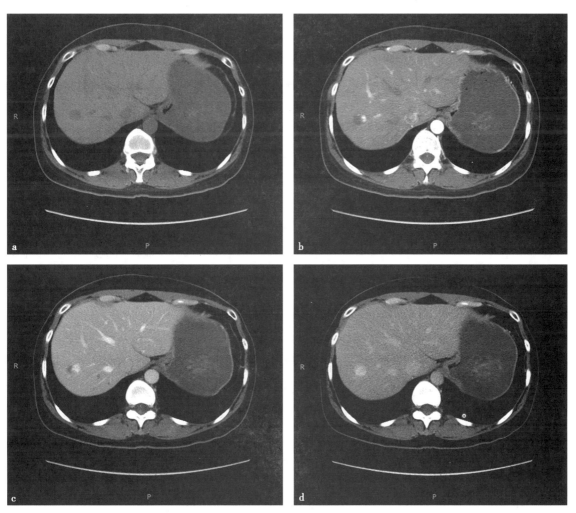

图 3-11 肝血管瘤多期增强扫描
a. 平扫；b. 动脉期；c. 门静脉期；d. 平衡期。

（3）肾脏双期和多期增强扫描：对比剂注射开始后 25～30s 行第一次扫描，为肾皮质期；于对比剂注射开始后 65～75s 行第二次扫描，为肾实质期。肾皮质期对显示肾血管及肾肿瘤的动脉血供情况优于肾实质期。而肾实质期皮髓质均已强化，使强化程度低的病灶与肾实质有良好对比，因此强化不明显的小病灶发现率高于肾皮质期。还可于对比剂注射开始后 5～10min 行第三次扫描，为肾排泄期或肾盂期，对了解肾排泄功能和肾盂、肾盏病变的诊断有较大帮助。

3. 动态增强扫描（dynamic enhanced scan） 是指静脉团注法注射对比剂后在短时间内对感兴趣区进行快速连续扫描。动态扫描时，扫描过程与图像重建过程自动分开，扫描优先进行，待扫描结束后再做图像的重建和显示，以利于在血管或靶器官组织内对比剂浓度仍较高时，于较短时间内完成扫描，较好地显示强化特征。

根据不同的检查目的和 CT 机性能，动态扫描又分为进床式动态扫描和同层动态扫描两种。前者扫描范围包括整个受检器官，以发现病灶为主要目的；后者是对同一感兴趣区连续进行多次扫描，获取时间-密度曲线（TDC）。观察该层面病变血供的动态变化特点，研究病灶的强化特征，鉴别其性质。16cm 宽体探测器多层 CT 可进行部分器官动态扫描，获取全器官同一期相的时间-密度曲线，观察器官血供的动态变化特点。

4. 延迟增强扫描（delay contrast scan） 是指一次大剂量注射对比剂后延迟 4～6h 后的增强扫描，主要用于肝内小病灶的检出。基本原理是正常肝细胞具有摄取和排泄有机碘的功能，静脉注入的水溶性有机碘对比剂有 1%～2% 被肝细胞吸收后经胆管系统排泄。静脉注入对比剂数小时后正常肝实质及其周围的微细胆管的 CT 值提高 10～20Hu，而病变的肝组织不具备这种吸碘和泌碘的功能，其密度低于正常肝，从而造成病变与正常肝之间的密度差增大，使平扫和常规增强扫描中呈等密度的病灶在延迟增强扫描中表现为相对低密度，提高了肝脏小病灶的检出率。

延迟增强扫描需注射的对比剂总量为 150～180ml。应当强调，对于高危患者，为了减少和减轻对比剂的不良反应，需用非离子型水溶性有机碘对比剂。即使无过敏反应的患者也应尽量使用非离子型碘对比剂，以提高检查的安全性。由于该检查耗时较长，且特异性低，目前临床较少应用。

（二）实时增强监视

实时增强监视也称智能血管追踪扫描技术或阈值触发扫描技术，是指增强扫描时利用专用软件对靶器官的 CT 值进行监视，根据 CT 值的变动自动触发预定的扫描程序。具体方法：先对受检器官进行平扫，然后设定好增强的扫描程序，在平扫图像上选一个监视的感兴趣区并设定触发增强扫描的 CT 值阈值，开始注射对比剂后相关软件与设备即对该区的 CT 值进行监视，当对比剂到达该区时 CT 值会突然升高，达到预设阈值时将自动触发预定的扫描程序启动扫描。

增强扫描时，对比剂到达不同器官的动脉和静脉时间不同，同时，患者心输出量和心率亦会影响对比剂到达各个器官的时间，操作者难以捕捉到理想的扫描时机进行准确的动脉期和静脉期扫描，只能根据经验来确定开始扫描时间，而实时增强监视功能可准确地确定开始扫描的最佳时机，使各期相的增强扫描时机更加精确，CTA 的强化质量明显提高。

四、CT 灌注成像

CT 灌注成像（CT perfusion imaging，CTPI）实际上是一种特殊形式的动态扫描，是指在静脉注射对比剂的同时对选定的层面行连续多次动态扫描，以获得该层面内每一体素的时间-密度曲线，然后根据曲线利用不同的数学模型计算出组织血流灌注的各项参数，并可通过色阶赋值形成灌注图像，以此来评价组织器官的灌注状态。CTPI 能反映组织的血管化程度及血流灌注情况，提供常规 CT 增强扫描不能获得的血流动力学信息，反映的是生理功能的变化，属于功能成像范畴。

CTPI 的基本原理是静脉团注对比剂后，在对比剂首次通过受检组织时，对选定的感兴趣区进行连续快速扫描和信息采集,得到一系列动态图像,然后利用工作站专用的CTPI软件分析每个像素对应的体素密度变化,获得每一像素的时间-密度曲线,并利用此曲线计算出反映组织血流灌注状态的多个参数,如血流量(blood flow,BF)、血容量(blood volum,BV)、峰值时间(time to peak,TTP)、平均通过时间(mean transit time,MTT)、表面通透性(permeability surface,PS)等,并组成新的数字矩阵,最后通过D/A转换获得灌注图像,不同的灰度以伪彩色显示,获得直观、清楚的各参数彩色图像。受检组织的灌注情况与其血管化程度、血管壁的通透性和细胞外液量有关,组织的血管化程度与早期强化相关,而血管壁的通透性和细胞外液量与后期强化相关。CTPI具有较高的时间分辨力,可以较准确反映组织的血管化和血流灌注情况。CTPI检查方法在不同的部位略有差别。一般先行平扫,选择感兴趣区进行灌注扫描。原则是尽量取病灶最大平面,层面内尽量包含病变的各种成分和至少一条较大的血管,如胸腹部的主动脉、颅脑的上矢状窦等,以利于参数计算。确定扫描区后,团注对比剂的同时启动快速动态扫描程序,对比剂用量一般在40ml左右,注射速度通常在5ml/s以上,时间分辨力需在1s以内。64层及以上MSCT的扫描覆盖范围可以达到40~160mm,可进行全器官灌注成像。

CTPI早期主要用于脑灌注,用来诊断常规扫描无法显示的超早期脑梗死以及脑肿瘤的鉴别诊断,近年来开始应用于心、肝、肾和胰腺等器官,取得了较好的效果。

(一)脑

扫描层面通常取基底节层面或病变层面,包含上矢状窦。正常脑白质的血管化程度和血流灌注量均小于脑灰质,在脑血流图和脑血容量图上表现的亮度低于灰质区,而在MTT图像上则亮度高于灰质区。CTPI最先应用于脑梗死的诊断,可在血管闭塞后1~2h内发现缺血区域,为实施溶栓治疗赢得宝贵的时间。利用CTPI对缺血的严重程度进行量化评分,可用于评价梗死区和可复性的缺血半暗带,给临床治疗和判断预后提供指导。CTPI还可用于评价颅内血管狭窄后脑血流储备和脑肿瘤的血供情况,为定性诊断提供依据(图3-12、图3-13);也可用于脑肿瘤放化疗的疗效观察及探查存活的肿瘤成分。

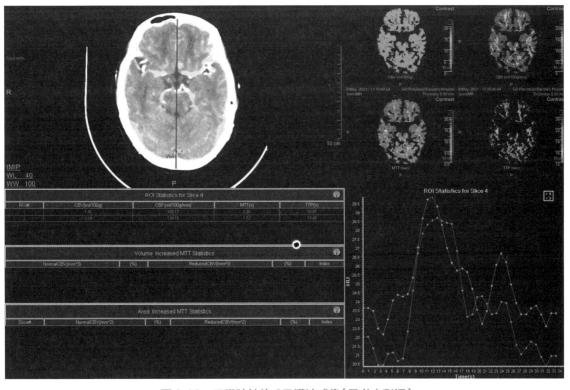

图3-12 正常脑轴位CT灌注成像(见书末彩插)

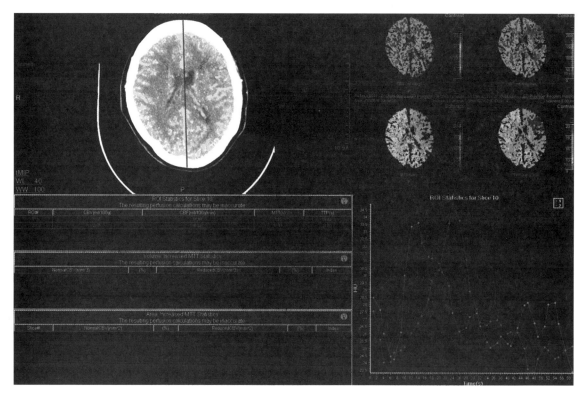

图 3-13　异常脑轴位 CT 灌注成像（见书末彩插）

（二）心肌

心肌灌注指流经心肌组织内冠状动脉血管网的血流，即从小动脉流入，经毛细血管到小静脉流出的血流。团注碘对比剂后，快速同层动态扫描考查这三者动态强化关系，得到时间 - 密度曲线，从而定量评价组织灌注（图 3-14）。采用轴位，扫描时屏气 30～40s，心电门控收缩末期采集，主要用于心肌梗死的早期诊断，定性和定量分析冠状动脉不同病理改变对心肌微循环功能的影响，以及心肌活性的评价。受成像方位的限制，螺旋 CT 无法采用短轴位灌注成像。

（三）肝脏

肝脏为双重供血，因此其灌注计算较其他器官复杂，在注入对比剂后，肝脏 CT 值增加首先来自肝动脉血中的对比剂，然后是门静脉，此时还有肝动脉循环后的注入及进入血管外间隙的对比剂。肝脏灌注参数的计算方法常见的有斜率法和去卷积法，前者方法是迄今为止使用最广泛的一种数学模型，斜率法常用的肝脏灌注参数为肝动脉灌注量（hepatic arterial perfusion，HAP）、门静脉灌注量（portal venous perfusion，PVP）、总肝灌注量（total liver perfusion，TLP）、肝动脉灌注指数（hepatic perfusion index，HPI）、达峰时间（time to peak，TTP）。HAP、PVP、TLP 的单位为ml/（100ml·min）；HPI 的单位是百分率，表示 HAP 在 TLP 中所占的百分比，即 HPI＝HAP/TLP；TTP 的单位为 s，表示组织器官达到强化峰值所需要的时间。

扫描层面应同时包含主动脉、门静脉、肝脏和脾或取病灶最大层面。扫描时嘱患者尽量屏气或平静呼吸。正常肝脏灌注图像表现为均匀灰度。肝脏 CTPI 能反映肝硬化时肝实质的血流动力学变化，评价血管活性药物及介入方法治疗门静脉高压时门静脉血流动力学的变化、肝脏肿瘤的血流灌注、肝移植术后血流量变化及移植器官的存活情况。

（四）胰腺

胰腺是一个血供较丰富的脏器，其功能学的改变早于形态学改变，各种胰腺疾病均会影响胰腺实质的血流灌注。胰腺主要由胰十二指肠动脉和脾动脉供血，其时间 - 密度曲线与腹主动脉一致。在胰腺 CT 灌注检查时，腹主动脉为输入动脉，下腔静脉、门静脉或肠系膜上静脉为输出

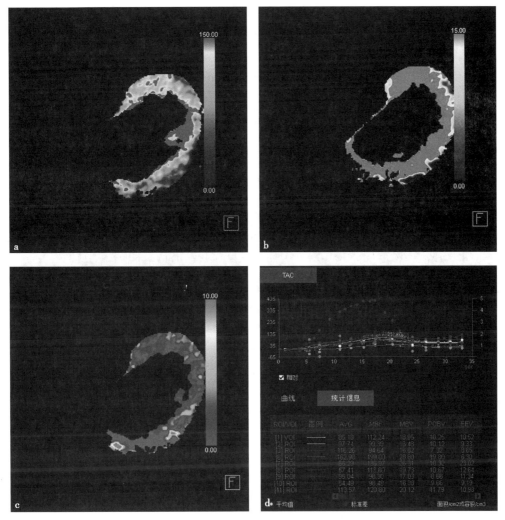

图 3-14　心肌 CT 灌注成像（见书末彩插）
a、b、c. 心肌灌注血流图；d. 心肌灌注参数表。

静脉。胰腺 CTPI 首先进行胰腺常规扫描，确定灌注层面，经静脉团注对比剂后延迟 5～10s 对选定的层面（应包括胰体和病灶层面）进行动态增强扫描，获得该区域的时间 - 密度曲线，并根据不同的数学模型得到胰腺的各灌注参数值。用于评价胰腺的血供及鉴别胰腺肿瘤的性质。

（五）肾脏

扫描方式及灌注参数值与胰腺基本相同。扫描层面区应包括肾门和病灶层面。用于分析肾脏肿瘤及肾动脉狭窄时的肾脏血流灌注及评价移植肾血流灌注情况。

五、定量CT

定量 CT（quantitative CT，QCT）是指利用 CT 检查来测定某一感兴趣区内特殊组织的某一种化学成分含量的方法。目前，定量 CT 技术的应用主要有三个方面：一是骨密度测定；二是冠状动脉钙化积分分析；三是能谱 CT 定量分析、骨代谢异常定量分析、肝脏代谢异常（铜代谢）分析等，其中能谱 CT 定量分析还处于发展阶段。

（一）骨密度测定

骨密度测定是通过 CT 扫描来测定某一感兴趣区内组织的某种化学成分含量的一种方法，如用来测定骨矿物质含量，监测骨质疏松或其他代谢性骨病受检者的骨矿密度。脊柱扫描时，在第 12 胸椎至第 3 腰椎四个椎体下方放置一标准密度校正体模，体模内含有数个已知不同密度的溶液模块或固体参照物,作为参照密度来校正和计算椎体内骨矿密度,扫描后测量各感兴趣区的CT值,通过骨密度测量软件与参照密度校正并计算出骨密度值。

(二)冠状动脉钙化积分分析

冠状动脉钙化积分(coronary artery calcification score,CACS)是应用 MSCT 结合心电门控技术对心脏进行扫描,重建层厚 25~30mm,通过 CACS 分析软件,对冠状动脉的钙化灶进行定量分析。

在冠状动脉 CT 图像中,将 CT 值大于 130Hu、面积大于三个相邻像素的斑块定义为钙化斑块。钙化斑块的检出由专用软件自动完成。CACS 分析软件定义钙化斑块密度积分为:CT 值 130~199Hu 为 1 分,CT 值 200~299Hu 为 2 分,CT 值 300~399Hu 为 3 分,CT 值≥400Hu 为 4 分(图 3-15)。CACS 的计算公式为:CACS = 钙化斑块密度积分 × 钙化面积(mm^2)。

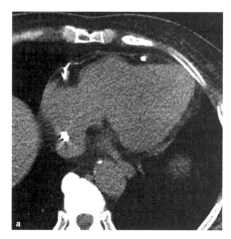

图 3-15 冠状动脉钙化积分

a、b. 显示左右冠状动脉的钙化和积分。

目前广泛应用的 CACS 包括 Agatston 积分法、容积积分法和质量积分法。合理应用三种积分方法可以得到相似的结论。钙化积分与冠心病风险相关性见表 3-1。

表 3-1 钙化积分与冠心病风险相关性

冠心病相关风险	CACS				
	0	0~10	11~100	101~400	≥400
动脉硬化斑块负荷	没有斑块	微量斑块	轻度斑块	中度斑块	广泛斑块
心血管病危险性	非常低	低	中度	中度	高度

(三)能谱CT定量分析

能谱 CT(spectral CT)是指通过单 X 射线管双电压的瞬时切换,或双 X 射线管双探测器,或单 X 射线管双探测器,或利用半导体材料探测器进行单光子计数和能量甄别方式实现的成像技术。其将碘与水作为最基本的标准物质,进行物质密度成像和定量分析。能谱 CT 碘基图像可有效反映肺实质血流动力学的变化,同时提供解剖和功能信息;碘基图像还可直接进行碘定量分析,在结节性甲状腺肿、甲状腺腺瘤、甲状腺癌等的鉴别诊断中起到积极的作用;能谱 CT 肺组织碘定量分析可作为肺栓塞疗效评估的客观指标;能谱 CT 还可对水、钙、铁、脂肪等进行定量分析,实现对骨钙含量测定、铁沉积测量,通过对脂肪定量分析,有望对脂肪肝进行精确的定量诊断。类似的分析方法还能让能谱 CT 获得更加广泛的临床应用。能谱 CT 单能量成像在有金属置入物的检查中可以较好地去除金属伪影,单能量图像结合基物质图等多参数及工具在正常血管的显示、血管性异常及血管受侵的评价等方面具有更高的价值。能谱 CT 还能够应用多种参数进行组织成分及血供改变的分析,丰富了肿瘤诊断的方法。在斑块成分的鉴别分析上,能谱CT利用其能谱曲线、物质分离图像、有效原子序数等为斑块成分的分析提供了更加直观、准确的方法。依据不同组织成分在不同能量照射下表现出的CT值不同,通过算法对CT增强图像进行碘和其他物质的分离,可以得到相当于平扫的图像,即虚拟平扫(virtual non-contrast,VNC),从而减少辐射剂量。

(郑君惠　吴　波)

第四节　人体各解剖部位CT检查技术

CT检查方法多种多样,应根据需要选择合适的检查方法,目的是既能满足临床诊断要求,较好地对病变进行定位和定性,同时又能减少受检者的X线辐射量,避免不必要的检查。一般的选择原则是先用简单的检查,后用复杂的检查,下面将分别加以阐述。

一、颅　　脑

颅脑CT常规应用横断层面扫描,有时需冠状层面扫描。冠状层面扫描能较好地显示颅内结构和病变的上下关系,MSCT可以从横断层面扫描获取的容积数据中直接重组冠状层面图像,无须做冠状层面扫描。颅脑CT扫描可选用轴扫或螺旋扫描。

(一)颅脑横断层面平扫

颅脑横断层面扫描的基线有听眦线或称眶耳线,即眼外眦与外耳孔的连线(图3-16),还有听眶线和听眉线,以听眦线最常用。以听眶线为基线的横断层面有利于显示颅中窝、颅后窝上部、眼窝和颅前窝的上部,但第四脑室、枕骨大孔附近区域观察不到;以听眉线为基线的横断层面可较好显示第四脑室和基底节区的组织结构。

1.体位　受检者常规取仰卧位于扫描床上,头部正中矢状层面垂直于扫描床平面并与床面长轴的中线重合,头部置于头托内,下颌内收,使两侧听眦线所在平面垂直于床面,两外耳孔与床面等距,即X线摄影中的标准头颅前后位。摆好位置后移动扫描床使受检者进入扫描机架的孔内,至扫描机架上指示灯的定位线与两侧听眦线在同一平面上。准确摆位的目的是使每层图像两侧对称,准确反映该层面解剖结构,有利于发现病变和两侧结构的对比。严重驼背者可改用侧卧位或俯卧位。如果听眦线达不到垂直于床面,扫描机架可向后或向前倾斜一定角度,使机架平面与听眦线平行。

2.扫描范围　可扫侧位定位像,扫描范围自颅底至颅顶(图3-17),也可不扫定位像直接从扫描基线开始向上扫描至颅顶。

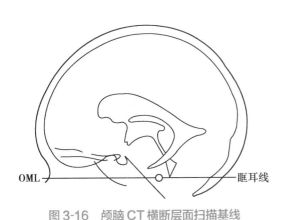

图3-16　颅脑CT横断层面扫描基线

图3-17　颅脑横断层面扫描定位像

3. 层厚和层距　常用层厚 5mm，层距 5mm。如果病灶较小，病灶部位可用更薄的层厚和层间距进行扫描，以提高图像的空间分辨力，减少部分容积效应的影响。MSCT 可采用容积扫描后薄层重建。

颅脑是一个相对静止的器官，如果扫描过程中受检者合作，使用非螺旋扫描方式也不会因呼吸运动而出现漏层现象，同时由于螺旋扫描的层面不是真正的横断层面，需在重建图像时加以修正，如果其他扫描参数相同，非螺旋扫描方式的图像质量高于螺旋扫描方式。

4. 窗宽和窗位　观察脑组织采用标准重建算法重建图像，窗宽 80～100Hu，窗位 35～40Hu。颅脑外伤、颅骨病变等还需用骨重建算法重建图像，用骨窗观察，窗宽 1 000～1 500Hu，窗位 250～350Hu。

（二）颅脑横断层面增强扫描

体位、扫描范围、层厚和层距、窗宽和窗位同颅脑横断层面平扫。

对比剂用量一般为 1.5～2ml/kg，注射速度一般为 2～3ml/s，开始注射对比剂后 20～25s 扫动脉期，60～70s 扫实质期。

（三）颅脑冠状层面平扫

观察鞍区、颅顶的病变使用颅脑冠状层面扫描效果较好。

1. 体位　受检者仰卧于扫描床上，头尽量后仰，采取 X 线摄影中的额顶位（用冠状位扫描头托），或俯卧于扫描床上取顶额位，使听眦线平行于床面，若达不到平行，可在侧位定位像中确定扫描机架向前（额顶位）或向后（顶额位）倾斜一定角度，使扫描机架与听眦线垂直。

2. 扫描范围　扫侧位定位像，根据临床要求确定扫描范围，注意扫描机架可能需要倾斜角度。

3. 层厚和层距　层厚 5～10mm，层距 5～10mm。鞍区扫描时层厚 1.0～2.5mm，层距 1.0～2.5mm。

4. 窗宽和窗位　同颅脑横断层面平扫。

（四）颅脑冠状层面增强扫描

体位、扫描范围、层厚和层距、窗宽和窗位同颅脑冠状层面平扫。对比剂用量和用法同颅脑横断层面增强扫描。

CT 最早用于颅脑检查，已积累了丰富的经验。急性脑出血、脑梗死、颅脑外伤、颅脑先天性畸形、脑萎缩、脑积水等疾病，一般只做横断层面平扫即可诊断。对于脑肿瘤、脑脓肿、脑血管畸形和脑寄生虫病等，必须先平扫，然后做增强扫描。检查垂体微腺瘤可以不做平扫而直接行冠状层面薄层靶增强扫描，亦可横断层面薄层螺旋扫描后行矢状层面和冠状层面重组。检查脑血管畸形、动脉瘤和颅底部的肿瘤，还可行大脑动脉环的 CTA，以了解病变的部位以及肿瘤与血管的关系。脑瘤术后随访可直接行增强扫描。

二、头 颈 部

常规用横断层面扫描，眼部、鼻咽、鼻窦可增加冠状层面扫描。耳部、颞骨 CT 检查可用横断层面扫描和 / 或冠状层面扫描，横断层面扫描可较好显示外耳道前、后壁，锤砧关节，鼓室的前、后、内、外壁，乙状窦壁以及颞颌关节等；冠状层面扫描则能清晰显示鼓膜嵴、上鼓室、听小骨、外骨半规管、前庭窗、内耳道横嵴、鼓室底、颈静脉窝等。颞颌关节、茎突可直接行冠状层面扫描。MSCT 可以从横断层面扫描获取的容积数据中直接重组冠状层面图像，无须做冠状层面扫描。

（一）眼部横断层面平扫

1. 体位　同颅脑横断层面平扫，扫描时要求受检者闭眼、双眼向前凝视不动，以免产生运动伪影。

2. 扫描范围　以听眶线为基线，扫描范围从眶底至眶顶。

3. 层厚和层距　层厚 1.0～2.5mm，层距 1.0～2.5mm。

4．窗宽和窗位　观察软组织，采用标准或软组织重建算法重建图像，窗宽250～300Hu，窗位35～40Hu。若疑为骨性病变，采用骨重建算法重建图像，用骨窗观察，窗宽1 000～1 500Hu，窗位250～350Hu。

（二）眼部冠状层面平扫

1．体位　同颅脑冠状层面平扫。

2．扫描范围　扫侧位定位像，扫描范围从眼球前部至海绵窦。

3．层厚和层距、窗宽和窗位　同眼部横断层面平扫。

观察眼眶内、下壁骨折，使用冠状层面扫描显示效果较好。

（三）耳部横断层面平扫

1．体位　同颅脑横断层面平扫。

2．扫描范围　扫正位定位像，以听眦线为基线，扫描范围从岩骨嵴至乳突尖下缘。

3．层厚和层距　层厚1～2mm，层距1～2mm。

4．窗宽和窗位　观察骨性结构，采用骨重建算法重建图像，骨窗观察，窗宽1 000～1 500Hu，窗位250～350Hu。观察软组织，采用软组织重建算法重建图像，窗宽250～300Hu，窗位35～40Hu。

中耳、内耳的细微结构常采用HRCT扫描或薄层靶扫描。

（四）耳部冠状层面平扫

耳部采用冠状层面扫描时，基本同眼部冠状层面扫描，扫描范围自外耳孔后1.5cm处向前扫描至外耳孔前缘，层厚1～2mm，层距1～2mm。

（五）鼻窦横断层面平扫

1．体位　同颅脑横断层面平扫。

2．扫描范围　可扫侧位或正位定位像，也可不扫定位像而直接自上颌窦下缘向上扫描至额窦上缘。

3．层厚和层距　层厚2～4mm，层距2～4mm。

4．窗宽和窗位　观察软组织，采用标准或软组织重建算法重建图像，窗宽250～300Hu，窗位35～40Hu。若疑为骨性病变，采用骨重建算法重建图像，骨窗观察，窗宽1 000～1 500Hu，窗位250～350Hu。

（六）鼻窦冠状层面平扫

鼻窦采用冠状层面扫描时，基本同眼部冠状层面扫描，扫描范围从鼻窦前缘向后扫至蝶窦后缘，层厚2～4mm，层距2～4mm。

（七）鼻咽部横断层面平扫

鼻咽部横断层面平扫基本同鼻窦横断层面平扫，扫描范围不需要扫至额窦。

（八）鼻骨冠状层面平扫

鼻骨冠状层面平扫是观察鼻骨骨折最好的影像检查方法，同时采用螺旋扫描模式容积采集数据进行3D重组。

1．体位　同鼻窦冠状层面平扫。

2．扫描范围　扫侧位定位像，倾斜扫描机架使其平面与鼻骨长轴方向一致。

3．层厚和层距　层厚0.5～1.0mm，层距0.5～1.0mm。

4．窗宽和窗位　采用骨重建算法重建图像，骨窗观察，窗宽1 000～1 500Hu，窗位300～350Hu。

（九）颌面部横断层面平扫

扫描方法基本同鼻窦横断层面平扫，扫描范围需根据具体情况而定，如腮腺扫描的范围应从眶下缘向下至下颌骨颏部。

（十）颞颌关节冠状层面扫描

1.体位 同颅脑冠状层面平扫。

2.扫描范围 扫描侧位定位像，扫描范围自颞颌关节前缘至后缘。

3.层厚和层距 层厚1～2mm，层距1～2mm。

4.窗宽和窗位 采用骨重建算法，骨窗观察，窗宽1 000～1 500Hu，窗位300～350Hu。

（十一）茎突冠状层面扫描

主要用于检查茎突过长综合征，扫描方法基本同颞颌关节冠状层面扫描，扫描范围在侧位定位像上确定。

（十二）喉部横断层面平扫

1.体位 受检者仰卧于扫描床上，头部稍后仰，以减少下颌骨与颈部的重叠，同时两肩部放松，两上臂置于身体两侧，以减少肩部骨骼结构的扫描伪影。扫描时嘱受检者平静呼吸，不要做吞咽动作，以免产生运动伪影。为了更好地显示声带、梨状窝尖端、咽后壁及杓会厌壁的形态及病变，扫描时可嘱受检者连续发字母"E"音，使声带内收、梨状窝扩张。为了更好地观察喉室，可采用螺旋模式扫描后进行3D重组。

2.扫描范围 扫侧位定位像，扫描范围从舌骨上缘至环状软骨下缘，扫描线应平行于声带平面或喉室。

3.层厚和层距 层厚2～3mm，层距2～3mm。

4.窗宽和窗位 采用标准或软组织重建算法重建图像，窗宽250～300Hu，窗位35～40Hu。

（十三）甲状腺和颈部横断层面平扫

甲状腺横断层面平扫方法基本同喉部横断层面平扫，扫描范围从第5颈椎水平向下扫至甲状腺下缘。颈部横断层面平扫方法也类似，根据病变的大小可适当增大层厚和层距。

（十四）头颈部增强扫描

体位、扫描范围、层厚和层距、窗宽和窗位根据所检查部位的不同而异。

对比剂用量一般为1.5～2ml/kg，注射速度一般为2～3.5ml/s，开始注射对比剂后20～25s扫动脉期，60～70s扫实质期。甲状腺CT灌注检查，注射对比剂后立即扫描。

检查眼肌肥大、乳突炎、胆脂瘤、鼻窦炎、鼻咽癌等可行薄层横断层面平扫，对于眼部、鼻腔、喉部、腮腺、甲状腺等良恶性肿瘤，以及颈部的软组织病变，则需薄层平扫加增强扫描；眼眶、鼻窦、鼻咽腔以及中耳和内耳病变常需靶扫描；显示颌面部骨折和内耳病变可于螺旋容积薄层扫描后行3D重组。

三、胸　部

胸部肺组织内含有气体，使肺与其邻近的组织形成良好的自然对比，因而常规X线片检查仍是肺部病变的首选检查方法。CT与X线片相比，有较高的密度分辨力，并克服了组织器官的相互重叠，对肺门、纵隔病变的显示更清楚，因而更具优越性。胸部CT检查常规采用横断层面平扫，必要时可通过图像后处理获取冠状层面和矢状层面重组图像。

胸部CT扫描应选择螺旋扫描模式，以避免因呼吸、屏气不规律而遗漏病灶。

（一）胸部平扫

1.体位 受检者仰卧于扫描床上，胸部正中矢状层面垂直于扫描床平面并与床面长轴的中线重合，双臂上举抱头。检查前应对受检者进行呼吸、屏气训练，一般为深吸气后屏气曝光，不能屏气者应嘱其平静呼吸并尽量缩短扫描时间，以减少呼吸运动伪影。

2.扫描范围 扫正位定位像，扫描范围包括肺尖至肺底，一般为胸骨切迹平面至后肋膈角下界。扫描胸腺时，范围缩小为胸骨切迹上缘至左右心室水平。

3.层厚和层距 层厚5mm，层距5mm。胸腺采用层厚1mm，层距1mm。

4. 窗宽和窗位　肺窗采用肺重建算法(高分辨力算法)重建图像,窗宽1 000～1 500Hu,窗位−650～−500Hu。纵隔窗用标准或软组织重建算法重建图像,窗宽250～300Hu,窗位35～40Hu。胸部图像在观察或照相时,一般需分别采用肺窗和纵隔窗。如需了解肋骨、胸椎等骨质结构的情况,还需采用骨窗,窗宽1 000～1 500Hu,窗位250～350Hu。

(二)胸部增强扫描

体位、扫描范围、层厚和层距、窗宽和窗位设置同胸部平扫。

对比剂用量一般为1.5～2ml/kg,注射速度一般为2.5～4.0ml/s,开始注射对比剂后25～30s扫动脉期,55～60s扫静脉期。

(三)胸部高分辨力扫描

对于可疑支气管扩张、肺部弥漫性与结节性病变等,可采用胸部高分辨力CT扫描。

体位、扫描范围、窗宽和窗位设置同胸部平扫,扫描范围视具体病变而定,层厚和层距为0.5～1.5mm,采用高分辨力算法重建图像。为了减少图像噪声,需适当增加曝光剂量。

(四)胸部低剂量CT扫描

胸部CT检查中,对于肺癌高危人群普查及健康体检,可采用胸部低剂量CT扫描。供参考的扫描参数如下:管电压为100～120kV、管电流为20～50mA、层厚为7～10mm、螺距为1.5～2。

胸部CT检查常规用横断层面平扫。对于肺部和纵隔肿瘤、肺门肿大淋巴结、肺门肿块、胸主动脉瘤、夹层动脉瘤和肺动脉栓塞等还需增强扫描,以了解病变的强化程度并显示血管,必要时行CTA检查。为了较好地显示中心型肺癌与支气管的关系,判断支气管的狭窄程度,必要时可先行横断层面薄层扫描,再应用3D重组技术显示气管和支气管的全貌及其与肿瘤的关系。对于心脏和胸部大血管病变,普通CT和单层螺旋CT由于扫描速度慢,易受心脏搏动的影响而产生运动伪影,而16层以上MSCT扫描速度快,同时应用心电门控技术,因而具有较大的优势。

四、腹　　部

腹部CT检查前应充分做好胃肠道的准备。除急诊外,检查前4～8h应禁食;检查前一周不做胃肠钡剂造影,不服含金属的药物,目的是尽量减少肠道内高密度物质和气体产生的伪影。为区分正常胃肠道与腹部软组织密度病变及减少胃肠道气体产生的伪影,检查前应常规口服低浓度碘水溶液或等渗甘露醇充盈胃肠道。上腹部检查于扫描前30min口服1.0%～1.5%的碘水溶液或等渗甘露醇500～800ml,检查前10min再服200ml;中腹部检查于扫描前60min口服1.0%～1.5%的碘水溶液或等渗甘露醇300ml,检查前30min、10min再各服200～300ml。口服碘水溶液的浓度不宜过高,否则可产生伪影。上述低浓度碘水对比剂在影像上呈相对高密度(阳性对比剂),优点是密度均匀,不易被胃肠道吸收,对比良好;缺点是对胃肠道壁显示欠佳,同时易与肝外胆管结石混淆。因此,当临床疑为胃肠道病变或肝外胆管结石时,可口服等渗甘露醇(阴性对比剂),在低密度对比剂衬托下胃肠道壁和胆管结石显示更清楚。MSCT为了使增强后血管清晰显示,利于血管3D重组,目前多采用口服阴性对比剂。

(一)腹部平扫

1. 体位　常规取仰卧位,必要时也可取俯卧位、侧卧位或斜卧位,均采用横断层面扫描。受检者仰卧于扫描床上,腹部正中矢状层面垂直于扫描床平面并与床面长轴的中线重合,双臂上举抱头。检查前应对受检者进行呼吸、屏气训练,一般为深吸气后于呼气末屏气扫描,不能屏气者应嘱其平静呼吸并尽量缩短扫描时间,以减少呼吸运动伪影。

2. 扫描范围　扫正位定位像,肝脏、脾扫描范围自膈顶扫至肝右叶下缘,脾大者应扫描至脾下缘;胆囊、胰腺扫描范围自肝门上方扫至胰腺钩突下缘十二指肠水平段;肾脏扫描范围自肾上腺区至肾下极下缘;肾上腺扫描范围自肾上腺上缘至肾门平面,对临床怀疑嗜铬细胞瘤而肾上腺区扫描阴性者,应扩大扫描范围至腹主动脉分叉部;胃和十二指肠扫描范围自膈顶扫至脐部,部分受检者视需要扫描至盆腔。小肠病变部位明确时可行病变部局部扫描，不明确时应行全腹部扫描。腹膜腔和腹膜后病变扫描范围根据病变所在部位进行扫描，病变部位不确定时则自膈顶向下扫至髂嵴水平。总的原则是扫描范围应包括病变的上下边界，将病变全包括。

3. 层厚和层距 肝、脾、肾的层厚 5mm，层距 5mm；胆囊、胰腺的层厚 2～3mm、层距 2～3mm；肾上腺的层厚、层距 0.7～1.0mm，行靶扫描。

4. 窗宽和窗位 通常采用软组织重建算法或标准重建算法重建图像。窗宽和窗位应根据扫描层厚及观察的组织、器官不同而异，受检者腹部脂肪的多少对窗宽和窗位的选取亦有影响。一般情况下，观察肝取窗宽 100～250Hu，窗位 45～60Hu；观察胰腺取窗宽 250～350Hu，窗位 35～50Hu；观察肾取窗宽 250～350Hu，窗位 35～45Hu；观察肾上腺取窗宽 250～350Hu，窗位 30～45Hu；观察腹膜腔和腹膜后取窗宽 300～400Hu，窗位 35～45Hu。

（二）腹部增强扫描

体位、扫描范围、层厚和层距、窗宽同腹部平扫。由于对比剂的强化作用，在观察腹部增强图像和照相时需将窗位值增加 10～20Hu。

对比剂用量一般为 1.5～2ml/kg，注射速度一般为 2.5～4.0ml/s，注射对比剂后的延迟时间因不同的扫描部位有所差异，一般开始注射对比剂后 25～30s（64 层及以上 CT 35～40s）扫动脉期，55～60s（64 层及以上 CT 65～70s）扫静脉期。

（三）胃肠道 CT 仿真内镜检查

胃肠道 CT 仿真内镜（CT virtual endoscopy，CTVE）检查，必须做好胃肠道的准备工作。包括：①检查前一日晚 8 点钟起禁食，并服泻药（如硫酸镁或甘露醇等）以清洁肠道，也可于检查前 1h 清洁灌肠；②扫描前 5～10min 肌内注射 654-2 注射液 20mg；③检查胃时，使胃扩张的方法有口服产气粉 6～9g、口服 1.0%～1.5% 的碘水溶液或等渗甘露醇 1 000～1 500ml；④检查结肠时，受检者侧卧位，通过肛门注入空气 1 000～1 500ml，在安全前提下嘱患者更换体位，然后取仰卧位准备扫描。

扫正位定位像，扫描范围自膈顶至耻骨联合。重建层厚与间隔为 0.7～1.0mm。薄层图像数据传送至工作站，利用 VE 软件重组图像。

腹部组织、器官多为软组织，为了提高病变的检出率，应常规行平扫加增强扫描。肝脏为肝动脉和门静脉双重血供，而许多小的肝脏肿瘤是以肝动脉供血为主，只有动脉期才能显示病变。为了提高肝脏小肿瘤的检出率及了解肿瘤的血供情况，应常规行螺旋 CT 多期增强扫描。临床疑为肝脏海绵状血管瘤者还需行延迟 5～10min 扫描或"两快一长"的增强扫描，必要时可做 CTA 检查。临床疑为胰腺和肾脏小肿瘤时，可行胰腺和肾脏的双期增强扫描，对肾盂病变还需加扫排泄期。腹部大血管病变，如腹主动脉瘤、肾动脉狭窄等可做 CTA 检查。

五、盆 腔

检查前需按腹部的要求做好肠道清洁准备。为使小肠下段充盈良好，检查前 4～6h 口服 1.0%～1.5% 的碘水溶液或等渗甘露醇 500ml，检查前 2h 再服 500ml。检查前 1h 需清洁洗肠，检查时再用 1%～2% 的碘水溶液或等渗甘露醇 300～600ml 保留灌肠，目的是使盆腔内的小肠、直肠和乙状结肠显影，与盆腔的其他器官形成良好对比。保留灌肠亦可用生理盐水或空气，利于直肠黏膜的显示和盆腔血管的 3D 重组、结肠仿真内镜的检查。对已婚女性受检者，检查前须置入阴道气囊或填塞含碘水的纱条，以便显示阴道和子宫颈的位置。检查膀胱时，检查前 30min 大量饮水，待膀胱充盈时再行扫描。盆腔 CT 检查常规取横断层面扫描。

（一）盆腔平扫

1. 体位 常规取仰卧位，必要时可取俯卧位。受检者仰卧于扫描床上，盆腔正中矢状层面垂直于扫描床平面并与床面长轴的中线重合，双臂上举抱头，扫描时嘱受检者平静呼吸。

2. 扫描范围 扫正位定位像，扫描范围自髂骨嵴水平向下扫至耻骨联合下缘。如果病变较大或盆腔内有肿大的淋巴结，可扩大扫描范围。有时为了确定膀胱内息肉样病灶的基部，鉴别膀胱肿瘤与结石和血块，以及为获得更多盆腔内器官间复杂解剖关系的资料，可加做俯卧位扫描。

3. 层厚和层距 常规层厚 3～5mm，层距 3～5mm，检查前列腺、精囊、子宫和附件时层厚和层距可用 1mm。

4. 窗宽和窗位 盆腔一般采用软组织重建算法或标准重建算法重建图像，窗宽 250～350Hu，窗位 35～40Hu。

（二）盆腔增强扫描

体位、扫描范围、层厚和层距、窗宽设置同盆腔平扫。在观察盆腔增强扫描图像和照相时，需适当增加窗位值。

对比剂用量一般为 1.5～2ml/kg，注射速度一般为 2.5～4.0ml/s，开始注射对比剂后 25～30s 扫动脉期，55～60s 扫静脉期。盆腔内器官多为软组织密度，为了提高病变的检出率，应常规行平扫加增强扫描。

六、脊　柱

脊柱 CT 检查常规作横断层面平扫，也可行螺旋方式薄层扫描后，经图像后处理获得冠状层面和矢状层面重组图像。扫描线应与被扫描段脊柱长轴垂直，扫描床需适当提高，以便脊柱位于扫描野中心。均于平静呼吸下扫描。

（一）颈椎锥体平扫

1. 体位 同喉部横断层面平扫。

2. 扫描范围 扫侧位定位像，扫描范围视临床要求而定。

3. 层厚和层距 层厚 3～4mm，层距 3～4mm。

4. 窗宽和窗位 观察骨结构，需用骨算法重建图像，骨窗观察。窗宽 1 000～1 500Hu，窗位 250～350Hu。观察脊髓及周围软组织，采用软组织算法或标准算法重建图像，窗宽 250～300Hu，窗位 40～60Hu。观察椎间盘，采用标准算法重建图像，窗宽 500～700Hu，窗位 50～80Hu。

（二）胸椎椎体平扫

1. 体位 同胸部平扫。

2. 扫描范围 扫侧位定位像，定位像的范围要足够大，应含第 5 腰椎及第 1 骶椎，或包含第 1、2 颈椎，以便确定胸椎的序数。扫描范围视临床要求而定。

3. 层厚和层距 层厚 4～5mm，层距 4～5mm。

4. 窗宽和窗位 同颈椎平扫。

（三）腰椎椎体平扫

1. 体位 同盆腔平扫，双膝屈曲，以减少脊柱正常生理弯曲形成的曲度。

2. 扫描范围 扫侧位定位像，扫描范围视临床要求而定（图 3-18）。

3. 层厚和层距 层厚 4～5mm，层距 4～5mm。

4. 窗宽和窗位 同颈椎平扫。

（四）腰椎椎间盘平扫

1. 体位 同腰椎椎体平扫。

2. 扫描范围 扫侧位定位像，常规应包括第 3～4 腰椎、第 4～5 腰椎和第 5 腰椎至第 1 骶椎三个椎间隙层面，应根据需要倾斜扫描机架使扫描层面与椎间隙平行（图 3-19），一般每个椎间盘扫 3～5 层，包括椎间盘及其上、下椎体的终板，中间至少一个层面穿过椎间隙，且不包括椎体前后缘。

107

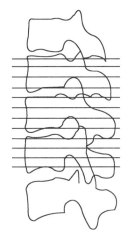

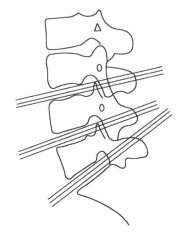

图 3-18　腰椎横断层面扫描定位图　　　　　　　　图 3-19　腰椎椎间盘横断层面扫描定位像

3. 层厚和层距　层厚 1～2mm，层距 1～2mm。

4. 窗宽和窗位　同腰椎平扫。

（五）骶尾椎平扫

基本同腰椎椎体平扫，需注意：16 层以下 CT 扫描线尽量与骶尾骨平面垂直，扫描机架倾斜的角度较大。64 层以上 CT 采用螺旋扫描薄层重建。

（六）骶髂关节平扫

体位、扫描范围、层厚和层距、窗宽和窗位设置同盆腔平扫，扫正位定位像，扫描范围包括骶髂关节上、下缘，层厚和层距为 3～5mm，采用骨重建算法重建图像。

因脊柱骨质结构与邻近软组织的密度差异较大，一般只需行横断层面平扫，如检查椎管狭窄、脊椎外伤和椎间盘病变等。但对于脊椎肿瘤则应常规行平扫加增强扫描，以了解肿瘤的强化特点。对于椎管内的病变，目前多采用 MRI 检查。血管性病变也应行平扫加增强扫描。脊椎肿瘤必要时还可通过图像后处理进行 3D 重组，从不同的角度显示肿瘤与周围软组织的关系。

七、四肢及关节

四肢及关节 CT 检查常规行横断层面平扫，也可行螺旋方式薄层扫描，经图像后处理获得冠状层面、矢状层面和 3D 重组图像。

1. 体位　受检者仰卧于扫描床上，头先进或脚先进，呈标准正位姿势。四肢病变常需双侧同时扫描以利于双侧对比。观察骨折时，扫描层面应与骨折线垂直或形成大角度。双侧腕关节扫描时，采用俯卧位，双上肢平举过头，掌心向下。

2. 扫描范围　一般扫正位定位像，扫描范围视临床要求及病变范围而定。

3. 层厚和层距　一般层厚 5mm，层距 5mm，如需观察细微结构时，局部可加 1～2mm 薄层扫描。

4. 窗宽和窗位　观察骨结构，用骨重建算法重建图像，骨窗观察，窗宽 1 000～1 500Hu，窗位 250～350Hu。观察软组织，采用软组织重建算法或标准重建算法重建图像，窗宽 300～500Hu，窗位 40～60Hu。

四肢骨关节病变一般只需行横断层面平扫，如骨关节先天性畸形、退行性改变和骨折等。但对于骨肿瘤则应常规行平扫加增强扫描，以了解肿瘤的强化特点。骨关节肿瘤必要时还可通过图像后处理进行 3D 重组，从不同的角度显示肿瘤与周围组织的关系。对于骨关节的先天性畸形和复杂部位的骨折，冠、矢状层面重组图像或 3D 重组图像更利于显示组织结构间的改变。

八、心脏、大血管和四肢血管

随着 MSCT 的广泛应用，心脏、大血管和四肢血管 CT 检查的应用日益普遍。心脏 CT 检查常规行横断层面平扫加增强扫描。平扫用于钙化积分计算，常用步进扫描模式，增强扫描常用心电门控技术螺旋容积扫描模式，利用容积数据进行 3D 重组。血管通常采用 MIP、SSD 和 VR，重组成 3D 血管影像，为血管性疾病的诊断提供依据。

（一）心脏

1.体位　同胸部平扫，检查前对受检者进行呼吸、屏气训练，一般为深吸气后于呼气末屏气扫描。

2.扫描范围　扫正、侧位定位像，扫描范围从气管隆嵴下至心脏下缘。

3.层厚和层距　采用薄层容积扫描。CACS 检查采用平扫，重建层厚 2.5～3.0mm，层距 2.5～3.0mm；CT 冠状动脉造影的重建层厚 0.5～1.0mm，层距 0.5～1.0mm。

4.窗宽和窗位　一般采用标准算法重建图像。观察心脏轴位图像，窗宽 450～600Hu，窗位 65～75Hu；观察心脏血管重建图像，窗宽 1 000～1 500Hu，窗位 200～300Hu。

MSCT 受心脏起搏器和金属置入物的影响相对较少，可提供详尽的心脏解剖信息，评估左、右心室功能，是先天性心脏病和心脏瓣膜疾病的重要检查手段之一；可显示心包积液和心包钙化；可行冠状动脉狭窄程度、CACS、心肌存活性等方面的分析。64 层以上 MSCT 的应用，可使上述评估在一次检查中完成，即一站式检查。

（二）头颈部动脉

常规方法：扫描范围从主动脉弓下缘至颅顶，先常规平扫，然后，注射对比剂后 15～18s 开始连续螺旋扫描数据采集，或采用智能血管追踪技术，即在主动脉弓设置 CT 阈值（100～150Hu），当静脉注入对比剂到达主动脉，其 CT 值达到阈值时，自动触发预定的增强扫描程序，直至完成整个扫描过程。减影法：扫描范围也是从主动脉弓下缘至颅顶。第一步，扫描正位定位像和侧位定位像，第二步，进行 TTP 测量扫描，监测点定于第 3 或第 4 颈椎水平的颈内或颈外动脉上，选择单层低剂量（20～40mA）扫描方式，经静脉以 5ml/s 速度注射对比剂 15ml，注毕后 8～10s 开始扫描，每隔 1s 扫描一次，直至血管内密度下降，测得 TTP，再加 2s 的经验值作为最终的增强扫描时间。第三步，增强减影扫描，行两期扫描，第一期为平扫，于静脉注入对比剂同时进行；第二期为增强扫描，延迟时间为算出的增强扫描时间减去完成平扫的时间。双期扫描获得的数据经计算机进行图像减影，即可得到与 DSA 相类似的图像（图 3-20）。两期的各项扫描参数应一致，在

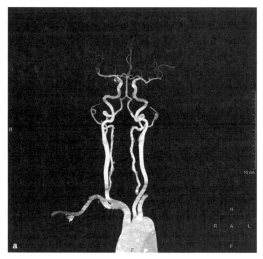
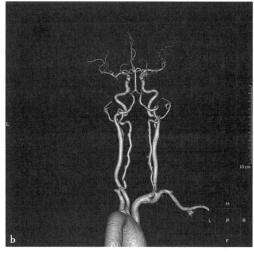

图 3-20　头颈动脉 CTA 图像（见书末彩插）

109

同一扫描序列中完成平扫和增强扫描。头颈部的主要血管有颈动脉、椎动脉、基底动脉、大脑动脉环及大脑前、中、后动脉。CTA可清晰显示头颈部各血管的形态、位置及与邻近组织的关系；可较好地判断颈动脉和椎动脉狭窄的部位、程度；清晰显示颈动脉体瘤与颈内、外动脉的关系；同时可清晰显示大脑动脉环的结构，可发现小至2mm的动脉瘤，亦能显示已破裂的动脉瘤，并明确动脉瘤蒂、载瘤动脉、附壁血栓和钙化情况，了解脑底动脉环的类型，以及清楚显示大脑各动脉分支有无狭窄或闭塞、有无异常血管团等。CTA检查速度快，创伤小，图像质量优良，可为头颈血管疾病的介入治疗或手术治疗计划的制订提供可靠的依据。目前用于脑血管疾病的诊断基本可以替代DSA。减影法CTA成像需要两次扫描位置完全一致，去骨效果较差，目前已经被双能量减影或软件去骨法代替。

（三）肺动脉

CT肺动脉造影（CT pulmonary angiography，CTPA），扫描范围从主动脉弓水平至膈上2cm，注射对比剂速度一般为4～5ml/s，一般采用智能血管追踪技术。MSCT可显示肺动脉主干及肺动脉的4～5级分支，可清晰显示肺动脉形态和肺动脉栓塞。对于肺动静脉畸形可确定病灶的位置、大小及供血动脉的数目和直径，有助于治疗方案的制订。MIP图像显示单发肺动静脉畸形较直观、清晰，但复杂的肺动静脉畸形由于血管的重叠，空间关系显示欠佳。VR图像显示血管清晰、真实，可清晰显示血管之间的空间关系（图3-21）。

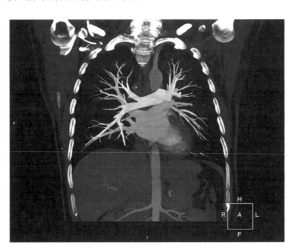

图3-21 肺动脉CTA图像

（四）冠状动脉

CT冠状动脉造影是对设备硬件、软件及患者情况（呼吸、心率）要求最高的一种CTA检查。由于心脏不停地跳动，CT扫描不容易获得冠状动脉清晰的CT图像，一直以来限制了心脏CT成像的临床应用。而心电门控技术的应用，以及MSCT和双源CT时间分辨力的提高，使获得冠状动脉CTA成为可能。通过外周静脉注射对比剂后，借助心电门控装置短时间内对整个心脏进行扫描采集，然后应用图像后处理软件做2D和3D的图像重组，可以清楚显示冠状动脉。心电门控技术目前可分为前瞻性心电触发和回顾性心电门控两种。前者是根据连续测定患者心电图R—R间期后预设一个期相曝光扫描，心脏容积数据的采集是用序列扫描的步进曝光技术，此方法可以减少X线的辐射剂量，但不能进行心脏功能的测定；后者是在连续曝光采集心脏容积数据的同时记录患者心电图，扫描完成后结合心电图进行回顾性重组，此方法可以同时进行心脏功能测定，但X线辐射剂量较大。

冠状动脉扫描范围从气管隆嵴下至膈顶，注射对比剂速度为4～5ml/s，采用智能血管追踪技术启动扫描。冠状动脉CTA能清晰显示冠状动脉主干及其主要分支，是微创性检查冠状动脉病变的理想方法(图3-22)。可显示冠状动脉发育异常,冠状动脉及其主要分支有无狭窄、闭塞,同时能分析狭窄和闭塞的原因是钙化斑块或非钙化性斑块,评价冠状动脉的血管通过情况,也能评价冠状动脉搭桥术后或支架术后血管通畅情况。MIP和VR能显示冠状动脉树及其发育类型,CPR图像能够展开显示具体某一支冠状动脉的全程。

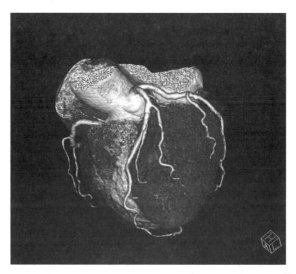

图3-22 冠状动脉CTA图像清晰显示冠状动脉与心脏表面的关系(见书末彩插)

(五)胸、腹、盆动脉

扫描范围从主动脉弓上水平至盆底,注射对比剂速度一般为4～5ml/s,开始注药后20～25s开始连续螺旋扫描采集数据或采用智能血管追踪技术启动扫描。可显示升主动脉、主动脉弓、胸主动脉、腹主动脉、髂总动脉和髂内外动脉、腹腔动脉、肠系膜上动脉、肾动脉等血管及其分支(图3-23),清楚显示血管的大体解剖形态,对血管畸形、狭窄、闭塞和动脉瘤可得到与DSA类似的图像,对主动脉夹层的显示优于DSA。腹主动脉CTA能够精确测量腹主动脉瘤的大小及与肾动脉开口间的距离,有利于制订手术计划。因为CTA检查时间短,即使是急性破裂或接近破裂的不稳定动脉瘤和急性动脉夹层的受检者也能检查。肾动脉CTA虽然不能显示肾动脉小分支和肾段动脉,但可显示肾动脉小分支和肾段动脉供血区的肾实质,明确有无肾梗死。CTA用于诊断肾动脉狭窄,微创、简便,较DSA价廉,敏感性较高,应作为首选检查方法,但应注意如使用的窗宽过窄,会造成夸大肾动脉狭窄的假象。

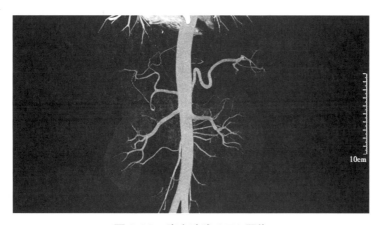

图3-23 腹主动脉CTA图像
清晰显示腹主动脉及其分支动脉。

（六）四肢动脉

扫描范围根据检查部位决定，注射对比剂速度一般为 3～5ml/s，开始注药后 25～30s 开始连续螺旋扫描采集数据或采用智能血管追踪技术启动扫描。四肢动脉 CTA 可较好地显示上、下肢动脉，判断动脉的钙化、狭窄、迂曲、阻塞、侧支循环、动脉瘤等情况，以及了解四肢肿瘤的血供情况。MSCT 一次可获得腹部至足部完整的 CTA 图像（图 3-24），也可进行足和手的血管检查。

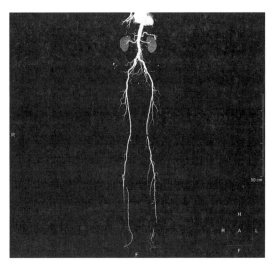

图 3-24　腹主动脉至下肢动脉 CTA 图像

（郑君惠　任　宏）

第五节　CT 图像后处理技术

CT 图像后处理技术主要是指利用容积数据进行 2D、3D 和能谱图像的后处理，此外，还包括图像数据的分割与融合等。目前，较为成熟和常用的后处理重组技术有：多平面重组（multiplanar reformation，MPR）、曲面重组（curved planar reformation，CPR）、多层面容积再现（multiplanar volume rendering，MPVR）、表面阴影显示（shaded surface display，SSD）、容积再现（volume rendering，VR）、CT 仿真内镜（CTVE）、血管探针（vessel probe，VP）技术和能谱 CT后处理技术。其中 MPR 和 CPR 属 2D 重组技术，MPVR、SSD、VR、CTVE 及 VP 均属 3D 重组技术。

一、2D 图像后处理技术

（一）多平面重组

多平面重组（MPR）是在横断层面图像上按需要任意确定一个剖面位置，计算机将一系列横断层面重组，获得该剖面断层层面的 2D 重组图像，包括冠状层面、矢状层面和任意角度斜位层面的 2D 图像。MPR 图像的 CT 值属性不变，因此在 MPR 上还可以进行 CT 值测量。螺旋扫描时的层厚和螺距对 MPR 图像质量有明显的影响，层厚越薄，重组图像越清晰；层厚太厚，可造成阶梯状伪影；螺距过大，则影像不清晰。MPR 可较好地显示组织器官内复杂解剖关系，有利于病变的准确定位（图 3-25）。

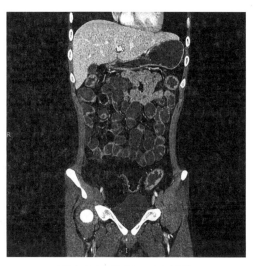

图 3-25　腹部 MPR 图像

（二）曲面重组

曲面重组（CPR）是指在容积数据的基础上，在横断层面图像上沿感兴趣器官或结构的走向画一条曲线，并沿该曲线作曲面图像重组，把走向弯曲的器官或结构拉直、展开，显示在一个平面上，从而能够观察某个器官或结构的全貌，实质是 MPR 的延伸和发展。多应用在走行扭曲的血管、颌面骨等图像的后处理（图 3-26）。

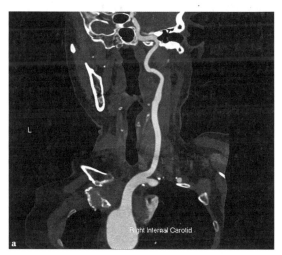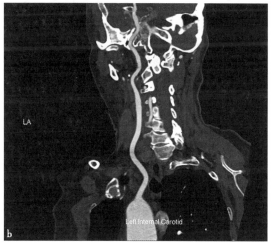

图 3-26　颈动脉 CPR 图像

二、3D 图像后处理技术

（一）多层面容积再现

多层面容积再现（MPVR）是将一组层面或称为一个厚片（slab）的容积资料，采用最大密度投影（maximum intensity projection，MIP）、最小密度投影（minimum intensity projection，MinIP）或平均密度投影（average intensity projection，AIP）进行运算，得到重组 2D 图像，这些 2D 图像可从不同角度（3D）观察和显示。

1. MIP　是通过计算机处理，从特定方向沿着平行线束对被观察的容积数据进行透视投影，仅将每一线束所遇密度值最高的体素投影在与线束垂直的平面上，对需要显示的部位可选择从任意方向进行 MIP 重建（图 3-27）。MIP 在临床上常用于显示具有相对较高密度的组织结构，如注射对比剂后显影的血管、明显强化的软组织肿块、骨骼、高密度结石等(图3-28)。当组织结构的密度差异较小时,MIP的效果不佳。由于该技术是一种2D的表示形式,其主要的缺点表现在不能准确地描述器官之间的实际3D关系,且观察部位容易被其他高密度物质遮挡。

2. MinIP 是仅将每一投影线束所遇密度值低于所选阈值的像素或密度最低的体素投影到与线束垂直的平面上。主要用于显示密度明显低的含气器官,如胃肠道、支气管等(图3-29)。

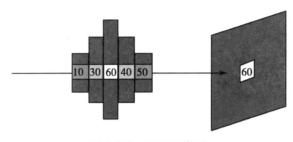

图3-27 MIP 示意图

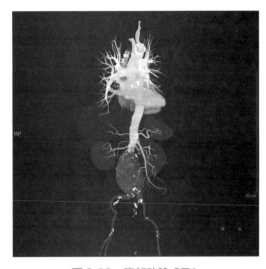

图3-28 腹部动脉 CTA

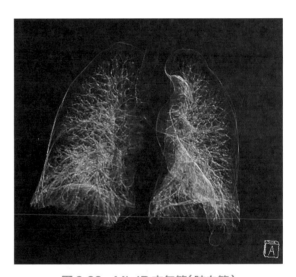

图3-29 MinIP 支气管(肺血管)

3. AIP 是将每一投影线束所遇全部体素密度值平均后投影到与线束垂直的平面上。此法因组织密度分辨力较低,临床上很少应用。

(二)容积再现

容积再现(VR)是利用螺旋CT容积扫描的所有体素数据,根据每个体素的CT值及其表面特征,使成像容积内所有体素均被赋予不同颜色和不同的透明度,通过图像重组和模拟光源照射,从而显示出具有立体视觉效果的器官或组织结构的全貌。VR图像不仅可以显示被观察物的表面形态,而且可根据观察者的需要,显示被观察物内部任意层次的形态,帮助确定病灶与周围重要结构间的位置关系。VR图像的主要特点是分辨力高,可以分别显示软组织及血管和骨骼,3D空间解剖关系清晰,色彩逼真,可任意角度旋转,操作简便和适用范围广,是目前MSCT 3D图像后处理最常用的技术之一。VR图像适于显示骨骼系统、血管系统、泌尿系统、胆道系统和肿瘤等。缺点是数据计算量大,不能显示内部细微结构和微小的病变。目前,MSCT的VR应用比较广泛。多用于观察头颅和脊柱四肢骨关节外伤、畸形性疾病,脑血管、冠状动脉、颈部血管、内脏大血管、四肢血管等血管性病变(图3-30),胆管病变,尿路病变,以及肿瘤性病变。采集容积数据时,薄层扫描、良好的血管增强效果是获得优质VR图像的基础;在后处理操作中,准确选择预设的CT值上下限十分重要,过高或过低的阈值都可能影响图像的清晰度和真实性。

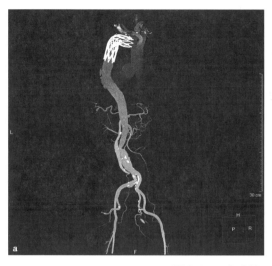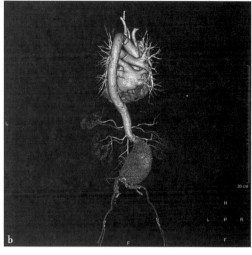

图 3-30　主动脉 CTA（见书末彩插）

（三）表面阴影显示

表面阴影显示（SSD）是通过计算被观察物体的表面所有相关体素的最高和最低 CT 值，保留所选 CT 阈值范围内体素的影像，但超出限定 CT 阈值的体素被透明处理。由于同样应用于模拟光源照射，使重组出的图像具有立体视觉效果（3D）。此技术适用于骨骼系统（颅面骨、骨盆、脊柱等）、空腔结构（支气管、血管、胆囊等）、腹腔脏器（肝脏、肾脏等）和肿瘤表面形态的显示，其空间立体感强，表面解剖关系清晰，有利于病灶的定位和判断侵犯范围（图 3-31）。由于受 CT 值阈值选择的影响较大，容积资料丢失较多，常失去利于定性诊断的 CT 密度，使细节显示不佳。阈值高时易造成管腔狭窄的假象，分支结构显示少或不能显示；阈值低则边缘模糊。重组的操作中，如果阈值选择不当，可能造成一定的假象。此外，SSD 也不能显示被观察物内部结构的形态。

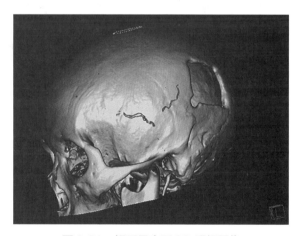

图 3-31　颅面骨表面 3D 重组图像

（四）CT 仿真内镜

CTVE 是利用计算机软件功能，将螺旋 CT 容积扫描获得的图像数据进行后处理，并应用模拟光源照射，重组出空腔器官内表面的直观立体视觉效果的图像，类似纤维内镜所见（图 3-32）。可调整 CT 值阈值及透明度，使不需要观察的组织 100% 变为透明，从而消除其影像；而需要观察的组织透明度变为 0，从而保留其影像（如充气管腔 CT 阈值选择在 $-700 \sim -200$Hu，其透明度为 0）。再调节人工伪彩，即可获得类似纤维内镜的观察效果。利用计算机远景投影软件功能调整视 - 屏距、视角、透视方向及灯光，以管道内腔为中心，不断缩短物 - 屏距（调整 Z 轴），产生目标物体不断靠近观察者和逐渐放大的多幅图像。随后以 15 帧 /s 连续重显这些图像,达到电影回放速度,即可产生类似纤维内镜进出和转向的动态观察效果。CTVE 目前多用于观察气管、支气管、大肠、胃、鼻腔、鼻窦、鼻咽、喉、膀胱和主动脉等管道窦腔。CTVE 为非侵入性检查,安全且无痛苦,尤其适用于不能承受纤维内镜检查的患者。CTVE 与纤维内镜比较,具有以下优点:①能从狭窄或阻塞的远端观察病灶,这对于喉部检查尤为重要,因为纤维内镜不能观察声门以下结构;②可观察纤维内镜无法到达的管腔,如血管、鼻窦内腔等;③帮助引导纤维内镜活检及治疗;④可改变透明度,透过管腔观察腔外靶器官外观形态的变化及其与周围组织器官的 3D 空间关系。但 CTVE 亦有其局限性:首先,CTVE 观察到的只是病变的影像,缺乏组织特异性,且不能活检;其次,对扁平病灶的检测敏感性较低。另外,CTVE 不能对管腔内膜的真实颜色变化及细节进行观察,对结肠内残留的粪块无法与息肉和肿块区分,肠腔充气不足也会造成观察困难。

(五)血管探针技术

VP 技术是在 VR 成像图上,由计算机自动沿着血管走向将靶血管以两个垂直的方向剖开并拉直,显示血管管壁及血管内腔情况。适用于显示走行迂曲的小血管,如冠状动脉等,能清楚显示血管壁的软、硬粥样硬化斑和血管的狭窄程度(图 3-33)。

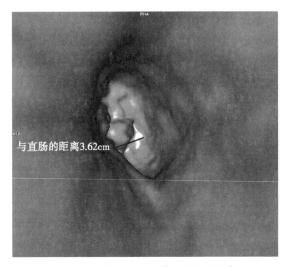

图 3-32 直肠 CTVE(见书末彩插)

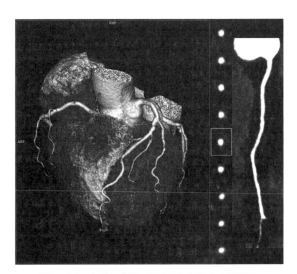

图 3-33 冠状动脉 VP 图像(见书末彩插)

三、能谱 CT 后处理技术

能谱 CT 的图像后处理技术主要包括物质分离、单能量图像、能谱曲线和有效原子序数等,它开辟了 CT 成像多参数分析和功能成像的新方向,为临床诊断提供了更多的信息。同时引入了最佳对比噪声比、直方图、散点图等,把能量信息转换成临床可应用的数据或图像。

(一)物质分离

在能谱成像中,任何物质的 X 线吸收系数可由任意 2 个基物质的 X 线吸收系数来决定,因此可将一种物质的衰减转化为产生同样衰减的两种物质的密度,这样可以实现物质组成分析与物质的分离。以水、碘配对为例,在水基图所有含水成分会得到特异性显示,并可测得体素内水的密度,不显示含碘成分;同理,在碘基图含碘成分得到特异性显示,也可测得体素内碘的密度,不显示含水成分;因此基物质的选择对于明确物质的特性以及物质密度的差异有一定的价值。主要临床应用:病灶强化识别、虚拟平扫、去除钙化的 CTA、痛风结石显示、疗效的评估等(图 3-34)。

(二)单能量图像

在医用 X 线能量范围内,光电效应和康普顿效应共同决定了物质对 X 线的衰减,这样人体中任何物质会随 X 线能量变化呈现出不同的 X 线吸收衰减能力, 即每种物质都有其特征 X 线吸收曲线。当 X 线的能量远离 K 吸收边界时, 物质的衰减系数与 X 线能量的关系为一平滑的曲线。因此, 可以认为在人体中, 当 X 线能量高于 40keV 时, 作为 CT 图像重建时体素的衰减曲线为一平滑的曲线, 而曲线上的任何两点便决定整个曲线走向, 也就是说仅需要两次能量采集即可确定一条特征吸收曲线。能谱 CT 能同时同角度得到两种能量 X 线的采样数据, 并根据这两种能量数据确定体素在 40~140keV 能量范围内的衰减系数, 进一步得到 101 个单能量图像。这种相对纯净的单能量图像能够大大降低硬化伪影的影响并获得相对纯净 CT 值的图像, 即 CT 值无论在整个视野不同位置、不同扫描, 还是不同患者中, 都更为一致和可靠。主要临床应用: 去除颅后窝硬化伪影、优化低对比结构的显示、去除金属伪影(图 3-35)。

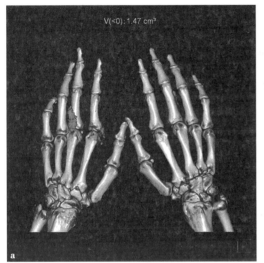
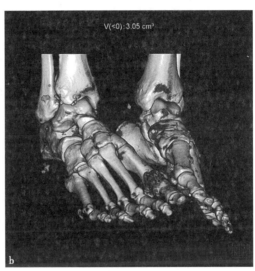

图 3-34　能谱 CT 痛风图像(见书末彩插)
a. 手多发绿色痛风结节; b. 足多发绿色痛风结节。

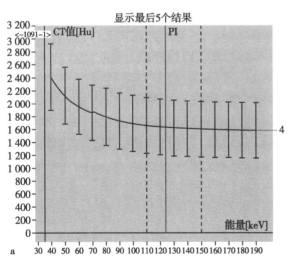
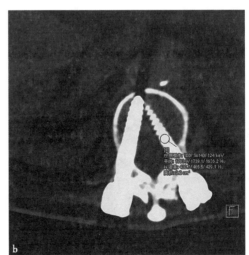

图 3-35　单能量 CT 图像
a. 能量等级选择示意图; b. 清晰显示固定的金属。

(三)能谱曲线

　　能谱曲线是物质或结构的衰减随 X 线能量变化的曲线, 从能谱曲线上可以得到 40~140keV 每个能量点的平均 CT 值和标准差。它反映了物质的能量衰减特性, 从物理学角度看, 每一种物质都有其特有的能谱曲线,由此可以推断出医学上不同的能谱曲线代表不同的结构和病理类型,可推广到肿瘤来源的鉴别、良恶性肿瘤的鉴别、恶性肿瘤的分级等(图3-36)。

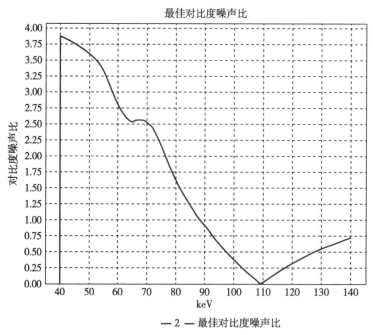

图 3-36 能谱 CT 的能谱曲线图

(四)有效原子序数

有效原子序数是从原子序数引申发展而来的一个概念。如果某个元素对 X 线的吸收衰减系数与某化合物的吸收衰减系数相同,该元素的原子序数就是某化合物或混合物的有效原子序数。物理学家们已经确定了两个能量下吸收衰减系数 μ 的比值和有效原子序数的对应关系,在临床工作中,人们首先对待检查组织进行能谱扫描,获得该物质的能谱曲线,在曲线上分别取 70keV 和 120keV 两点,计算出 μ 的比值,再找出其与有效原子序数曲线的交点,在纵轴上横向取值即可得到有效原子序数。利用有效原子序数进行物质组成成分的分析,特别是对密度相似、CT 值相近的物质,有效原子序数可对其真实成分进行准确的分析(图3-37)。

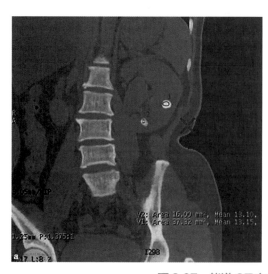
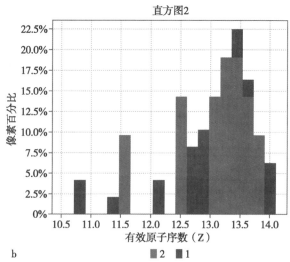

图 3-37 能谱 CT 有效原子序数图(见书末彩插)
a. 能谱CT有效原子序数感兴趣区定位及测量图;b. 测量组织的有效原子序数柱形图。

四、人工智能后处理技术

一方面，随着医学影像检查设备与技术的不断发展，医学影像的获取越来越便利和精细，数据量越来越大，给影像后处理和影像诊断工作带来了新的挑战。另一方面，医学影像数据本身的数字化、易存储等特点完美地契合了人工智能技术的发展需求，医学影像人工智能后处理技术的发展日新月异。广义上的 CT 影像人工智能后处理技术可划为两大类，即人工智能重建技术（DLR）与狭义上的人工智能后处理技术。前者着眼于降低辐射剂量的同时提高图像质量，后者则主要包括智能病灶识别与标注、智能计算与分析、智能影像融合与三维重组等。

1. 人工智能重建技术 与传统滤波反投影技术相比，迭代重建能在不明显影响图像质量的前提下，较大幅度降低辐射剂量，已成为目前最主要的 CT 重建算法。问题在于随着迭代重建强度增加，图像的高频信息会被扭曲和丢失，使图像看起来过度平滑。为解决迭代重建改变图像外观的可能，并进一步减少辐射剂量，CT 厂商开始研发基于深度学习的人工智能重建技术，通过使用高质量图像来训练深度神经网络并建立人工智能引擎，在不增加辐射剂量同时，将真实信号从噪声中区分出来，减少噪声对图像分辨率的影像，以保持解剖学真实结构。与其他图像重建技术相比，人工智能重建技术的优点包括低剂量、低噪声、自然纹理，已经显示出将辐射剂量降低到前所未有的水平的前景。

2. 人工智能后处理技术 智能病灶识别与标注：通过对 CT 影像进行图像分割、特征提取、定量分析和对比分析，对数据进行识别与标注。此类技术通常作为计算机辅助诊断（computed aided diagnosis，CAD）系统的模块存在，通过人工智能的分析计算能力帮助医师更快更好地识别病灶，减少漏诊并提高了诊断效率。这一类技术已经在肺部、前列腺、乳腺等部位的疾病诊断中获得了一定的临床应用，在其他部位的应用也渐见曙光。

智能计算与分析：在人工智能图像分割与识别的基础上，进一步进行智能化的计算与分析，如钙化积分智能计算、血管狭窄程度分析、斑块性质智能分析、心脑灌注智能分析等，不仅节省了部分宝贵的人力资源，还减少了人为因素导致的测量偏差。

智能影像融合与三维重组：在 CT 影像三维重建中，基于灰度统计量、特征点提取等的智能配准算法可以解决断层图像配准问题，并实现对不同模态的图像进行融合，实现较好的运动补偿校正效果，提高检查成功率和图像质量。一方面，智能影像融合与三维重组的运用让 CT 图像在病灶定位、病灶范围、良恶性鉴别、手术方案设计等方面发挥重要作用。而另一方面，通过人工智能技术进行解剖部位智能识别、影像质量判断，可以进一步简化检查和诊断流程，实现一键式检查和报告，提高社会效益。

对于人工智能后处理技术而言，数据为一大关键要素。不同 CT 厂家的影像质量、影像特点都有所区别，难以获得一个通用的人工智能模型，所建立的模型往往在新的医院、新的设备上需要重新进行大数据训练与学习。另外，实验数据与真实临床应用复杂程度的差别导致人工智能后处理技术尚需更多的时间来取得临床应用的突破，相关的法律支持体系也有待完善。

（郑君惠 刘义军）

第四章 MRI检查技术

MR检查技术内容十分丰富,因其无电离辐射、可进行多方位、多参数成像等优势具有良好的临床应用前景,本章仅涉及临床MR检查技术中的一些基本概念与理论,包括:MRI物理原理,硬件设备及成像,常用脉冲序列与影响图像质量的成像参数,流动现象、伪影及其补偿技术,MRI对比剂,MRI检查安全,人体各解剖部位MRI检查技术及MRI特殊成像技术。

学习本章内容时,应当注意复习和联系"医学影像物理学""医学影像设备学"课程中的相关知识,还应当联系临床实践和实际检查操作,以便更好地理解和掌握本章内容。

第一节 MRI物理原理

一、磁共振现象

当前用于人体MRI的原子核主要是氢质子(^1H)和磷(^{31}P),其中以^1H使用最广泛,这是因为^1H是人体中最多的原子核,占人体原子核总数的2/3以上,并且其磁化率高,产生的MR信号强,因此以^1H为例介绍本节内容。目前用于产生MR信号的主要是水和脂肪中的^1H。人体中的水包括自由水和结合水。脑脊液为自由水,结合水是指蛋白质等大分子周围水化层中的水。

^1H是带正电荷的离子,其电荷均匀分布在表面上,原子核自旋时其表面的电荷也随之自旋,相当于环形电流,使核周围产生磁场,但在进入静磁场前其磁场排列是杂乱无章的,每个质子产生的磁化矢量相互抵消,因此人体自然状态下并无磁性,不产生显著的磁化矢量。

进入静磁场(B_0)后,人体内质子产生的小磁场有两种排列方式:有些^1H处于高能级状态,能够对抗静磁场的作用,与主磁体磁化矢量反向排列;有些处于低能级状态,受静磁场束缚,与主磁体磁化矢量呈同向排列。由于处于平行同向的质子略多于处于平行反向的质子,因此产生一个与主磁体同向的净磁化矢量(net magnetization vector,NMV)。根据进动频率,也称Larmor频率,其公式为:

$$\omega = \gamma \cdot B \tag{4-1}$$

式中,ω为Larmor频率,γ为磁旋比,(γ对于某一种磁性原子核来说是个常数,^1H的γ约为42.5MHz/T),B为静磁场的场强,单位为特斯拉(T)。

如果给处于静磁场中的人体组织施加一个射频脉冲,其频率与质子的进动频率相同时,便可将能量传递给处于低能级的^1H,这些^1H获取能量跃迁到高能级,即为磁共振现象。

二、弛 豫

90°脉冲能使净磁化矢量由与静磁场一致的纵向变为横向,当脉冲停止后又会逐渐恢复到纵向的平衡状态,这个过程称为核磁弛豫。弛豫又分解成两个相对独立的部分:①纵向磁化(longitudinal magnetization),矢量从零逐渐恢复到平衡状态,反映^1H与外界环境之间的能量交换过程,称为自旋-晶格弛豫,即纵向弛豫,也称T_1弛豫;②横向磁化(transverse magnetization),矢量逐渐减小直至消失,反映了^1H之间的能量交换过程,称为自旋-自旋弛豫,即横向弛豫,也称T_2弛豫。

实际应用中,将90°脉冲停止后,纵向磁化矢量从零逐渐恢复到平衡状态的63%所需的时间称为T_1弛豫时间;将横向磁化矢量衰减到最大值的37%所需的时间称为T_2弛豫时间。T_1弛豫反映的是^1H把能量传递给周围分子,所需时间长;T_2弛豫反映的是^1H之间的能量传递,所需时间短。因此,同等场强下,所有组织的T_1值都比其T_2值要长很多,一般组织的T_1值为数百到数千毫秒,而T_2值仅为数十到一百多毫秒,少数达数百毫秒。此外,静磁场强度也会影响组织的弛豫时间。一般情况下,随场强的增加,组织的T_1值延长,而T_2值无明显改变或略有缩短。

体内游离水具有较长的T_1值,如脑脊液、水肿区、囊性病变等。人体内含游离水分子较多的组织T_2值较长,如脑脊液等,人体内脂肪组织的T_2值中等,而人体的脾脏、肝脏、肌肉、含水较少或纤维化明显的肿瘤(如肺癌、成骨性肿瘤、胰腺癌)的T_2值较短。

(张 敬)

第二节 MR 硬件设备及成像

一、MR 硬件设备

MR硬件设备主要包括主磁体、梯度系统、射频系统、计算机系统及辅助设备(图4-1)。

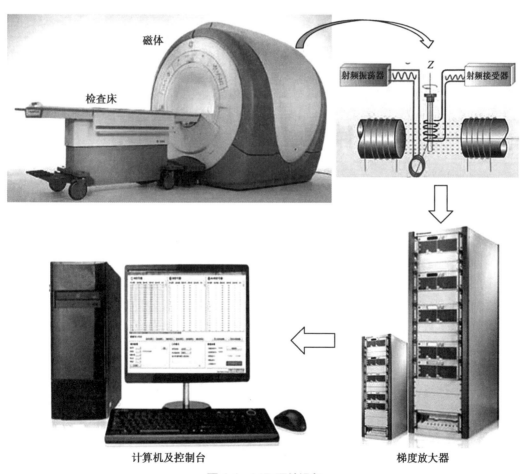

图4-1 MR 硬件设备

(一)主磁体

主磁体用于产生均匀、稳定的静磁场。主磁体按磁场产生方式分为永磁体和电磁体,电磁体又分为常导磁体和超导磁体。

永磁体的优点是结构简单,造价低廉,能耗及维护成本相对较低;其主要缺点是场强较低,多在0.5T以下,磁场均匀差,容易受温度影响引起磁场漂移,目前主要用于开放式MR中。

常导磁体由于耗能大、对电源的稳定性要求高等缺点,目前几乎被永磁体和超导磁体取代。

超导磁体的线圈导线采用超导材料,置于接近绝对零度的超低温环境中,导线内的电阻抗几乎消失,一旦通电后在无须继续供电的情况下可以使导线内的电流一直存在,并产生稳定的磁场,目前中高场强的MR几乎均采用超导磁体。超导磁体的优点是:①容易产生高磁场,目前1.5T和3.0T以上MR均为超导型;②磁场稳定性高,磁场强度随时间的漂移小;③磁场均匀性高;④低能耗。超导磁体缺点是造价较高,维护费用相对较高。

(二)梯度系统

梯度系统由梯度线圈、梯度放大器、数模转换器、梯度控制器、梯度冷却装置等构成,梯度线圈安装于主磁体内。梯度磁场的主要作用有:①进行MR信号的空间定位编码;②产生MR回波,磁共振梯度回波信号是由梯度场切换产生的;③施加弥散敏感梯度场,获得弥散加权成像;④进行流动补偿;⑤进行流动液体的流速相位编码等。

以患者仰卧位头先进为例,将头足方向的静磁场定义为Z轴,将人体左右方向定义为X轴,将人体前后方向定义为Y轴,三轴彼此垂直,各有一组梯度线圈。

(三)射频系统

射频系统由射频发生器、射频放大器和射频线圈等构成。用于实施射频激励,即发射各种翻转角的射频脉冲,同时接收和处理成像区域内 ^{1}H 的共振信号。

其中,射频线圈包括发射线圈和接收线圈,发射线圈发射射频脉冲以激发人体 ^{1}H 产生共振,接收线圈则采集MR信号。一般要求发射线圈能均匀地发射射频脉冲,其性能指标包括射频脉冲强度、射频脉冲宽度、射频有效范围、射频均匀度和品质因数;接收线圈与图像的信噪比密切相关,其距检查部位越近,接收到的信号越强,接收线圈性能指标包括信噪比和灵敏度。

射频线圈按结构分为体线圈、表面线圈、腔内线圈、相控阵线圈等。理论上所有的线圈都可以作为发射线圈和接收线圈,但大多数表面线圈发射的射频场不均匀,通常只作为接收线圈,发射线圈一般由主磁体的体线圈完成。

(四)计算机系统

计算机系统包括扫描控制系统、射频发射控制器、数字滤波器、采样处理系统、重建处理器及序列相关调制系统。

扫描控制系统主要控制射频、梯度、采样及重建开始和结束的时间;射频发射控制器则负责控制射频系统的中心频率、起止时间、信号强度;数字滤波器进行频率解调、滤掉载波信号及降噪处理;采样处理系统是控制K空间填充及配合重建处理器对K空间数据进行图像重建;重建处理器可以对原始数据进行傅里叶变换,重建图像;序列相关调制系统进行梯度触发控制及涡流校正补偿。

(五)辅助设备

辅助设备包括定位系统、扫描床、图像传输、存储及胶片处理系统、液氦及水冷却系统、生理监控仪器及空调等。

二、MR信号及加权成像

(一)MR信号

射频线圈发射与人体内 ^{1}H 进动频率相同的90°脉冲后,净磁化矢量由纵向变为横向,切割接收线圈而产生电信号,即为MR信号。^{1}H 含量高的组织净磁化矢量大,产生的MR信号强度高,因此MR图像可以区分质子密度不同的组织。

（二）加权成像

不同的组织具有不同的 ^1H 密度、纵向弛豫率和横向弛豫率，这些特性均对 MR 信号有影响。在成像过程中，为了获得接近单一反映组织某个特性的 MR 图像，通过调整成像参数的方式，突出反映组织的某方面特性，而抑制其他特性对 MR 信号强度的影响，这就是加权成像。

常用的 MRI 参数包括 T_1、T_2 和质子密度，相应地就有了 T_1 加权成像（T_1-weighted imaging，T_1WI），突出组织 T_1 弛豫（纵向弛豫）的差别，有利于观察解剖结构；T_2 加权成像（T_2-weighted imaging，T_2WI），突出组织 T_2 弛豫（横向弛豫）的差别，显示病变组织好；质子密度加权成像（proton density weighted imaging，PDWI）突出组织 ^1H 含量的差别。

上述三种技术是 MRI 中最基本的几种加权成像技术，反映了组织的一般特性。在实际临床应用中还有其他一些加权成像技术，如弥散加权成像（diffusion weighted imaging，DWI）技术，通过观察活体组织内水分子的微观运动，来进行缺血性脑梗死的早期诊断；灌注加权成像（perfusion weighted imaging，PWI）技术，无创性地评估组织的血流灌注状态；磁敏感加权成像（susceptibility weighted imaging，SWI）技术，利用组织磁敏感性的改变反映其成分和结构的变化等。

三、MRI 的空间定位及 K 空间

（一）MRI 的空间定位

二维扫描时，每采集一个 MR 信号，其代表的是全层的组织信息；三维扫描时，每采集一个 MR 信号，其代表的是整个三维容积的组织信息，因此需要对 MR 信号进行空间定位。MR 信号的空间定位是通过前面提到的 X、Y、Z 轴三套梯度线圈来实现的，包括层面和层厚的选择、频率编码和相位编码。

1. 层面和层厚的选择　确定空间坐标的第一步是确定层面和层厚，主要通过调整梯度场强度和射频脉冲来实现，射频脉冲的中心频率决定成像层面，梯度场强度和射频脉冲的带宽决定成像层厚。规律如下：①梯度场不变，射频脉冲的频率增加，则层面的位置向梯度场高的一侧移动；②梯度场不变，射频脉冲的带宽加宽，层厚增厚；③射频脉冲的带宽不变，梯度场的场强增加，层厚变薄。

2. 频率编码和相位编码　被激发的层面和层厚确定后，此时采集的 MR 信号包含全层的信息。只有把采集的 MR 信号分配到层面内的不同空间位置上，才能显示层面内的不同结构。因此，在完成层面选择后，还需进行层面内的空间定位编码，包括频率编码和相位编码。频率编码梯度场必须在 MR 信号采集过程中同时施加，这样使 MR 信号带有频率编码信息，通过傅里叶变换解码出不同频率的 MR 信号，不同的频率代表不同的位置信息。因此，如果在前后方向进行了频率编码，则必须在与其垂直的左右方向进行相位编码，否则不能区分前后、左右。相位编码同样使用梯度场，但必须施加在与频率编码垂直的方向上，且施加在信号采集前，在信号采集过程中是关闭的。一幅 MR 图像的频率编码梯度场方向和大小都是一样的，而相位编码梯度场强度和 / 或方向是不同的。采集图像时相位编码方向和频率编码方向可以相互切换。此时，采集的 MR 信号则完成了前后及左右方向的空间信息编码，实现了层面内的二维定位。

（二）K 空间

K 空间（K-space）也称傅里叶空间，是带有空间定位编码信息的 MR 信号原始数据的填充空间。K 空间的数据经傅里叶变换，分解出不同频率、相位和幅度的 MR 信号，不同的频率和相位代表不同的空间位置，而幅度代表 MR 信号强度，将不同频率、相位及幅度的 MR 信号分配到各个像素中，形成图像点阵。傅里叶变换是把 K 空间的原始数据点阵转变成磁共振图像点阵的过程。

K 空间的特性包括：①K 空间中的点阵与图像的点阵不是一一对应的，K 空间中每一点包含整个扫描范围的全部信息；②K 空间在 K_X 和 K_Y 方向上都呈现镜像对称的特性；③K 空间中央

区域的 MR 信号决定图像对比，K 空间周边区域的 MR 信号决定图像解剖细节。

正确理解及合理利用 K 空间填充轨迹可提高图像质量，减少成像时间。

（张　敬）

第三节　常用脉冲序列和影响图像质量的成像参数

一、常用脉冲序列及其临床应用

MRI 脉冲序列（pulse sequence）是指射频脉冲、梯度场和信号采集时间等各相关参数的设置及其在时序上的排列组合的总称。典型的脉冲序列由射频脉冲、层面选择梯度（3D 序列则是范围选择梯度）、相位编码梯度（3D 序列有两个方向的相位编码梯度）、频率编码梯度和 MR 信号五部分组成。脉冲序列是 MRI 技术的重要组成部分，它控制着系统施加射频脉冲、梯度场和数据采集的方式，并由此决定图像的加权、图像质量以及显示病变的敏感性。目前已研发出许多不同类型的脉冲序列，目的是获得不同信号对比的加权图像，其中以下四种类型的脉冲序列是最基本的：自旋回波（spin echo，SE）序列、反转恢复（inversion recovery，IR）序列、梯度回波（gradient echo，GRE）序列和平面回波成像（echo planar imaging，EPI）序列。其他类型的脉冲序列实际上都是这四种基本类型的变异型。值得一提的是，不同的设备公司对同一序列的命名可能会有所不同，但其本质一致。

本节将简要介绍临床常用脉冲序列的用途及其优势与不足。在本节学习中，应重点掌握 SE、IR、常规 GRE 和扰相 GRE 序列，熟悉平衡稳态自由进动序列和 EPI 序列，了解其他序列。

（一）SE 序列

1. 经典 SE 序列　由一个 90° 射频脉冲后随一个 180° 重聚相位脉冲组成，其基本过程是：90° 射频脉冲—180° 重聚相位脉冲—获取回波—90° 射频脉冲。从 90° 射频脉冲出现至下一周期 90° 射频脉冲之间的时间间隔为重复时间（repetition time，TR），从 90° 射频脉冲至回波信号产生之间的时间间隔为回波时间（echo time，TE）。TR 和 TE 是 SE 序列中最重要的两个扫描定时参数。

SE 序列首先使用 90° 射频脉冲使质子受到激励而发生磁共振现象，纵向磁化矢量被完全翻转到横向平面（X-Y 平面），此时受到激励的质子进动处于同相位（in phase）并由此产生横向磁化矢量；当停止发射 90° 脉冲后，随着质子发生弛豫，其进动失去相位一致性（out of phase），横向磁化矢量迅速衰减，此过程将产生自由感应衰减（free induction decay，FID）信号，但是这个信号不能被立即接收到。为了获得可用来成像的信号，序列在 1/2TE 处施加一次 180° 重聚相位脉冲，使失去相位一致性的质子在下一个 1/2TE 处发生相位重聚，重新形成横向磁化矢量，这个重新形成的横向磁化矢量将遵循法拉第电磁感应定律，在接收线圈内感应出一个电压（即 MR 信号）并被读出。在上述一个 TR 获取的原始数据被传送到 K 空间，完成一条 K 空间线的填充。成像过程中每一个 TR 内，系统都将启动选层梯度、相位编码梯度和频率编码梯度，以实现选择成像层面和信号的空间编码。上述过程反复重复（一般至少需要 128 个 TR），直至完成一幅图像所需要的全部 K 空间线的原始数据采集。

在 MRI 过程中，静磁场固有的不均匀性和施加梯度场（选层梯度、相位编码梯度、频率编码梯度）等造成的静磁场强度在空间分布上的不均匀性，都将使质子弛豫过程中进动频率迅速出现差异，加速质子的相位离散，导致信号迅速衰减，这个效应被称为 T_2^* 效应。SE 序列中使用 180° 重聚脉冲的作用能使 T_2^* 效应得到几乎完全的补偿，获得的信号中含有真正的 T_2 对比。质子失去相位一致性又被称为去相位（dephasing），质子的相位重聚又被称为复相位（rephasing）。由质子的复相位产生的 MR 信号称为回波,SE 序列获取的回波称 SE。

　　SE 序列中,扫描定时参数 TR 控制着纵向磁化恢复的程度,因而决定着图像的 T_1 加权程度(T_1 对比),当选用短 TR 时,能突出组织之间的 T_1 对比;TE 控制着横向磁化衰减的程度,因而决定着图像的 T_2 加权程度(T_2 对比),当选用长 TE 时,能突出组织之间的 T_2 对比。TR 和 TE 在所有的脉冲序列中也都是最重要的扫描定时参数。表 4-1 列出 TR、TE 对 SE 序列图像信号加权的影响。实际上成像过程产生的信号中含有多种信号对比成分,通过选择适当的 TR 和 TE 才能使其中某一种信号对比被突出或加权出来,产生某一种信号对比的加权图像。当在 SE 序列中选用短 TR、短 TE 时,获取的是 T_1WI;选用长 TR、长 TE 时,获取的是 T_2WI;选用长 TR、短 TE 时,则 T_1 信号对比和 T_2 信号对比均不再重要,突出的是组织之间在质子密度上的对比,获取的是 PDWI;选用短 TR、长 TE 时,由于信号过小而不能产生图像。

表 4-1　TR、TE 对 SE 序列图像信号加权的影响

信号加权	TR	TE
T_1 加权	短(300~700ms)	短(10~30ms)
T_2 加权	长(>2 000ms)	长(>60ms)
质子密度加权	长	短

　　在 SE 序列中,如在 90° 脉冲后仅使用一次 180° 重聚相位脉冲,则仅取得一次回波(单回波),在实际工作中常用于获取 T_1WI(图 4-2);如在 90° 脉冲后使用两次 180° 重聚相位脉冲,则能取得双回波,其中使用长 TR、短 TE 取得的第一次回波产生 PDWI,使用长 TR、长 TE 取得的第二次回波用于产生 T_2WI(图 4-3)。

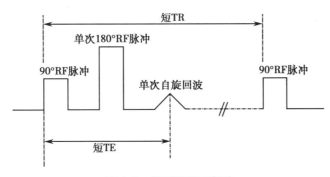

图 4-2　单回波 SE 序列

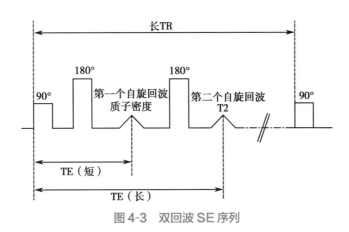

图 4-3　双回波 SE 序列

经典 SE 序列是最基本的成像序列，适用于大多数 MRI 检查。T_1WI 具有较高的 SNR，显示解剖结构效果较好，也是增强检查的常规序列，因为顺磁性对比剂具有缩短质子 T_1 弛豫时间的效应，因而在 T_1WI 上更易于进行增强前后信号强度变化的比较；T_2WI 则更容易显示水肿和液体，而病变组织常含有较多水分，在 T_2WI 上显示高信号，故 T_2WI 常常更易于显示病变。PDWI 主要用于显示各组织的质子密度差异，有较高的信噪比，可用于观察细小结构的组织。

扫描定时参数参考值：① T_1WI，短 TE 10～30ms；短 TR 300～700ms。② T_2WI/PDWI，长 TE 80ms；短 TE 20ms；长 TR > 2 000ms；扫描时间比 T_1WI 长。

经典 SE 序列的主要优点是 SNR 高，图像质量好，用途广，可获得对显示病变敏感的真正 T_2WI。主要不足是扫描时间相对较长，这就需要我们在经典 SE 序列的基础上开发出一种既保留 SE 序列对比度特点而扫描时间又相对理想的序列，目前高场强磁共振通常应用快速自旋回波（FSE）序列取代经典 SE 序列。

2. FSE 序列 是在一个 TR 内首先发射一个 90° 射频脉冲，然后相继发射多个 180° 重聚相位脉冲，形成多个自旋回波，基本过程是：90° 射频脉冲—180° 重聚相位脉冲—获取回波—180° 重聚相位脉冲—获取回波……90° 射频脉冲。该序列基本特征与常规 SE 序列相同，即通过 90° 射频脉冲和 180° 重聚相位脉冲取得 SE 信号，并通过 TR、TE 控制图像信号加权，可获得 T_1WI、T_2WI 和 PDWI，但扫描时间较常规 SE 序列显著缩短。

常规 SE 序列在 90° 射频脉冲后仅施加一次相位编码梯度和一次 180° 重聚相位脉冲，取得一次回波，完成 1 条 K 空间线的数据采集。由于一幅 MR 图像一般至少需要 128 次相位编码，完成 128 条空间线的数据采集，因此要获得一幅图像需要序列反复重复，逐次完成全部数据采集（K 空间填充），常规 SE 序列扫描时间 = TR × 相位编码次数 × 激励次数（NEX）。FSE 序列在一次 90° 射频脉冲后施加多次相位编码梯度和多次 180° 重聚相位脉冲，取得多次回波，完成多条 K 空间线的数据采集，使扫描时间大为缩短。在一个 TR 内，90° 脉冲激发后采集到的一串回波组成回波链（echo train），回波链中的回波数目称为回波链长度（echo train length，ETL）或快速系数（turbo factor），故 FSE 序列扫描时间 = TR × 相位编码次数 /ETL × NEX。

FSE 序列产生的一系列回波，每个回波信号的 TE 不同，第一个回波信号的 TE 最短，最后一个回波信号的 TE 最长。实际上需要操作者选择的 TE 是有效 TE（effective TE），即 90° 脉冲中点到填充 K 空间中心的回波中点的时间间隔。系统将根据所选的有效 TE 调整每次 180° 重聚相位脉冲前的相位编码梯度的斜率，使有效 TE 附近取得的回波对图像信号加权起主要作用。但实际上填充 K 空间各个位置的回波信号都对图像对比有不同程度的贡献，由于回波链中各回波的 TE 不同，因此与 SE 相比，FSE 序列的组织对比将有不同程度的降低，一般情况下 ETL 越长，图像的组织对比越差，尤其是 T_1 对比；同时，由于 T_2 弛豫，横向磁化矢量会随时间逐渐衰减，在 FSE 的不同 TE 采集信号，回波信号强度逐渐减弱，这种强度具有差别的回波信号填充在 K 空间中，在傅里叶变换时将发生相位错误，导致图像模糊，一般 ETL 越长，回波信号强度差别越大，图像越模糊。此外，考虑到多层扫描时，还应注意回波链太长后，一个 TR 内剩余的时间将变少，导致没有足够时间去激励下一层，故一个 TR 允许扫描的最多层减少，反而会使扫描时间延长。因此，ETL 并不是越大越好，在临床成像中应根据不同的需要选择合适的 ETL。

FSE 图像与常规 SE 图像非常接近，只是在 SE T_2WI 上，脂肪呈现中等偏高信号，而在 FSE 的 T_2WI 上，脂肪显示为高信号，故必要时可用脂肪抑制技术进行抑制。在中枢神经系统、肌肉骨骼系统和盆腔检查中，大多数情况下可用短 ETL 的 FSE 代替 SE 序列，尤其是为获取 T_2WI。FSE 序列通常不能与呼吸补偿（respiratory compensation）联用，在胸、腹检查时，图像中伪影增加。

扫描定时参数参考值：① T_1WI，有效 TE 选最短 TE（minimum TE）；短 TR 300～700ms；ETL 2～8；扫描时间一般需 30～60s。② T_2WI，有效 TE 80～140ms；长 TR 3 000～10 000ms；ETL 12～30；扫描时间 2min。FSE 和 SE 序列均可以选用更长的 TE 获取重 T_2WI，可用于 MR 胆胰管

造影、诊断血管瘤和囊肿等。

FSE序列的主要优点是扫描时间比常规SE序列显著缩短，因而便于使用大矩阵、增加NEX。此外，该序列使T_2信号权重增加，更利于显示病变。主要不足是流动和运动伪影增加，在T_2WI上脂肪信号高而难以与水肿鉴别，ETL值过大时图像对比和清晰度下降，对小的出血灶不够敏感。

3.三维快速容积成像序列　基于FSE序列的三维快速容积成像序列是采用可变翻转角的长回波链的FSE容积成像序列，它是通过可变翻转角技术，延长信号衰减曲线并使信号曲线形态发生变化，可以避免因使用长回波链可能导致的T_2衰减而引起的T_2模糊效应，从而确保对比度相对稳定。该序列不同厂商命名不同，如CUBE、SPACE、VISTA。其在临床应用中可以获得T_1、T_2、T_2液体抑制反转恢复序列（FLAIR）等对比度，通常联合容积并行采集技术提升扫描速度，如CUBE与K空间自校准并行采集技术（parallel acquisition technique，PAT）联合使用，可以同时对层面内相位编码方向和层面编码方向实现2D加速，加速因子可以达到更高，同时采用半傅里叶采集技术，进一步缩短扫描时间，使得大量的3D数据矩阵能够在较短的回波链条件下就能采集完成，成像效率大幅度提高。

这类序列的主要优势有：①可以在相对短的时间内完成三维容积扫描，采集层数更多，层厚更薄，空间分辨力更高，减少了常规2D扫描时的部分容积效应和小病灶遗漏；②采用相对长的回波链，具有更好的血流流空效应，有利于血管壁黑血成像；③长的回波链通过利用重聚相位脉冲的饱和效应可以获得更好背景抑制效果；④三维容积T_2 FLAIR序列更有利于发现蛛网膜下腔出血等病变，而增强扫描后三维容积T_2 FLAIR则对脑膜病变更为敏感。

（二）IR序列

1.常规IR序列　由一个180°反转预脉冲、一个90°射频脉冲、一个180°重聚相位脉冲组成，实际上就是在SE序列前施加一个180°反转预脉冲，序列基本过程：180°反转预脉冲—90°射频脉冲—180°重聚相位脉冲—获取回波——180°反转预脉冲。IR序列首先使用一次180°反转预脉冲使全部质子的净磁化矢量反转180°，达到完全饱和（纵向磁化由+1变为-1）。继而，当质子的纵向磁化恢复一定时间后，施加一次90°射频脉冲使已恢复的纵向磁化翻转为横向磁化；当停止发射90°射频脉冲后，质子发生弛豫，横向磁化迅速消失，序列在1/2TE处施加一次180°重聚相位脉冲，使质子在下一个1/2TE处相位重聚产生回波。除最初的180°反转预脉冲外，该序列过程与SE序列基本一样，获取的信号是SE信号（图4-4），因此也被称为反转恢复自旋回波（IRSE）序列。在该序列中，相邻两个180°反转预脉冲之间的时间间隔为TR；从180°反转预脉冲至90°射频脉冲之间的时间间隔为反转时间（time of inversion，TI）；从90°射频脉冲至获取回波之间的时间间隔为TE。上述过程反复进行直至完成全部数据采集，产生一幅IR序列图像。

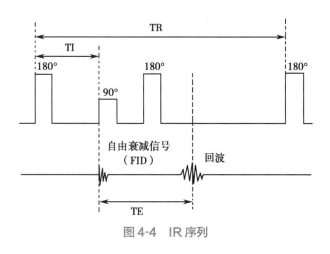

图4-4　IR序列

IR 序列主要用于获取 T_1WI，以取得良好的 T_1 对比。IR 序列的 T_1 加权效应主要取决于 TI 的长度。在 IR 序列中，由于质子纵向磁化的恢复是从 180° 反转预脉冲后的 -1（纵向磁化达到最大负值，完全饱和）至 +1（饱和恢复，纵向磁化完全恢复），范围大，因而通过选择适当的 TI 可获得不同组织之间、正常组织与病变之间在纵向恢复程度上的显著差异，也可以选择性抑制不同 TI 值的组织信号。当同时选择短 TE 时，可获得比 SE 序列更显著的 T_1 加权效果，不仅显示解剖效果更好，而且还可用于增强检查，使顺磁性对比剂的短 T_1 增强效果更明显。有时为了使长 T_2 病变显示为高信号，也可使用长 TE，产生的图像不仅保持了显示解剖效果好的优点，而且长 T_2 病变可显示为高信号，这种图像被称为病理加权像（pathology weighted image）。

IR 序列的 TR 一般均应当充分长（3 000ms 以上），以保证在下一次 180° 反转脉冲开始前纵向磁化得到充分恢复，否则将影响后面的信号加权。因此一般 IR 序列扫描时间也长。

扫描定时参数参考值：① T_1WI，中等 TI 400～800ms（依设备场强而定）；短 TE 10～20ms；长 TR 3 000ms 以上。②病理加权像，中等 TI 400～800ms；长 TE 70ms；长 TR 3 000ms 以上。平均扫描时间为数分钟。

IR 序列的主要优点是 T_1 对比效果好，SNR 高；主要不足是扫描时间较长。目前多应用快速反转恢复序列替代常规 IR 序列，就是在 IR 序列的 90° 射频脉冲后使用多次 180° 重聚相位脉冲并获取多次 SE 信号，与 FSE 相类似，可以使扫描时间显著缩短。

2. STIR 序列　是 IR 序列的一个变异型，是较早应用于脂肪抑脂的序列，特征是选择短的 TI 值（1.5T MR 设备选 150～175ms，3.0T MR 设备选 200ms），恰好在脂肪中质子的纵向磁化恢复到零位（null point）或称转折点时施加 90° 射频脉冲，因此脂肪中质子无横向磁化和信号产生。主要用于抑制来自脂肪的短 T_1 高信号，即脂肪抑制。短 T_1 信号可来源于脂肪、亚急性期血肿、富含蛋白质的液体及其他顺磁性物质，STIR 可使含脂肪的结构信号明显减低，从而鉴别出其中的脂肪成分，并能使与脂肪相邻的其他短 T_1 结构显示得更清楚。此外，STIR 在选用短 TI 的同时选用较长 TE（50ms）、长 TR（>4 000ms），能清楚地显示骨梗死和骨髓水肿，后者可能是隐匿性骨折的唯一征象。但是 STIR 不适合增强检查，因为组织强化产生的高信号可能被抑制掉。该序列脂肪抑制场强依赖性低，适合大范围、偏中心脂肪抑制，但有抑脂不彻底、与脂肪 T_1 弛豫时间相似的组织也会被抑制和图像信噪比较低的缺陷。

3. T_2 FLAIR 序列　是 IR 序列的另一个变异型，特征是选择长的 TI 值（1 700～2 200ms，依设备场强而定），可使脑脊液等游离水的信号被抑制，机制与 STIR 抑制脂肪相类似，不同的是 FLAIR 通常选用长 TE（>70ms）、长 TR（>6 000ms），主要用于抑制脑脊液的高信号，使与脑脊液间隙如脑沟或脑室相邻的脑实质内长 T_2 信号病变（结合水）显示得更清楚，在中枢神经系统检查中应用价值较大。

4. T_1 FLAIR 序列　组织的 T_1 时间会随着磁场强度的提高而延长，从而导致 SE 序列的组织 T_1 对比度变差，故高场强 MRI 常采用快速 IR 序列——T_1 FLAIR 序列来实现 T_1 加权成像，特点是可以明显提高中枢神经系统灰白质之间的对比。T_1 FLAIR 序列中，反转恢复时间在 1.5T 和 3.0T 场强中分别约为 750ms 和 860ms，后续 FSE 序列回波链长度通常为 6～8。

（三）GRE 序列

GRE 序列由于扫描速度快且能提供较满意的 SNR，因而成为目前临床应用较广泛的扫描技术之一。有多种类型，以下介绍几种常用的类型。

1. 常规 GRE（conventional GRE）序列　由一次 <90° 或稍大于 90°（但不使用 90°）的射频脉冲和选层梯度、读出梯度（即频率编码梯度）的反转构成（图 4-5）。与 SE 相比，常规 GRE 序列的主要不同在于：①使用小于 90° 或稍大于 90° 的射频脉冲激发；②使用梯度脉冲取代 180° 重聚相位脉冲，回波的产生依靠选层梯度和读出梯度场（即频率编码梯度场）的反转切换。选层梯度和读出梯度的反转用于克服由于施加梯度场带来的相位离散（去相位）效应，使质子相位重聚

产生回波。由于是梯度重聚相位产生回波,故称 GRE。在 GRE 序列中,相邻两次射频脉冲之间的时间间隔为 TR;射频脉冲至获取回波之间的时间间隔为 TE。

GRE 序列通常使用一次较小翻转角的射频脉冲,因而仍有相当多的纵向磁化被保留,大大缩短了纵向磁化恢复所需的时间,TR 也随之明显缩短。此外,通过选层梯度和读出梯度的反转产生相位重聚,其速度远较用 180°重聚相位脉冲快,使获取回波所需要的 TE 也可明显缩短。因此,与 SE 序列相比,GRE 序列的扫描时间显著缩短。但小翻转角射频脉冲仅使部分纵向磁化翻转为横向磁化,因而 GRE 序列获取的 MR 信号量相对减少,SNR 下降。SE 序列使用 180°重聚相位脉冲可补偿静磁场不均匀性和梯度场以及成像区内组织的磁敏感性梯度引起的相位离散效应,因而可以获得真正的 T_2 对比;而 GRE 序列通过选层梯度和读出梯度的反转产生的相位重聚则仅能补偿部分由梯度场引起的相位离散,由静磁场固有的不均匀性以及由成像区内组织磁敏感性梯度引起的相位离散都不能得到补偿,因而获得的是 T_2^* 信号。GRE 序列与 SE 序列特征的鉴别见表 4-2。

表 4-2 SE 序列与 GRE 序列特征的鉴别

鉴别要点	SE	GRE
射频脉冲翻转角	仅用 90°	可变(不用 90°)
重聚相位机制	180°射频脉冲	梯度反转
补偿磁场不均匀性效果	非常有效	仅能部分补偿
信号特征	真正 T_2WI	T_2^*WI
扫描时间	长	短

在常规 GRE 序列中,选用不同的扫描定时参数和翻转角可分别获得 T_1WI、T_2^*WI 和 PDWI。翻转角和 TR 决定 T_1 加权程度,TE 决定 T_2^* 加权程度。大翻转角(70°~110°)、短 TR(<50ms)将突出质子在纵向磁化恢复程度上的差异(T_1 对比);小翻转角(5°~20°)、长 TR 则 T_1 对比不显著。长 TE(15~25ms)将突出质子在横向磁化衰减程度上的差异(T_2^* 对比);短 TE(5~10ms)则 T_2^* 对比不显著。因此,大翻转角、短 TR、短 TE 将获得 T_1WI;小翻转角、长 TR、长 TE 将获得 T_2^*WI;小翻转角、长 TR、短 TE 将获得 PDWI。在获取 T_2^*WI 和 PDWI 时,由于均使用了小翻转角(5°~20°),纵向磁化完全恢复不需要较长的时间,因此实际上使用短 TR 也不会增加 T_1 权重。

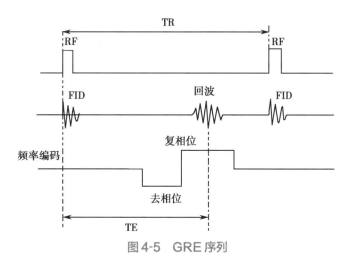

图 4-5 GRE 序列

常规 GRE 序列可用于屏气下腹部单层面或容积扫描、动态增强扫描、血管成像、关节病变等检查。由于 GRE 序列对磁敏感性差异引起的磁场不均匀性敏感,因此对发现和诊断出血性病变如脑挫裂伤、含色素沉着的病变如色素沉着性绒毛结节状滑膜炎等,均特别有用。常规 GRE 序列平均扫描时间为数秒至几分钟。

2. 稳态(static state)GRE序列 又被称为重聚焦 GRE(refocused GRE)序列,是 GRE 类序列的重要组成部分。与常规 GRE 序列相比,稳态 GRE 序列具有三个显著优势:①成像速度快,几乎可与 EPI 技术相比;②图像 SNR 和 CNR 高,能通过不同重聚焦回波途径增加信号量;③临床适用范围更广泛,实用价值很大。在心脏、大血管 MRI 检查中,稳态 GRE 序列已成为评估心脏、大血管解剖形态、功能和心肌活性的标准技术;在腹部 MRI 检查中,它特别适合于屏气采集成像,能有效减少呼吸运动和肠蠕动等带来的运动伪影。稳态 GRE 序列还被用于血管成像、脑脊液流动研究、内耳成像、胰胆管成像、脊髓成像、关节成像、胎儿成像、DWI、介入性 MRI 等。

稳态 GRE 序列的最主要特征是使用短于组织 T_2 和 T_1 时间的 TR。在序列进行过程中的每一个 TR 内,均没有足够的时间使组织完成 T_2 衰减,即仍有部分横向磁化留下来,称为剩余横向磁化(residual transverse magnetization)。随后的射频脉冲将把这部分剩余横向磁化反馈给纵向磁化;与此同时,部分纵向磁化受到 RF 激励而被翻转到横向平面,形成横向磁化。当序列连续经过若干 TR 后,这种同时进行的部分纵向磁化翻转为横向磁化和剩余横向磁化反馈给纵向磁化的过程,将使纵向磁化与横向磁化达到一种彼此共存且保持不变的稳定状态,即稳态,包括纵向稳态和横向稳态。一般情况下,当翻转角为 30°~45°、TR 在 20~50ms 时,即可获得稳态。横向磁化反馈给纵向磁化的量,随翻转角的增加而增加,一般在翻转角 50°~80° 时达到最大。

根据剩余横向磁化在序列中被扰相(破坏掉),还是被通过不同途径重聚焦并贡献出信号,可将稳态 GRE 序列分为两类。第一类,扰相(spoiling)或不相干(incoherent)稳态 GRE 序列,获取的信号成分仅来源于最近一次 RF 激励后的 FID,剩余横向磁化被扰相(破坏掉)。由于剩余横向磁化被扰相,不再参与最后信号的构成,因此这类序列又被认为是不典型的稳态 GRE 序列。第二类,相干(coherent)或典型稳态 GRE 序列,即剩余横向磁化与随后 RF 激励产生的横向磁化相叠加,称为横向相干(transverse coherence)稳态 GRE 序列。

稳态 GRE 序列中应用的是长系列、彼此相距很近的射频脉冲,TR < 组织的 T_2 时间和 T_1 时间,将产生三种类型的信号:①每次射频脉冲后均将产生 FID 信号;②连续成对的射频脉冲后,将产生 SE 信号,即第一次射频脉冲后的 FID,将被第二次射频脉冲重聚焦,并在随后产生 SE 信号;③连续射频脉冲还将产生受激回波(stimulated echo, STE)。根据主要采集上述何种信号,又可将上述第二类,即相干或典型稳态 GRE 序列再分为三种类型:①激励后重聚焦稳态 GRE 序列,信号成分来源于最后一次射频脉冲后的 FID,由于有剩余横向磁化被重聚焦(相干),使该次 FID 中含有多种回波成分,称为 FID(S+)信号。其中含 T_1 加权和 T_2^* 加权混合信号。②激励前重聚焦稳态 GRE 序列,信号成分来源于 SE 和 STE 的复杂重叠,称为 SE(S-)信号。其中由以前的 RF 激励产生的 FID 被当前射频脉冲重聚焦,在随后产生的信号中含强烈的真正的 T_2 加权和可忽略不计的 T_2^* 加权成分,获取的是重 T_2WI。③全部重聚焦稳态 GRE 序列,信号成分是 FID(S+)和 SE(S-)的复杂重叠,影像对比依赖于 T_2/T_1 值,典型序列被称为平衡稳态自由进动(balanced SSFP)序列。稳态 GRE 序列主要特征见表 4-3。

以下介绍上述 4 种类型稳态 GRE 序列的具体应用。

(1)扰相稳态 GRE 序列:由一次 30°~45° 射频脉冲和选层梯度、读出梯度的反转构成。序列中使用短于组织 T_2 时间的 TR 获得稳态,并通过梯度反转重聚相位获取 GRE。序列通过 RF 破坏(RF spoiling)或梯度破坏(gradient spoiling)去除剩余横向磁化(可产生 T_2^* 对比)对图像的影响。

1)RF 破坏:又称 RF 扰相,典型序列包括 SPGR、T_1FFE、FLASH 等。序列每次重复时,均使用具有特殊相位的射频脉冲,接收线圈仅能接收由该次 RF 激励所产生并具有特殊相位的横向磁化感应的信号,而使处于其他相位上的剩余横向磁化被删除,称为 RF 破坏或扰相。主要用于获得 T_1WI 和 PDWI,液体呈低信号,但血管呈高信号。

表4-3 稳态GRE序列特征

特征	稳态GRE序列			
	扰相	激励后重聚焦	激励前重聚焦	全部重聚焦
信号来源	FID	FID（S+）	SE（S-）	FID（S+）、SE（S-）
重聚焦轴	（-）	相位编码轴	相位编码轴	选层轴、相位编码轴、频率编码轴
图像加权	T_1WI	T_2^*WI（也可获得 T_2/T_1WI）	重 T_2WI	T_2/T_1WI
血管表现	亮	黑	黑	2D图像上亮 3D图像上黑
伪影	磁敏感性伪影	运动、流动、磁敏感性伪影	运动、流动、磁敏感性伪影	带状伪影
优点	可获取Gd增强前后快速 T_1WI	可获取 T_2^*WI	可获取真正的 T_2WI	高SNR、CNR，对运动和磁敏感性效应不敏感
主要应用	体部各部位增强前后 T_1WI；多期相动态增强；MRA	评估关节软骨、半月板；MRA	脑脊液流动研究；内耳成像；脊髓成像；DWI；介入性MRI	心脏成像；腹部成像；胎儿成像
典型序列	SPGR，MPGR，FLASH，T_1 FFE	GRASS，FISP，FFE	SSFP，PSIF，T_2 FFE	FIESTA，true FISP，balanced FFE

扫描定时参数参考值：翻转角30°～45°；TR 20～50ms；短TE 5～10ms（获取最大的 T_1 对比）。数秒内可获得单层面屏气扫描，4～5min内完成容积扫描。

2）梯度破坏：又称梯度扰相，典型序列有MPGR、FLASH序列。序列通过选层轴上的一个扰相梯度（spoiler gradient），使剩余横向磁化在下一次脉冲开始前被删除（图4-6）。用途和扫描定时参数与RF破坏类似。

该序列的优点是可用于获取Gd增强前后的快速或屏气下的 T_1WI；可进行2D和3D容积采集，3D容积采集时可获得较高的SNR，显示解剖效果好；在脑、心脏、体部成像和MRA中，均具有重要的应用价值。主要不足是磁敏感性伪影（susceptibility artifact）增加。

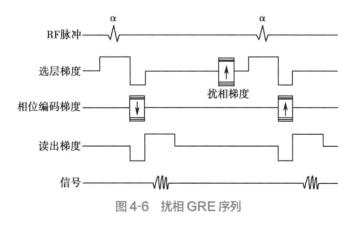

图4-6 扰相GRE序列

（2）激励后重聚焦稳态GRE序列：属于相干GRE序列。典型序列包括GRASS、FFE、FISP等。该序列由一次30°～45°射频脉冲、选层梯度和读出梯度的反转以及一个相位重绕（phase rewinder）梯度构成。序列中使用短于组织 T_2 时间的TR使序列重复前仍有部分横向磁化没有衰减，即剩余横向磁化。序列在相位编码轴上使用了一个额外的极性相反的相位重绕梯度，使剩余横向磁化叠加到新的横向磁化上（横向相干），获取的是FID（S+）信号（图4-7）。该序列得到的

是 T_2^*WI 或 T_2/T_1WI 且对 T_2^* 敏感的图像,能使具有长 T_2 的组织、成分显示为高信号,但血管可呈黑影,增加了影像对比。可用于血管、关节、半月板成像,确定血管是否开放或某一区域是否有液体等。

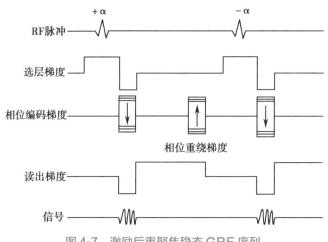

图 4-7　激励后重聚焦稳态 GRE 序列

扫描定时参数参考值:翻转角 30°～45°;TR 20～50ms;TE 15～25ms。数秒内可获取单层面扫描,4～5min 内可完成容积扫描。

该序列的优点是扫描时间短,可用于屏气扫描;可进行 2D 或 3D 容积成像;可获取对长 T_2 信号敏感的 T_2^*WI。主要不足是 2D 采集时 SNR 低;运动、流动、磁敏感性伪影增加。

(3)激励前重聚焦稳态 GRE 序列:属于相干 GRE 序列。典型序列包括 SSFP、PSIF、T_2FFE 等。序列中选层梯度和读出梯度正、负极性的时间顺序与 GRASS 相反(图 4-8)。获取的是 SE(S−)信号,这种信号代表了 SE 和 STE 的复杂重叠。序列中当前射频脉冲后的信号被下一次射频脉冲重聚焦,并在再下一次(第三次)射频脉冲之前发生相位重聚,获取回波,因此称为激励前重聚焦。该序列的有效 TE 比 TR 长,获取的是重 T_2WI。血管显示为黑影。

最主要的优点是可以获得真正的 T_2WI,可用于脑脊液流动的研究、内耳成像、脊髓成像、DWI、介入性 MRI 等。主要不足同 GRASS 序列。

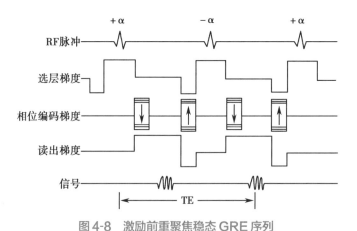

图 4-8　激励前重聚焦稳态 GRE 序列

(4)全部重聚焦稳态 GRE-平衡 SSFP 序列:包括三个名称不同但本质相同的序列:FIESTA、true FISP 和 balanced FFE。平衡 SSFP 序列与其他稳态 GRE 序列之间的主要区别在于它在所有三个轴上(选层、相位编码、频率编码)均使用的是平衡梯度。在射频脉冲之间,正向梯度面积与负向梯度面积相等,使 TR 内由梯度诱导的去相位效应被完全抵消,由磁场不均匀性诱导的去相位在 TE=TR/2 时几乎被完全重聚焦,FID(S+)和 SE(S-)均被利用,虽然是以 GRE 形式取得信号(没使用 180°重聚相位脉冲),但取得的是 SE 信号而不是 GRE 信号(图4-9)。

平衡 SSFP 序列影像对比依赖于 T_2/T_1 值,因此脂肪和水的信号强度非常高,因为在稳态下脂肪和水的 T_2/T_1 值都大。扫描速度快、SNR 高、对运动和磁敏感效应固有的不敏感是该序列的主要优点。现主要应用于心脏、大血管、腹部和胎儿成像。主要不足是 FID(S+)信号与 SE(S-)信号之间可相互干扰,在图像中出现条带伪影(banding artifact)。

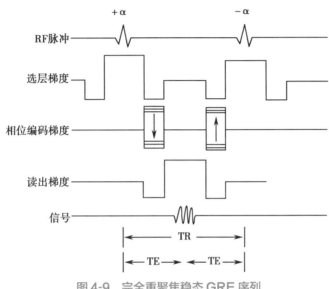

图4-9 完全重聚焦稳态 GRE 序列

3. 快速 GRE 成像序列 又称超快速 GRE(ultra fast GRE)成像序列、亚秒快速 GRE 成像序列。扫描时间仅为几分之一秒甚至数十毫秒,大大缩短了成像时间。序列中的 TR 时间极短(TR<组织的 T_2^*),无充分时间建立起纵向磁化和横向磁化的稳态。较常用的序列有 turbo FLASH、TFE、fast SPGR、3D RAGE 等。由于同时使用了相干或扰相 GRE 技术、分段扫描(segmented scanning)技术,使 TE 可短至 1~3ms,TR 短至 2~5ms,并能在一次屏气下完成十几层扫描。使用不同的磁化准备或预磁化脉冲(premagnetization pulse),可分别获得 T_2 或 T_1 对比图像。快速 GRE 成像技术已被用于脑功能成像、胸腹部成像和动态对比剂增强成像,也被用于心脏功能成像。不足之处是降低了空间分辨力和对比分辨力。3.0T MR 设备为快速 GRE 成像序列的临床实际应用提供了更有利条件,不仅扫描速度快,而且图像的空间分辨力和对比分辨力也得到改善。

(四) EPI 序列

EPI 是在梯度回波的基础上发展而来的,采集到的 MR 信号也属于梯度回波信号。EPI 是目前成像速度最快的技术。在一个 TR 内完成全部数据采集,则可达到最快的扫描速度,这一概念是 EPI 的基础。相较于梯度回波的一次射频脉冲激发后,利用读出梯度场的一次正反向切换产生一个梯度回波,在 EPI 序列中,读出梯度以极快的速度从正→负→正切换,连续读取回波,这种快速切换被称为振荡(oscillate),即一次射频脉冲激发采集多个梯度回波,形成梯度回波链。相位编码梯度也需相应快速调制进行编码。数据采集是连续进行的,所有数据采集都在横向磁化完全衰减以前完成,产生出一幅图像。EPI 序列的分类方式主要有两种:

(1)按激发次数分类。根据一幅图像需要进行射频脉冲激发的次数,EPI 序列分为单次激发(single shot, SS)EPI 序列和多次激发(multiple shot)EPI 序列。单次激励成像技术已经成功应用于临床(如 SS-FSE 等序列);多次激励及分段采集获得的图像质量则更好。

（2）按准备脉冲分类。根据准备脉冲的不同，EPI 序列可分为以下三种。①自旋回波 EPI（SE-EPI）序列：将 SE 序列组合入 EPI 中，即在 90°射频脉冲—180°RF 重聚相位脉冲后进行 EPI 方式数据采集，可获得含有 SE 的 T$_2$WI 效应的图像；②梯度回波 EPI（GRE-EPI）序列：将小翻转角 GRE 序列组合入 EPI 中，即在小翻转角射频脉冲后进行 EPI 方式数据采集，将获得含有 GRE 的 T$_2^*$WI 效应的图像；③反转恢复 EPI（IR-EPI）序列：将 IR 序列组合入 EPI，即在 180°RF 反转脉冲—90°射频脉冲—180°RF 重聚相位脉冲后进行 EPI 方式数据采集，将获得类似于 IRSE 的 T$_1$WI 效应图像。

EPI 序列最大的优点是扫描时间极短（30～100ms）而图像质量相对满意，可最大限度地避免运动伪影。除适用于心脏成像、腹部成像、流动成像外，还可进行功能成像，如脑的 DWI、PWI、fMRI 等。此外，还可用于实时 MRI（real time MRI）、介入性 MRI。虽然 EPI 序列的应用范围和潜力很大，但不能替代常规成像序列。

二、影响图像质量的成像参数

脉冲序列和整个扫描方案（scan protocol），主要是由一系列成像参数构成的。理解这些参数的作用及其彼此间的相互关系非常重要，因为这些成像参数不仅直接决定着图像信号加权，同时也直接影响所获图像的质量。本节将介绍与图像质量有关的主要成像参数和这些成像参数的选择。

在本节学习中，应当重点理解和掌握选择成像参数时的一些基本原则；熟悉这些成像参数的作用；了解它们彼此间的相互关系和改变这些成像参数时对图像质量的利弊。

（一）与图像质量有关的成像参数

要获取良好的图像质量，主要应当考虑到四个方面：SNR、CNR、空间分辨力、扫描时间。

1. 信噪比（signal to noise ratio，SNR） 是指平均信号强度与平均噪声强度的比值。某一感兴趣区内像素的平均值，称为信号，而由患者、环境和 MR 系统电子设备产生的不需要的图像中的随机信号，称为噪声。SNR 是评价图像质量的重要参数。在一定范围，SNR 越高，图像质量越好。在成像操作中除应保证系统本身的状态良好外，还要设法增加接收的信号量以增加信号强度，从而提高图像的 SNR。影响信号强度的主要因素包括：静磁场场强；受检区内质子密度；体素容积；TR、TE 和翻转角；激励次数；接收带宽（receive bandwidth）；回波链长度；线圈类型等。

（1）静磁场场强：在 MRI 中，可被利用的净磁化矢量直接与静磁场场强相关。因此静磁场场强高，图像的 SNR 相对高；静磁场场强低，图像 SNR 相对低。例如，3.0T MR 设备获得的 SNR 是 1.5T MR 设备的 2 倍；而低场强设备为增加 SNR 则通常需要更长的扫描时间。

（2）质子密度：受检区内质子的密度影响信号量。质子密度低的区域如致密骨、肺，产生的信号幅度低，因而 SNR 低，MR 图像对显示这些结构有局限性；质子密度高的区域如脑、软组织，产生的信号幅度高，故 SNR 高，MRI 对检查这些组织结构具有优越性。

（3）体素容积：图像中具体像素的亮度代表一定容积的体素内组织平均信号强度，体素容积 = 像素面积 × 层厚（图 4-10）。图像的 SNR 与体素容积成正比，因为容积较大的体素所含质子数量比容积较小的体素多，因而 SNR 高。任何可改变体素容积大小的参数，也都将影响 SNR 的增减。在其他条件不变的情况下，FOV、像素面积和层厚与体素容积成正比，因而与 SNR 也成正比；当 FOV 保

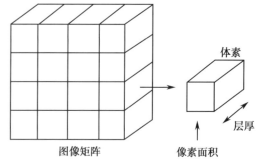

图 4-10　图像矩阵、像素和体素

持不变时,矩阵大小与体素容积成反比,因而与 SNR 成反比。

(4) TR、TE 和翻转角:除决定图像信号的加权外,也影响 SNR,因而也影响图像质量。

TR 决定着纵向磁化恢复的量,因而也决定着下一次激励时能有多少纵向磁化翻转为横向磁化并产生信号。长 TR 时全部纵向磁化得到恢复,因而在下一次激励时将有更多的横向磁化,产生的信号量多;短 TR 则相反,仅有部分纵向磁化得到恢复,并在下一次激励时翻转为横向磁化,产生的信号量少。因而长 TR 增加 SNR,短 TR 降低 SNR。

TE 决定着采集信号前横向磁化的衰减量。长 TE 时,已有相当多的横向磁化被衰减,产生的信号量少,SNR 下降;而短 TE 时则相反,SNR 增高(图 4-11)。

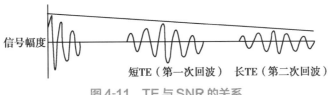

图 4-11　TE 与 SNR 的关系

翻转角同样影响着将有多少纵向磁化能被翻转为横向磁化并在接收线圈内感应出信号。翻转角为 90° 时,纵向磁化完全翻转为横向磁化,产生的信号量最大,SNR 最高;反之,角度越小,产生的信号量越少,SNR 越低(图 4-12)。

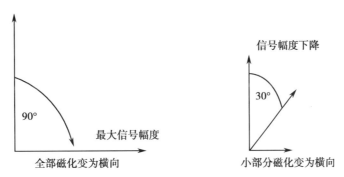

图 4-12　翻转角与 SNR 的关系

就 SNR 而言,SE 序列使用 90° 射频脉冲,使全部纵向磁化均翻转为横向磁化,而 GRE 序列常使用小于 90° 的射频脉冲,仅使部分纵向磁化翻转为横向磁化。此外,SE 序列使用 180° 重聚相位脉冲,比 GRE 序列通过梯度反转产生的相位重聚更有效。因而与 GRE 序列相比,SE 序列获取的信号量更多,SNR 也更高。

(5) 激励次数(NEX):又被称为信号平均次数(number of signal averages,NSA),指数据采集的重复次数,即每一条 K 空间线被重复采集的次数。在采集的数据中,既有信号成分也有噪声成分。信号是被扫描物体的固有特征所决定的,具体信号总是发生在同一空间位置上;而噪声在发生时间上具有随机性,因而发生的位置可能不同。通过增加数据采集次数(即增加 NEX),可降低噪声对图像的影响,增加 SNR。但增加 NEX 不一定是增加 SNR 的最好方法,因为 SNR 的变化仅与 NEX 的平方根成正比。例如,当 NEX 从 1 次增加到 4 次时,才能使 SNR 增加 1 倍(即原来的 2 倍),而扫描时间则需延长至原来的 4 倍。

(6) 接收带宽:是指读出梯度采样的频率范围或单位时间内频率编码方向上的采样次数。减少接收带宽,将使采样速度减慢,但接收到的噪声量相对减少,SNR 增高。例如,将接收带宽减少到原来的一半时,SNR 大约增加 40%,但采样时间延长 1 倍,并增加化学位移伪影。系统都预设了接收带宽,一般情况下不需要改变,仅少数情况下需作调整。例如,减少接收带宽并联合应用化学饱和技术,可以显著改善 T_2WI 的 SNR;而在快速 GRE 成像时,使用很短的 TE,往往需要增加接收带宽。

(7)回波链长度(ETL):ETL 越长,扫描时间越短,但由于 T_2 弛豫,横向磁化矢量会随时间逐渐衰减,在不同 TE 采集到的回波信号强度逐渐减弱,SNR 也随之降低。

(8)线圈类型:在成像中选用的线圈合适与否直接影响信号的接收量和 SNR。同一场强设备采用相控阵线圈的 SNR 会优于正交线圈或单通道线圈,选用合适的线圈并恰当放置,使被成像的组织位于线圈的敏感容积内,是获得良好图像质量的基本保证之一。

总之,SE 序列获得的 SNR 相对较高;矩阵越大、FOV 越小、层面越薄则体素越小,SNR 越低;短 TR、长 TE 将使 SNR 降低;增加 NEX 将使 SNR 相对增高;ETL 越长,SNR 也越低,图像模糊效应增加;选用合适的线圈并恰当放置可使 SNR 增高。

2. CNR 为获取良好质量的图像,需要获得满意的影像对比。对比噪声比(contrast to noise ratio,CNR)是指图像中相邻组织、结构间 SNR 的差异性,即

$$CNR = SNR(A) - SNR(B) \tag{4-2}$$

式中,SNR(A)、SNR(B)分别为组织 A、组织 B 的 SNR。CNR 决定着成像区内不同组织、结构以及病变的可辨认性,是影响图像质量的重要因素之一。良好的 CNR 依赖于不同组织、结构及病变之间在 MR 信号特征上的差异,如在 T_1、T_2、T_2^* 和质子密度等的差异。这些差异需要通过适当的脉冲序列和图像信号加权参数才能显示在图像上。因此,选用合适的脉冲序列和决定图像信号加权的成像参数,主要包括 TE、TR、TI 和翻转角,对 CNR 有直接影响。除此之外,CNR 也受静磁场强度、NEX、体素容积、接收带宽以及线圈类型的影响,这些因素对 CNR 的影响与对 SNR 的影响相同。在临床实践中,应用静脉对比剂增强、化学性预饱和(chemical pre-saturation)、磁化传递对比(magnetization transfer contrast,MTC)等技术,也将增加图像的 CNR。

3. 空间分辨力 图像的空间分辨力是指图像中可辨认出相邻空间关系的最小物体的几何尺寸,即对细微结构的分辨能力。在设备性能和其他成像参数一定的情况下,图像的空间分辨力取决于体素的大小。当体素容积小时,能分辨出的细节多,空间分辨力高;当体素容积大时,能分辨出的细节少,空间分辨力低。

体素的大小取决于成像层面厚度、FOV 和像素矩阵的大小。成像层面越薄则空间分辨力越高;成像层面越厚则部分容积影响越显著,空间分辨力就越低。当 FOV 一定时,像素矩阵越大,则空间分辨力越高;像素矩阵越小,则空间分辨力越低。当像素矩阵一定时,FOV 越小,空间分辨力越高;FOV 越大,则空间分辨力越低。

必须指出,当其他成像参数不变时,在选用薄层面、大矩阵、小 FOV,获得空间分辨力提高的同时,总会伴随着 SNR 的下降。此外,为了获取薄层面、大矩阵和小 FOV 图像,将增加层面选择梯度和空间编码梯度的斜度,使梯度上升时间相对延长,从而使最短 TE(minimum TE)、层面选择和数据编码时间增加,TR 内可激励的层数减少,扫描时间将延长。

4. 扫描时间 是指完成全部数据采集的时间。以 SE 序列为例,扫描时间 = TR × 相位编码次数 × NEX。因此,扫描时间与 TR、相位编码次数、NEX 成正比。扫描时间越长则发生运动伪影的机会越多,在 2D 连续采集(sequential acquisition)方式时仅影响正在采集的层面;而在 3D 容积采集时,将影响所有层面。

(二)成像参数的选择

理想的图像质量应当具有尽可能高的 SNR 和 CNR、尽可能高的空间分辨力以及尽可能短的扫描时间。然而一种因素的改善总是不可避免地伴随另一种甚至一种以上因素的损失。因此,需要根据具体检查部位、检查目的权衡选择成像参数。表 4-4 列出图像质量与成像参数之间的关系。

表4-4 图像质量与成像参数的关系

图像质量因素	成像参数的选择	不利影响
最佳SNR	NEX↑	扫描时间↑
	矩阵↓	空间分辨力↓
	层厚↑	空间分辨力↓,部分容积效应↑
	接收带宽↓	最短TE↑,化学位移伪影↑
	FOV↑	空间分辨力↓
	TR↑	T_1加权↓
	TE↓	T_2加权↓
	ETL↓	扫描时间↑
最佳空间分辨力（方形FOV）	层厚↓	SNR↓,扫描覆盖范围↓
	矩阵↑	SNR↓,扫描时间↑
	FOV↓	SNR↓,扫描覆盖范围↓,包裹伪影↑
最短扫描时间	TR↓	SNR↓,成像层数↓
	相位编码次数↓	空间分辨力↓
	NEX↓	SNR↓
	容积采集层数↓	SNR↓

在实际工作中,由于 MR 设备的场强、性能存在差异,因此具体成像参数的选择没有统一的标准,但每一设备均附有操作手册,其中列出了具体成像序列和成像参数的清单,可直接参照使用。为了获得良好的图像质量,在选择成像参数时应当注意以下一些基本原则:①应根据检查目的和检查部位选择合适的脉冲序列、图像信号的加权参数和扫描平面(轴、冠、矢、斜),这是获取良好 SNR 和 CNR 的基本条件。②在设置成像参数时,应特别注意 SNR 是影响图像质量的最重要因素。一般情况下,当成像序列和图像信号加权参数选择合适,图像 SNR 高时,多能同时满足对 CNR 的要求。尤其在使用中、低场强设备完成检查时,应避免为追求过高的空间分辨力而牺牲 SNR,如选择 <3mm 的层厚、很大的矩阵(≥512)或很小的 FOV(≤80mm)。有时层厚减少1mm 并不能明显提高空间分辨力,却可能造成 SNR 的严重下降;而当 SNR 很低时,图像的 CNR将明显降低,再高的空间分辨力也将无效。③尽量采用短的扫描时间。不应为追求过高的 SNR或空间分辨力而使扫描时间过分延长。因为患者在磁体内很难长时间保持不动,咳嗽、打喷嚏、微小的移动均可使图像质量显著下降。一次检查一般应控制在 30min 内完成,尤其是针对急症患者,更应注意缩短扫描时间。④应当注意人体不同解剖部位信号强弱的差异。信号较强的部位,如头部,使用较大的矩阵、很少的 NEX 即可获得满意的 SNR 和 CNR;而信号较弱的部位,如肺,则应当使用较小的矩阵并增加 NEX 的次数。

（周高峰）

第四节 流动现象、伪影及其补偿技术

体内流动的质子与周围处于静止状态的质子相比,在 MRI 上表现出不同的信号特征,产生流动现象(flow phenomenon)并可引起流动运动伪影(flow motion artifact)。流动现象和流动运动伪影主要来源于血管内流动的血液和脑脊液腔内流动的脑脊液。以下简述流动现象及其补偿技术,常见伪影及其补偿技术。

一、流动现象及其补偿技术

（一）流动现象

1. 流动状态　体内流动质子的流动状态主要见于以下类型（图 4-13）。

（1）层流（laminar flow）：管腔内流速稳定、规律的流动状态，管腔中心流速快，贴管壁处因管壁阻力而流速相对较慢。

（2）涡流（vortex flow）：是层流流经管腔狭窄处时产生的一种流动状态。在狭窄处流速加快，而在狭窄后管壁处呈漩涡状流动。

（3）紊流（turbulent flow）：又称湍流，管腔内无规律的流动状态，其中含有多种不同方向且流速随机波动的流动成分。

（4）螺旋流（spiral flow）：流动方向呈螺旋状。

按照流速的变化将流动分为三个等级：第一级，流速、方向稳定的层流；第二级，加速度的流动；第三级，流速急促无规律变化的流动。目前技术水平仅能对第一级流动即层流产生的流动现象做出补偿。

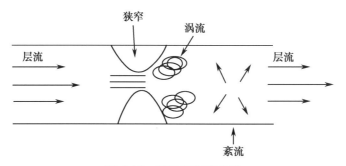

图 4-13　流动状态示意图

2. 流动现象

（1）时间飞越：流动质子（流体）在成像过程中，因流入或流出成像容积而发生信号强度改变，称时间飞跃（time of flight, TOF）效应。快速流动的质子如血管内快速流动的血液，在成像层面内受到 RF 激励但在相位重聚前流出成像层面而未经历重聚相位，或在 RF 激励后才流入成像层面而未受到激励，这两种状态均无信号产生，在影像上都表现为管腔内信号缺失而呈黑影，这种现象被称为高流速信号丢失（high velocity signal loss）或流空（flow void）。仅见于 SE 序列，因为 SE 序列中 90° 射频脉冲和 180° 重聚相位脉冲均具有层面选择性。当流动质子垂直进入成像层面时，流速越快则既接收到 90° 射频脉冲又接收到 180° 重聚相位脉冲的质子就越少，流空现象就越显著；反之，流速越慢则流空现象越不显著。同理，TE 越长、层面越薄，则流空现象越明显；反之则越不显著。GRE 序列中射频脉冲具有层面选择性，而重聚相位梯度则是施加于全身而不具层面选择性，因此不发生流空现象。

（2）进入现象（entry phenomenon）：成像层面内的静止质子受到射频脉冲反复激励后趋于饱和，信号变弱，而垂直流入成像层面未曾受到过激励的"新鲜"流动质子（如血管内的血液），如果在成像层面内受到激励并经历相位重聚，则可产生比周围静止质子更高的信号强度，并在进入一组成像层面的第一层时最显著。这种现象也被称为流动相关增强（flow-related enhancement）或流入效应（inflow effect）。在一组成像层面的纵深部，随着流动质子接受较多次激励而逐渐饱和，流入效应逐渐减弱。由于该效应与流动质子受到的激励次数有关，因此长 TR、薄层面、流速快、流动方向与层面选择方向相反时，流动质子受到的激励次数少，流入效应显著；反之不显著。流动相关增强是快速流动的质子（如大血管中血液）在 GRE 序列图像中呈高信号的原因，也是实现不使用对比剂的 MRA 的基础。

（3）体素内相位离散：在同一体素内如同时含有流动质子和静止质子或流动质子间速度、方向不一致时，体素内质子间将出现相位差，结果导致体素内质子相位离散，信号降低，这种现象称为体素内相位离散或体素内去相位（intravoxel dephasing）。

（二）流动现象的补偿

由于流动现象的存在，可使流动质子的信号强度发生很大变化，并产生流动运动伪影，给诊断带来困难，特别会对评估血管开放状态、有无血栓等造成困难。为克服流动现象带来的不利影响，常用以下方法进行补偿。

1. 梯度磁矩重聚相位 又称流动补偿（flow compensation），用于补偿沿某一梯度场方向流动的层流（第一级流动）质子的体素内相位离散。方法是通过选层梯度和/或读出梯度的极性变化作为补偿梯度，使流动质子的相位变化为零而重聚相位，即同一体素内质子相位相同，体素产生亮信号。梯度磁矩重聚相位（gradient moment rephasing）的补偿作用对慢速层流最有效，如静脉和较小动脉内的血流，但是不能对第二级或第三级流动做出补偿。

2. 预饱和 使用空间预饱和（spatial presaturation）脉冲可最大限度地减少流动现象引起的流动运动伪影，对快速和慢速流动都有效。方法是对 FOV 外一定容积内的流动质子预先施加一次 90° 射频脉冲，当这些质子进入成像层面后将再次受到 90° 射频脉冲而完全饱和，没有横向磁化产生，因而无信号产生（图 4-14）。空间预饱和技术通常用于血流和脑脊液显示为低信号的 T_1WI 和 PDWI。为达到预饱和效果，应根据质子流动方向决定预饱和容积的位置。例如，在体部矢状位和轴位成像时，预饱和容积设置在 FOV 的上方（头侧）、下方（足侧），可分别使自上方流入的动脉血和自下方流入的静脉血被预饱和；在头部成像时，预饱和容积设置方向则相反，即 FOV 上方的预饱和带可使自上方流入的静脉血被饱和；FOV 下方的预饱和带可使自下方流入的动脉血被饱和。

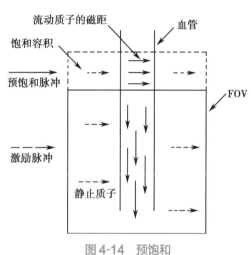

图 4-14 预饱和

3. 偶数回波重聚相位 如果使 SE 序列含两次或两次以上回波，则获取其中的偶数回波可减少体素内相位离散的影响，称为偶数回波重聚相位（even echo rephasing）或偶数回波复相位。质子在受到激励后，将经历相位离散和重聚相位过程，所需时间相等。因此，流动质子在 SE 序列的第一次回波时（如 TE = 40ms）如处于相位离散状态，则在 TE 增加了 1 倍（TE = 80ms）的第二个回波和随后的偶数回波，将处于相位重聚的状态。偶数回波重聚相位主要用于 T_2WI，以减少体素内相位离散引起的信号丢失。

二、常见伪影及其补偿技术

伪影是指在 MRI 扫描或信息处理过程中，由于某种或几种原因使图像中出现了人体不存在的信息或与实际解剖不相符的信号。所有 MR 图像中都或多或少地含有伪影，有些伪影可消除，有些则仅能尽量减少而不能完全消除。本节简要介绍常见伪影的形成原因和补偿技术。

（一）运动伪影

运动包括生理性运动，如心血管搏动、呼吸、血液及脑脊液流动、肠管蠕动等和自主性运动，如吞咽、咀嚼、眼球运动等。在 MR 信号采集过程中，任何方向的运动在梯度场下都会导致相位变化的积聚，即出现相位偏移，傅里叶变换时会把这种相位的偏移当成相位编码方向的位置信息，把组织信号重建到错误的位置，从而形成运动伪影。运动伪影根据形成原因分为生理性运动伪影和自主运动伪影。

补偿方法：

1. 改变相位编码方向 由于频率编码方向数据采集较快，因此该方向的运动伪影较相位编码方向上更轻，交换成像层面的频率编码与相位编码方向，即将原来的相位编码方向改为频率编码方向，可有效减轻运动伪影的影响。

2. 预饱和技术 在成像序列开始前使用预饱和射频脉冲，使感兴趣区外含伪影源的容积预饱和，使其质子不再产生信号，也就不会产生伪影。如颈椎矢状位成像时，对颈椎前方包括喉部的容积进行预饱和，可克服吞咽动作引起的运动伪影。

3. 呼吸补偿、呼吸触发、呼吸导航和相位导航技术 呼吸补偿是胸、腹成像时在患者身上放置一种感压器，系统将根据患者呼吸运动幅度调整相位编码梯度，完成 K 空间数据填充，以减轻呼吸运动引起的胸、腹部运动伪影。呼吸触发是控制射频脉冲在一定的呼吸期相发射，使数据采集在同一期相进行。呼吸导航回波（respiratory navigator echoes）是通过监测膈肌处感兴趣区的信号变化，完成数据采集。该技术更有效，但会增加扫描时间和 / 或使 SNR 下降。

4. 心脏门控 包括：①心电门控，用于消除心脏、大血管搏动产生的运动伪影。在患者胸部放置电极和导线，连续获取心电图，通过心电信号控制每次射频脉冲均在心室舒张中末期发射，每层的数据采集均在心动周期的同一期相进行。②外周门控（peripheral gating），用于消除小血管搏动和脊髓成像中脑脊液搏动性流动产生的重像伪影。在患者手指上使用一种传感器，检测毛细血管中血流的搏动（指脉），每次射频脉冲均在心动周期的同一期相发射，每层数据采集均在同一期相进行。

运动伪影的其他补偿措施：①患者的积极配合，屏气扫描，用垫子或带子固定制动，躁动患者必要时给予镇静剂，腹、盆腔检查前可给予肠蠕动抑制剂，对合作欠佳的患者应尽量缩短扫描时间；②使用流动补偿，以减少血液流动产生的伪影；③使用快速扫描序列，如 FSE、GRE、EPI 等；④在扫描中增加 NEX 和使用螺旋 K 空间填充脉冲序列也是减轻运动伪影的有效方法。

（二）卷褶伪影

卷褶伪影（wrap around artifact）是指 FOV 小于受检解剖部位时，FOV 以外的组织影像被卷褶到该图像的对侧或在三维采集时一端的层面图像卷褶到另一端的层面图像上。之所以会出现卷褶伪影是因为 FOV 外邻近接收线圈的解剖结构也产生信号，一旦这种信号被接收，将被错编入 FOV 内。原理上在相位编码方向和频率编码方向上都可以出现卷褶伪影，而在实际应用中，卷褶伪影往往出现在相位编码方向上，这是因为在频率编码方向上扩大信号空间编码范围不增加采集时间，故所有的成像协议都内置了频率方向的超采技术，在频率编码方向也就不会有卷褶伪影的现象发生。此外，卷褶伪影在 3D 序列上也可出现在层面选择方向。

补偿方法：卷褶伪影是可以完全消除的。

1. 增大 FOV，使所有产生信号的解剖结构均被包括在 FOV 内。

2. 预饱和脉冲，在 FOV 外施加预饱和带也能有效减少卷褶伪影。

3. 在相位编码方向上施加超采样技术，对超出 FOV 范围的组织也进行相位编码，重建时并不把过采样区域信号进行重建。

4. 调换相位编码方向，将受检部位最小直径放置在相位编码上。

5. 使用表面线圈，表面线圈只能接收灵敏区域内的组织信号，故不产生卷褶伪影。

6. 三维采集的卷褶伪影可设置自动删除最上和最下层面的图像。

阵列空间敏感性编码技术（array spatial sensitivity encoding technique，ASSET）伪影是卷褶伪影的一种特殊类型，表现为图像中心条带状伪影，SNR 明显降低等。正确的校准扫描、校准扫描与扫描序列的定位及屏气方法保持一致、选择合适 FOV 和正确使用线圈等可抑制阵列空间敏感性编码技术伪影。

（三）化学位移伪影

化学位移伪影是由于人体内脂肪中与水中的质子所处的化学环境存在差异引起。虽然脂肪与水均含（氢）质子，但脂肪中的氢与碳相连，而水中的氢与氧相连，脂肪中的质子进动频率慢于水中的质子。两者进动频率上的差异与静磁场场强成正比，因此这种差异在高场强设备较显著。在 1.5T 设备，当接收带宽为 ±16kHz（即 32kHz）、频率编码次数为 256 时，则 FOV 频率编码方向上每一像素的频率宽度为 125Hz；而脂肪中的质子与水中的质子进动频率相差 220Hz，由于脂肪的氢质子进动频率低于水中氢质子，在 MR 频率空间定位时，会把脂肪中氢质子的低进动频率误认为空间位置的低频率，使同一体素内的脂肪和水的信号位置在影像上彼此分离，发生 1.76 个像素距离的移位，产生化学位移伪影（图 4-15）。化学位移伪影仅发生在频率编码方向上，并随静磁场场强的增加而加重，MR 图像上脂肪组织的信号会在频率编码方向上向梯度场较低的一侧错位，使位于脏器的低频率方向一侧脂肪和水信号重叠，形成一明显的高信号白色带状影；而高频率方向一侧，脂肪和水信号分开则出现一低信号黑色带状影，常出现在脂肪组织与其他组织的交界面上，尤其在肾脏、视神经等边缘以及椎体与椎间盘之间的界面上表现突出，该类伪影也称为 I 类化学位移伪影。

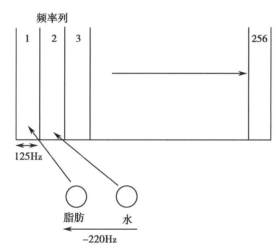

图 4-15　1.5T 设备的化学位移

补偿方法：

1. 增加接收带宽、使用尽可能小的 FOV、降低频率编码步数。

2. 应用脂肪抑制技术，抑制化学位移伪影产生源脂肪的信号，或使用长 TE 降低脂肪信号。

3. 改变相位编码与频率编码方向，使化学位移方向与水脂界面平行，消除或减少化学伪影。

（四）化学性配准不良伪影

化学性配准不良（chemical misregistration）又称 II 类化学位移伪影（chemical shift of the second kind）或相位失聚伪影（out of phase artefact），也是由于同一体素内脂肪与水中的质子进动频率不一致所引起。这种进动频率上的差异，使同一体素内两种成分中的质子在进动过程中呈相位聚合与相位失聚周期性交替变化。当两者处于同一相位时信号强度为水分子质子与脂肪分子质子信号的叠加；而当两者相位不一致时，则信号被消除，在影像上表现为围绕某些器官的边缘区，尤其是肌束边缘区由脂肪与水共存的体素构成的界面上出现黑环影，或称勾边效应。这种伪影在 GRE 序列图像上最明显，因为梯度反转重聚相位效果差，而 SE 序列的 180° 重聚相位脉冲可显著地减弱这种伪影。

补偿方法：

1. 使用 SE 序列。

2. GRE 序列成像时,选择适当的 TE 值,使信号采集发生在质子相位重聚时,可显著减弱这种伪影。一般而言,在 1.5T 设备上 TE 值可选 4.44ms 的倍数,3.0T 设备 TE 值可选择 2.22ms 的倍数。

(五) 截断伪影

截断伪影也称 Gibbs 伪影,系数据采样不足所致(填充的 K 空间线太少),表现为图像中高、低信号强度差别大的交界区信号强度失准,在相位编码方向上出现高低信号交替的平行条带状伪影。在颈椎矢状位 T_1WI 上这种伪影比较常见,表现为颈髓内出现低信号线影。其他部位如颅骨与脑、脂肪与肌肉和半月板与关节液等交界区也可出现这种低信号线状伪影。

补偿方法:该伪影不可能完全消除。

1. 增加信号采样时间。

2. 减小像素尺寸,如减小 FOV 或增加相位编码次数,避免数据采样不足。

3. 增加激励次数。

(六) 磁敏感性伪影

磁敏感性或称磁化率(magnetic susceptibility),是指物质可被磁化的能力。在磁敏感性差异较大的两种组织界面附近,静磁场(B_0)的均匀性将被破坏,图像局部出现异常低/高信号或信号缺失,甚至使图像严重失真,称为磁敏感性伪影。体内金属异物或组织中沉积的铁引起这类伪影尤为显著,因为金属的磁敏感性比软组织高得多。这种伪影也可发生在充气结构附近,如在充气的胃肠道、鼻窦、肺组织等空气 - 组织界面处,且随场强增加而增加,因此在 3.0T 设备的图像上,特别是在 GRE 和 EPI 序列图像上更显著,因为梯度反转不能补偿磁敏感性差异引起的相位离散。

补偿方法:该伪影也属于不能完全消除的伪影。

1. 去除受检者身上和磁体洞内的铁磁性金属物质。

2. 使用 SE 序列、短的 TE(相位离散时间短)、短的回波链、增加接收带宽、添加局部匀场等。

3. 使用螺旋 K 空间填充脉冲序列,特别是弥散成像。

(七) 拉链伪影

拉链伪影(zipper artifact)是指图像相位编码方向或频率编码方向上出现致密线状伪影,似拉链状。最常见原因是其他射频脉冲的干扰,当扫描室 RF 屏蔽不严密时可出现这种伪影。出现这种伪影时应通知维修工程师进行检查。

(八) 交叉激励

当射频脉冲对所选层面进行激励时,相邻层面内的质子也可能受到激励(图 4-16),当再次对这些层面进行激励时,层面内曾受到过激励的质子则可发生饱和,影响信号强度和图像对比,这种效应称交叉激励(cross excitation),又称串话(cross-talk)干扰。斜位定位层面交叉和预置饱和带也可能带来同样的伪影。

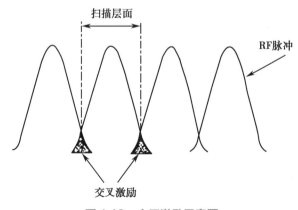

图 4-16 交叉激励示意图

补偿方法：

1. 成像层面之间保持一定的间隔，其宽度为层厚的30%时可有效地减少交叉激励效应。

2. 交替激励（interleaving），如层面激励顺序为第1、3、5、7层为一组，在第一个TR完成；第2、4、6、8层为第二组，在第二个TR完成。使相邻两组层面间隔一个TR。应用此功能时，不需设置层面间隔。

3. 方形射频脉冲，有些系统的软件具有使射频脉冲方形化（square off）的功能，使交叉激励明显减少，同时常伴有一定的信号丢失，并仍需留出10%层厚的层间隔。

4. 定位层面避免在组织兴趣区内交叉，预置饱和带避开观察部位。

（九）波纹伪影

GRE序列图像上有时可见到波纹伪影（Moiré artifact），是由位于FOV外组织的信号包裹和磁场不均匀性共同引起的，尤其当患者的手臂接触到磁体孔壁时，图像边缘区出现黑白相间的波纹伪影。使用SE序列或确保患者的手臂位于FOV内，即可消除这种伪影。

（十）电解质伪影

身体中的水和大多数组织具有相当高的介电常数，使电磁辐射的波长和速度都降低，产生电介质效应，引起射频场（B_1）分布不均匀，形成电介质伪影。电介质效应存在于所有场强的磁共振，场强越高，射频脉冲的频率越高，波长越短，穿透力下降，电介质效应越明显。引起射频场不均匀形成电介质伪影的原因有二：一是驻波效应，在施加RF时，振荡电磁波的磁场分量激励人体质子并形成一个振荡的磁场B_1，由于人体不同组织介电常数不同，产生了局部磁场B_1的叠加，形成所谓的驻波效应，驻波效应导致射频脉冲在人体内分布不均匀而出现信号丢失，在图像中产生强烈的信号变异，出现亮的或黑的洞影，又称驻波伪影（standing wave artifact），对T_2WI影响尤为明显；二是屏蔽效应（shielding effect），射频场的快速变化可感应出一种循环电场，当发生在高导电性介质中时，如腹水，将产生一种循环电流，反过来对抗变化的射频场，使其振幅降低、能量耗散，形成屏蔽效应，在图像上出现低信号区。

驻波效应形成的电介质伪影可以使用改良的射频脉冲和线圈加以解决；对于屏蔽效应形成的电介质伪影目前尚无可靠的解决方法。

（十一）近线圈伪影

表面线圈包括相控阵线圈在接收MR信号时越靠近线圈的区域采集到的信号越高，导致整个采集容积区域信号不均匀现象，称为近线圈效应，常表现为在靠近线圈的层面图像组织信号较高。近线圈效应会造成图像信号的均匀度降低，严重时会直接影响诊断。

补偿方法：

1. 采用滤过技术，使距离线圈不同远近的组织信号尽可能接近。

2. 利用表面线圈敏感度信息与体线圈比对的方法。具体做法：在成像序列扫描前，先利用表面相控阵线圈进行校准扫描或称参考扫描，再利用体线圈再扫描一次。

（周高峰）

第五节 MRI对比剂

MRI的优势之一是具有良好的软组织对比，从而使MRI发现病变的敏感性显著提高。但是，部分正常与病变组织的弛豫时间有较大的重叠，信号有交叉，仅有MRI平扫，定性诊断困难，而且有时难以发现小病灶。MRI对比剂能改变组织的弛豫时间，进而改变组织的信号强度，从而提高组织对比，达到提高病灶检出率及诊断准确性的目的。目前临床常用的MRI对比剂为二乙三胺五乙酸钆（gadolinium diethyl triamine-pentoacetic acid，Gd-DTPA），为顺磁性物质。还有一些对比剂,如含 Fe^{2+} 的超顺磁性物质、以 Mn^{2+} 为基础的细胞内对比剂等,但临床应用较少。

一、增 强 机 制

MRI 对比剂虽与 X 线、CT 检查中碘对比剂的临床应用目的相同,但作用原理不同。MRI 对比剂的增强作用是间接的,其本身不产生信号,主要是通过进入体内的对比剂改变钆剂周围质子的环境,影响邻近质子的 T_1 和 T_2 弛豫时间,改变信号强度,提高不同组织在 MRI 图像上的对比。MR 信号强度的变化与 T_1、T_2 弛豫时间呈指数关系,即 T_1、T_2 弛豫时间的轻微变化可导致信号强度的明显变化。目前临床常用的具有顺磁性金属离子如钆(Gd^{3+})、锰(Mn^{2+})、铁(Fe^{2+})等对比剂,其原子具有不成对的电子,且有较大的磁矩(表 4-5),弛豫时间长,磁化率较高。这些顺磁性物质在被激励的质子之间或由质子向周围环境传递能量时,使质子 T_1、T_2 弛豫时间缩短,但两者程度不同,以其中一种为主。当 T_1 缩短使 T_1WI MR 信号强度增强,T_2 缩短,超过 T_1 缩短效应,使 T_2WI 信号降低;目前临床应用中主要利用质子 T_1 缩短的效应。另外,MRI 对比剂作用也受对比剂浓度、积聚处组织弛豫性、对比剂在组织内相对弛豫性及 MRI 扫描序列参数等多种因素的影响。

表 4-5 几种重要顺磁性离子及其性质

离子	不成对电子数	电子自旋弛豫时间 /s
钆(Gd^{3+})	7	$10^{-9} \sim 10^{-8}$
锰(Mn^{2+})	5	$10^{-9} \sim 10^{-8}$
镝(Dy^{3+})	5	$10^{-13} \sim 10^{-12}$
铁(Fe^{2+})	4	$10^{-11} \sim 10^{-10}$

超顺磁性物质,磁性介于顺磁性物质与铁磁性物质之间,如超顺磁性氧化铁微粒具有很强的磁化率,尽管也使质子 T_1 弛豫时间缩短,但主要效应是造成局部磁场不均匀,使质子 T_2、T_2^* 弛豫时间缩短。

二、分 类

根据对比剂在体内分布、磁特性、对组织 T_1 或 T_2 的主要影响和所产生 MR 信号强度的差异,可进行如下分类:

1. 根据 MRI 对比剂对组织弛豫时间磁力的作用分类 对比剂可分为顺磁性、铁磁性和超顺磁性对比剂三类。目前大部分使用和开发研制的 MRI 对比剂为顺磁性和超顺磁性物质。

(1)顺磁性对比剂:由顺磁性金属元素组成,如 Gd^{3+}、Mn^{2+}。当对比剂浓度较低时,其对机体组织的 T_1 弛豫时间影响较大,使 T_1 弛豫时间缩短并使信号增强;随着对比剂浓度升高,其对 T_2 缩短效应更明显,使组织 T_2 缩短超过 T_1 效应,使 MR 信号降低。常用其 T_1 缩短效应作为 T_1WI 中的阳性对比剂。

(2)超顺磁性对比剂:由氧化铁微粒或晶体组成。利用其强烈影响局部磁场均匀性,而产生磁化率效应,使质子相位离散加速,T_2、T_2^* 弛豫时间缩短。

2. 根据 MRI 对比剂的生物分布特点和作用机制分类 对比剂可分为细胞内和细胞外对比剂两类。

(1)细胞外对比剂:目前临床广泛应用的大多数钆制剂属此类。它在体内呈非特异性分布,可在血管内与细胞外间隙之间自由通过。因此需要合理设定个性化扫描时间,方可获得良好的组织强化对比图像。

(2)细胞内对比剂:以体内某一组织或器官的一些细胞作为靶来分布,如网状内皮系统(reticulo-endothelial system,RES)对比剂和肝细胞对比剂(如钆贝葡胺和钆塞酸二钠)。此类对比剂注入静脉后,立即从血中廓清并与靶组织结合。其优点是使摄取对比剂的组织和不摄取的组织之间产生对比。

三、应　用

(一)钆螯合物

钆螯合物是基于顺磁性稀土元素 Gd 的有机螯合体,多数为细胞外对比剂。临床常用的细胞外对比剂有 Gd-DTPA、Gd-DTPA-BMA、Gd-BT-DO3A 和 Gd-DOTA 等;Gd-EOB-DTPA,为肝细胞内特异性对比剂;Gd-BOPTA,既可作为细胞外对比剂也可作为肝细胞内特异性对比剂。Gd-DTPA、Gd-EOB-DTPA、Gd-BOPTA、Gd-DOTA 为离子型对比剂,而 Gd-DTPA-BMA、Gd-BT-DO3A 属非离子型对比剂。依化学结构分为线形和大环形螯合物,Gd-DTPA、Gd-BOPTA、Gd-DTPA-BMA、Gd-EOB-DTPA 属线形螯合物,而 Gd-DOTA、Gd-BT-DO3A 属大环形螯合物(表 4-6,图 4-17)。大环形结构的 Gd 螯合物对比剂比线形结构稳定。Gd 对比剂均为亲水性、低分子量复合物。其中细胞外对比剂经静脉引入体内,很快从血管内弥散到细胞外间隙,其生物学分布为非特异性,一旦它在血管内和细胞外间隙迅速达到平衡后,则很快失去组织间的对比。

以 Gd-DTPA 为例,静脉注药后对生物学分布无专一性,迅速分布到心脏、肝、肾、肺、脾、膀胱等组织器官中,其不通过细胞膜而主要在细胞外间隙分布。不易通过血-脑屏障,当血-脑屏障破坏时,才能进入脑与脊髓。Gd-DTPA 在器官中的浓度与该器官血供丰富程度呈正相关,血供丰富的器官则 T_1 缩短信号增强,不丰富的组织器官则强化不明显,对病变也是如此。因其不能进入细胞,在体内以原形排出,主要经肾小球滤过、从尿中排出体外,约占 90%,少量分泌于胃肠道后随粪便排出,约占 7%。正常人静脉注入 0.1mmol/kg,血药浓度最高为 0.6mmol/L,45min 后降至 0.25mmol/L,有利于提高成像效果和病变强化。

表 4-6　常用 Gd 对比剂

商品名	化学名	类型
Magnevist(马根维显)	Gd-DTPA(钆喷酸葡胺)	离子,线形,EC
MultiHance(莫迪司)	Gd-BOPTA(钆贝葡胺)	离子,线形,EC/HC
Dotarem(多它灵)	Gd-DOTA(钆特酸葡甲胺)	离子,大环形,EC
Omniscan(欧乃影)	Gd-DTPA-BMA(钆双胺)	非离子,线形,EC
Primovist(普美显)	Gd-EOB-DTPA(钆塞酸二钠)	离子,线性,HC
Gadovist(加乐显)	Gd-BT-DO3A(钆布醇)	非离子,大环形,EC

注:EC,细胞外;HC,肝细胞。

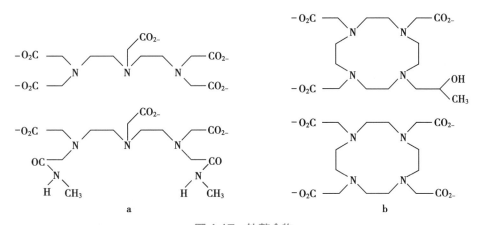

图 4-17　钆螯合物

注:a. 钆线形螯合物;b. 钆大环形螯合物。

含 Gd 细胞外对比剂常用于中枢神经系统 MRI 检查,可使某些正常结构强化,如垂体、静脉窦等;也可使病变强化,如脑肿瘤、脑梗死、脑感染、脑急性脱髓鞘性病变及脊髓肿瘤、炎症病变等。同时,也有助于小病变检出,如转移瘤强化后发现病灶数目明显增多,也可用于胸、腹、盆腔、乳腺、骨骼肌肉系统等病变的增强检查。

Gd 类细胞外对比剂经静脉内注入,常规用量为 0.1mmol/kg。多发性硬化、转移瘤等可用至 0.2～0.3mmol/kg,用以发现更多病变,而对垂体病变则可用半剂量,以避免垂体过度强化而影响微腺瘤的检出。

高浓度细胞外对比剂 Gd-BT-DO3A(Gadovist)的钆含量(1.0mol/L)是普通对比剂(0.5mol/L)的 2 倍,可用于首过灌注成像和小血管的显示。

Gd 类对比剂较少引起不良反应(仅占 1%～5%),主要为胃肠道刺激症状和皮肤黏膜反应。症状包括恶心、呕吐及荨麻疹等,多反应轻微且持续时间短,一般无须特殊处理。严重不良反应罕见,发生率为 1/(35～45)万,表现为呼吸急促、喉头水肿、过敏样反应、低血压、支气管痉挛、肺水肿乃至死亡,应采取紧急抢救措施。孕妇与肾功能不良者应慎用。值得注意的是近年来发现 Gd 类对比剂可引起肾源性系统性纤维化(nephrogenic systemic fibrosis,NSF),为一种严重的潜在致命性疾病,目前尚无有效治疗方法,发生机制尚不清楚。现发现该病与慢性肾脏疾病相关,可能与肾功能减低时 Gd 离子不能较快排出而在体内蓄积有关,此类患者应慎用。此外,拟行肝移植或刚完成肝移植以及慢性肝病患者,均有发生 NSF 的风险。现有病例多见于应用线形 Gd 对比剂后,以钆喷酸葡胺(Gd-DTPA)和钆双胺(Gd-DTPA-BMA)引起者较多,而应用大环形 Gd 对比剂者至今尚未见报道。

(二)超顺磁性氧化铁

超顺磁性氧化铁(superparamagnetic iron oxide,SPIO)为颗粒物质,经静脉被肝脏的网状内皮系统肝巨噬细胞从血中清除。SPIO 被网状内皮系统摄取后降解成游离铁。SPIO 以晶体氧化铁作为颗粒核心,用稳定剂葡聚糖或羧甲基葡聚糖包裹,依大小分为小 SPIO(直径 50～150nm)及超微 SPIO(USPIO)(<50nm)。小 SPIO 血管内半衰期仅为 8～10min,而 USPIO 达 200min,不易被网状内皮系统肝巨噬细胞吞噬。

已应用于临床的 SPIO 制剂有多种,主要作为网状内皮系统定向肝对比剂,用于诊断肝恶性肿瘤。因肝恶性肿瘤缺乏肝巨噬细胞,因此增强后与正常肝组织形成对比。正常肝实质强化后在 SE T_2WI 上及 GRE T_2^*WI 上信号明显减低,肝恶性肿瘤无强化,呈相对高信号。当前的 SPIO 制剂颗粒更小(约 60nm),可用较大剂量、较快注药速度。

用于发现淋巴结转移的 USPIO 制剂也已经应用于临床,颗粒仅 20nm,不能立即被网状内皮系统 Kupffer 细胞吞噬,血中半衰期达 200min,故可穿过血管内皮进入间质并经淋巴管引流至区域淋巴结和骨髓,T_2WI 正常淋巴结摄取后 T_2 弛豫时间缩短呈低信号,转移淋巴结仍呈高信号。该对比剂也可用于发现肝肿瘤,但临床应用少。

(三)肝细胞特异性对比剂

肝细胞特异性对比剂为肝细胞靶向对比剂,即在 Gd 对比剂中加入芳香环,增加其亲脂性。临床上肝细胞特异性对比剂主要用于提高肝脏肿瘤的检出,对鉴别肿瘤是否为肝细胞来源也有较大价值。肝细胞特异性对比剂包括 Gd-EOB-DTPA 和 Gd-BOPTA,Gd-BOPTA 静脉注射后首过期间为非特异性细胞外对比剂,随后经血窦和肝细胞膜上的有机离子转运多肽(OATP1B1/B3)进入肝细胞,经胆小管转运体多药抑制蛋白(MRP2)分泌进入胆小管内,延迟 20～120min 时正常肝实质呈高信号,肿瘤呈低信号。Gd-EOB-DTPA 通过肝细胞膜窦面的有机阴离子转运多肽 OATP1B3 进入肝细胞内,再通过位于肝细胞膜胆系面上多药耐药蛋白 MRP2 排泄入胆系,比例约为 50%,且化学结构不会改变,其余 50% 经肾脏排出体外;静脉注射后 20min 达到强化高峰,出现明显 T_1 缩短效应,正常肝实质呈高信号,肝细胞起源的良、恶性肿瘤也有强化,而非肝细胞肿瘤呈低信号,提高了非肝细胞肿瘤的检出。

（四）血池对比剂

为缩短 T_1 弛豫时间的对比剂。由于在血液循环中存在时间较长,通过使用 SSFP 脉冲序列可获取高分辨力和较高 SNR 的图像。目前利用 USPIO 粒子,静脉注射后可在血池中保留数小时,使 T_1 持续缩短而应用于 MRA。

Gd 类血池对比剂包括 Gadomer-17 和 MS-325,可改进 MRA 效果。后者化学结构上由两部分组成:① Gd-DTPA;②蛋白质结合部分,可与血浆白蛋白结合而较长时间保留在血管内,因此用于 MRA。

（五）口服对比剂

一般根据其改变肠腔信号强度的特点,口服胃肠道对比剂分为阳性对比剂和阴性对比剂。阳性对比剂用 Gd-DTPA 与甘露醇配合,服用后肠道显示高信号。Gd-DTPA 就是最早期商品化的 MRI 胃肠道口服阳性对比剂之一。阴性对比剂为 SPIO、枸橼酸铁铵口服剂,作用是使肠道内对比剂聚集处液体信号降低。口服对比剂主要用于区分肠道与周围正常、病理器官或组织,使胃肠道壁显示清晰,口服水与重 T_2WI 快速成像技术结合,也可达到同样目的。

（六）心肌特异对比剂

Gd 类制剂 Gadophrin-2,每分子含两个 Gd^{3+},该对比剂可使坏死心肌显影,对显示其他器官损伤也有潜力。

（雷军强）

第六节 MRI 检查安全

一、安 全 性

MRI 检查的安全性一直受到关注,但大量临床和实验研究表明 MRI 检查是安全的。临床患者检查时,MRI 安全性的考虑主要是静磁场力学作用、梯度场变化引起的神经刺激、射频脉冲导致的发热、体内金属物体影响、超导状态的猝熄、梯度场的噪声及孕妇检查等问题。

（一）磁场效应

动物和人体的许多结构可受磁场的影响。但目前研究表明,动物和人体暴露于临床应用的 MR 设备场强中,与癌症发生无关。临床应用的 MR 设备对机体几乎不产生任何有害作用,如对机体内的水、DNA、精子产生、组织生长、皮温和体温、神经传导速度、心脏收缩及其功能、行为、记忆、染色体畸变率等。

（二）磁场物理效应

元素依其在静磁场中的磁化特性可被分为抗磁性（diamagnetism）、顺磁性（paramagnetism）、超顺磁性（superparamagnetism）和铁磁性（ferromagnetism）。抗磁性和顺磁性物质在自然环境中均不具有磁性,在有外加的静磁场环境中仅具有微弱磁性,产生的附加磁场极弱,在静磁场中也不发生移动。

1. 投射效应 在静磁场中能产生强烈附加磁场的物质为铁磁性物质,其在高场强磁共振中主要引起投射效应（又称导弹效应）,即在铁磁性物体靠近磁体时,因受到磁场吸引而获得较快的速度向磁体方向飞行,可对患者和工作人员造成灾难性甚至致命性危害。常见的铁磁性投射物可以是易受检者误带入检查间的随身物品,如钥匙、硬币、手表、手机等;也可能是与医疗工作有关的物品,如氧气瓶、轮椅、各类监护仪器等。磁体的场强不同,铁磁性投射飞向磁体时的加速度也不同。一般来说,场强越大,投射效应越强。

2. 干扰效应 在 MRI 扫描过程中，植入装置的金属导线受到静磁场、梯度磁场的快速切换脉冲和射频磁场脉冲的作用，产生电磁干扰效应，使其功能抑制或改变。例如，心脏起搏器在磁场中受到射频脉冲的电磁干扰，可出现节律加快、紊乱或停止等情况，这将导致患者严重损伤甚至死亡。所以，装有植入型心律转复除颤器（implantable cardioverter defibrillator，ICD）和心脏起搏器的患者均被认为是 MRI 检查的禁忌证。目前也有磁共振兼容的心脏起搏器出现，但必须满足一定的扫描条件。

3. 体内金属的运动和移位 人体内的铁磁性金属异物在磁场中可产生巨大的吸引力，而发生移动、扭曲，对患者造成危害。如，强磁场会引起一些手术中置入的金属夹子移位，由此产生的组织损伤及由血管夹子脱落导致的出血，可对患者的生命构成威胁。

（三）MRI 中的热效应

MRI 检查中可能出现局部发热问题，造成患者灼伤，这主要与导体间形成传导环有关。不恰当地使用 MRI 相容性监护设备，如心电导联和电极、脉冲血氧计等，可造成磁体与患者间的导线连接。为了避免发生与监护器有关的灼伤，应做到：①仅使用已测试并确认安全的监护设备；②由训练有素的人员来操作监护设备；③使用设备前，应检查每一监护导联、电缆或电线的电绝缘的完整性；④从磁体孔中移走所有不需要的导电材料；⑤在患者与传导材料之间放置隔热和/或电绝缘体，以使磁体孔中的电导体与患者不直接接触；⑥不要使导联或电缆通过金属假体区；⑦如患者报告感到热或烫时，立即中止检查。

随着 3.0T MR 设备在临床中的应用，特殊吸收率（specific absorption rate，SAR）增高问题备受关注。SAR 表示在射频场作用下组织中沉积的能量测量值。射频能量在体内组织中的沉积，会引起组织发热和体温升高。SAR 与主要相关因素的关系表达为：

$$SAR \propto B^2\alpha^2D \tag{4-3}$$

式中，B = 场强，α = 翻转角，D = 负载周期（即射频脉冲持续时间占 TR 的百分率）。

当场强增加 1 倍，即由 1.5T 提高到 3.0T 时，SAR 值将增加 4 倍。虽然目前通过短磁体设计（减少身体暴露于射频场）、并行成像技术（可显著减少相位编码次数）、优化和研发新的脉冲序列，以及应用 T/R 表面线圈（代替体线圈发射射频脉冲），显著降低了 SAR 的影响，但 SAR 值的升高仍是限制 3.0T 设备性能发挥的制约因素之一。

（四）制冷剂

超导磁体系统中制冷剂用液氮和液氦。一旦停电或失超，液氮与液氦则因温度上升变为气体而被释放到空气中，正常情况下检查室空气中不含这种气体，一旦检查室内进入这种气体，可引起患者的冻伤乃至窒息。氮气在压力下还可造成患者和检查者中毒。在检查室应安装氧气监测报警仪作为安全监测装置，如发生制冷剂泄漏事故，患者和检查人员应立即撤离。

（五）妊娠

目前尚无证据表明 MRI 对胎儿有害。基于安全的考虑，在妊娠 3 个月内应避免 MRI 检查。如果其他非电离辐射形式的影像检查方式不能达到目的，或必须用 MRI 检查时，方可进行 MRI 检查。

（六）心理效应

1%～10% 接受 MRI 检查患者会出现幽闭恐惧感和/或心理问题，如压抑、焦虑、恐惧，使 MRI 检查难以完成。目前常用的减轻焦虑的方法有：①检查前向患者说明磁体孔的内环境、梯度噪声水平和检查大约需要的时间；②允许一位家属检查时在场；③检查时保持与患者对话；④患者取仰卧位，戴上耳塞，降低梯度场产生的噪声影响；⑤磁体孔内安置镜子，使患者在检查时可看到磁体孔外；⑥检查时蒙住患者双眼，避免患者看磁体孔；⑦如有可能，用开放型 MRI 设备检查，开放式或磁体孔短而宽的 MRI 设备可降低幽闭恐惧感的发生率；⑧有学者建议鼻腔内滴注咪达唑仑，被证明为安全、反应快和有效的缓解方法。

基于上述 MRI 检查过程中的相关安全性问题,规定了 MRI 检查的绝对和相对禁忌证。

1. 绝对禁忌证 指受检者进入磁孔后,会导致生命危险或伤害的情况。如下列情况一般不宜行 MRI 检查:①体内装有心脏起搏器者,除外起搏器为新型的 MRI 兼容性产品;②体内植入电子耳蜗、磁性金属药物灌注泵、神经刺激器等电子装置者;③妊娠 3 个月内的受孕初期者;④眼眶内磁性金属异物。

2. 相对禁忌证 指受检者进入磁孔后,可能被导致潜在伤害的情况。例如,下列情况在做好风险评估、成像效果预估的前提下,权衡病情与检查的利弊关系后,慎重考虑检查:①体内有弱磁性植入物者,如心脏金属瓣膜、血管金属支架、血管夹、螺旋圈、滤器、封堵物等,如病情需要,一般建议术后 6～8 周再检查,并且最好在 1.5T 以下场强设备进行;②体内有金属弹片、金属人工关节、假肢、假体、固定钢板等,应视金属置入物距扫描区域(磁场中心)的距离情况,以确保人身安全为首要考虑因素,慎重选择检查,而且建议在 1.5T 以下场强设备进行;③体内有骨关节固定钢钉、骨螺丝、固定假牙、避孕环等,一般不会造成严重的人身伤害,主要以产生的金属伪影是否影响检查目标的观察而考患是否适宜检查;④危重患者或可短时去除生命监护设备(磁性金属类、电子类)的危重患者;⑤癫痫发作、神经刺激症、幽闭恐惧症者;⑥高热患者;⑦妊娠 3 个月以上的妇女。

二、安 全 要 求

MRI 检查的安全要求:① MRI 检查前对患者及家属详细解释说明 MRI 检查的安全性。②在 MRI 检查室候诊区宣传检查注意事项。③受检者及家属要填写患者安全检查调查表。④了解患者体内是否有金属异物或假体。属于绝对禁忌的患者,应严禁 MRI 检查;对于相对禁忌患者的检查,应严格控制。⑤严禁将金属物品,特别是铁磁性物体带入检查室内。⑥严禁患者和检查操作者、医师以外的人员进入检查室。⑦对有精神紧张、恐惧者,除详细解释以消除患者心理障碍外,对检查时梯度场产生的噪声,可在外耳内填塞棉球等以减少噪声的影响;向患者解释可能产生身体发热的原因;嘱患者闭眼以减少恐惧;允许有家属陪同检查。⑧对不能合作的患者及患儿要给予镇静剂,待入睡后进行检查。⑨对育龄妇女要了解是否妊娠,妊娠 3 个月内者应延期或停止检查。⑩对需做增强 MRI 检查者,应向家属及患者解释所用对比剂的目的、意义、总体安全性及可能发生的不良反应,取得患者本人及其家属同意并在知情同意书上签字后方可行增强检查。

(雷军强)

第七节 人体各解剖部位 MRI 检查技术

本节简要介绍人体各解剖部位的 MRI 检查技术。

一、检查前准备

检查前准备包括:①认真核实申请单,主要包括患者姓名、性别、年龄等一般情况,现病史、主要症状、既往史,实验室和其他影像检查结果和资料,临床印象、本次检查目的和部位。如填写不清时,应了解清楚后再行检查,必要时应与临床申请医师核准确认。②认真执行 MRI 检查的安全要求(见本章第六节)。③应向患者解释检查过程中制动的意义以及如何通过报警设备(如报警球)、对讲系统与操作人员联系。④婴幼儿、烦躁不安及幽闭恐惧症受检者,应给适量的镇静剂或麻醉药物(由麻醉师用药并陪同),以提高检查成功率。⑤接受盆、腹部检查的患者应预先进行胃肠道准备(见盆、腹部检查)。⑥危重患者应有临床医师监护,所有抢救器械、药品必须在扫描室外就近备齐,患者发生紧急情况时,应迅速移至扫描室外抢救。

二、基本检查方法

1. 普通扫描　即血管内不注入对比剂的一般 MRI 扫描,适用于绝大多数患者,尤其是初诊患者一般均需行普通扫描。普通扫描常规获得 T_1WI、T_2WI,选用 PDWI、T_2^*WI 等,对发现病变、全面了解病变情况,有很重要的意义。

2. 增强扫描　即静脉内注入对比剂后的扫描。临床常用的 MRI 对比剂为顺磁性钆对比剂,如 Gd-DTPA。增强扫描是在普通扫描发现病变或可疑有病变后选用的检查方法。Gd 对比剂可缩短组织的 T_1 弛豫时间,故临床常用 T_1WI 作为增强后的扫描序列。

对有既往 MRI 资料的肿瘤术后患者,可根据情况直接增强扫描进行随访。但应注意仅靠 T_1WI 上的变化不能全面反映病变全貌,必要时作 MRI 平扫,如病变内的急性期出血、水肿等在平扫 T_2WI 上显示更明确、清楚。

虽然 MRI 对比剂 Gd-DTPA 安全、可靠,患者不良反应发生率低,但仍有过敏反应的个例报道,因此应注意观察患者反应,以便及时采取措施。

三、颅　脑

1. 线圈　头正交线圈、头相控阵线圈以及头颈联合线圈等均适用。

2. 体位　患者取仰卧位,头先进,身体长轴与床面长轴一致,上肢置于身体两侧,以患者体位舒适为宜。头部置于线圈内,可使用海绵垫辅助固定患者头部,以保证患者的制动。头线圈下端抵住患者肩部,眉间线对准线圈中心,定位线对准线圈中心标线及眉间线,锁定位置。进床使定位中心进入磁体孔中心。

3. 扫描

(1)常规扫描方位:轴位、冠状位、矢状位,其中轴位是最基本的方位(图 4-18)。

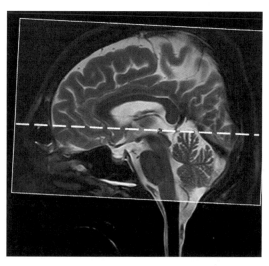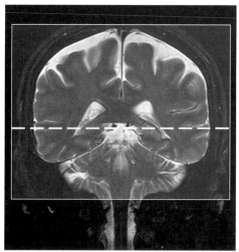

图 4-18　颅脑轴位定位像

(2)扫描定位像:首先采用三平面快速定位像序列同时扫出横、矢、冠状三平面定位(three plane localization,3-PL)像,再在三平面定位像上设置高分辨的轴位、冠状位、矢状位图像。

(3)成像序列:常规选用 SE、FSE、GRE 序列,根据检查需要选择 IR(包括 STIR 和 FLAIR 等)序列及脑功能成像序列。可选用预饱和、流动补偿、外周门控等功能。轴位和冠状位成像一般以左右方向为相位编码方向,矢状位成像以前后方向为相位编码方向,也可根据具体 FOV 决定。当怀疑急性脑梗死时,可选用弥散加权成像;当怀疑颅内微小出血灶时,可选用磁敏感加权成像；当怀疑颅内肿瘤时，可选择注射对比剂行增强MRI扫描。

四、鞍　　区

1. 线圈　同颅脑MRI检查。

2. 体位　同颅脑MRI检查

3. 扫描

（1）常规扫描方位：薄层轴位、冠状位及矢状位。

（2）扫描定位像：首先采用三平面快速定位像序列同时扫出横、矢、冠状三平面定位像，再在三平面定位像上设置薄层、高分辨的轴位、冠状位、矢状位图像。

（3）成像序列：常规选用SE及FSE序列。以矢状位T_1WI、冠状位T_1WI及T_2WI为主。冠状位层面平行并经过垂体柄长轴或垂直于垂体窝。如需鉴别鞍区病变的出血或脂肪成分，则需加做平扫的T_1WI＋脂肪抑制序列。垂体微腺瘤病变可行动态增强扫描。

五、眼　　眶

1. 线圈　可选用头颅多通道相控阵线圈、环形表面线圈或眼眶专用线圈。

2. 体位　同颅脑MRI检查。嘱患者闭眼，眼球保持静止。使用表面线圈或眼眶专用线圈时，患者头部置于线圈座内，线圈应尽量接近并平行于双眼，但注意不能使线圈和患者皮肤直接接触。定位光标中心点应置于眼眦连线中心。锁定位置后进床至磁体孔中心。

3. 扫描

（1）常规扫描方位：轴位、冠状位、斜矢状位（图4-19，一侧眼球）。

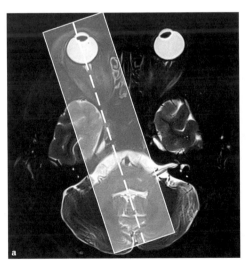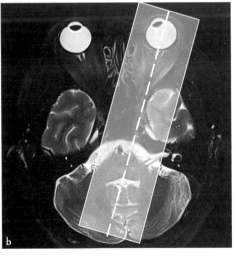

图4-19　眼眶斜矢状位定位像
a. 右眼的斜矢状位定位像；b. 左眼的斜矢状位定位像。

（2）扫描定位像：首先采用三平面快速定位像序列同时扫出横、矢、冠状三平面定位像。在该定位像上分别确定与视神经走行平行的高分辨轴位扫描层面、与视神经走行垂直的高分辨冠状位扫描层面；再以轴位图像作为定位像，确定与视神经走行平行的高分辨斜矢状位扫描层面。

（3）成像序列：常规选用SE、FSE序列，其他可选IR序列等。可选用脂肪抑制、抗卷褶、预饱和等功能。相位编码方向应根据具体情况决定。常规扫取轴位T_1WI、T_2WI，斜矢状位T_1WI、T_2WI，冠状位T_2WI，通常T_2WI成像需要附加频率法的脂肪抑制技术，以抑制眶内、眶壁的脂肪信号，当抑制效果不佳时可以采用STIR序列。

六、鼻及鼻窦、鼻咽部、颌面

1. 线圈 头颈联合线圈。

2. 体位 患者取仰卧位,头先进,使人体、头部长轴与床面长轴一致,双臂置于身体两侧,以患者体位舒适为宜,嘱患者自然闭口,检查过程中尽量避免抿嘴、舔舌、咳嗽及吞咽等动作。定位光标中心点视部位而变(鼻咽部扫描时线圈中心及定位中心对准眉间或鼻根部,鼻窦或颌面则可根据病变部位确定相应的扫描中心)。锁定位置后,进床至磁体孔中心。

3. 扫描

(1)常规扫描方位:轴位、冠状位,必要时增加矢状位以显示病变。

(2)扫描定位像:首先采用三平面快速定位像序列同时扫出横、矢、冠状三平面定位像,再在三平面定位像上设置轴位、冠状位及矢状位图像。

(3)成像序列:常规选用 SE、FSE 序列,其他可选 IR(包括 STIR)序列等。可选抗卷褶、预饱和等功能。相位编码方向应根据具体 FOV 以及扫描方位决定。分别扫取轴位的 T_1WI 和 T_2WI 脂肪抑制/水脂分离序列、冠状位的 STIR 及矢状位 FSE 序列;T_1WI 增强扫描可以扫取 T_1WI 抑脂的横、矢、冠状三方位的图像。注意病变位置,包全病变。若怀疑鼻咽癌时,可加扫 DWI 序列。

七、咽喉部及颈部

1. 线圈 颈部专用表面线圈或者多通道头颈联合线圈。

2. 体位 患者取仰卧位,头先进,使人体、头部长轴与床面长轴一致,双臂置于身体两侧,以患者体位舒适为宜。线圈中心及定位中心对准喉结或者颈部中点,嘱患者在检查过程中保持平静呼吸,自然闭口并尽力避免咳嗽或做吞咽动作。锁定位置后,进床至磁体孔中心。

3. 扫描

(1)常规扫描方位:轴位、冠状位、矢状位。

(2)扫描定位像:首先采用三平面快速定位像序列同时扫出横、矢、冠状三平面定位像,再在三平面定位像上设置轴位、冠状位及矢状位图像。

(3)成像序列:常规选用 SE、FSE 序列,其他可选 IR(包括 STIR)序列等。T_2WI 序列及 T_1WI 增强序列常规选用脂肪抑制。可选抗卷褶、预饱和等功能。

八、脊椎与脊髓

1. 线圈 脊柱相控阵线圈或者头颈联合线圈。

2. 体位

(1)颈椎与颈髓:将线圈置于扫描床上,患者取仰卧位,头先进,身体长轴与床面长轴一致,双臂置于身体两侧,以患者体位舒适为宜。注意头不可过仰,尽量使颈部与线圈贴紧,固定头、颈位置。嘱患者在检查过程中不可咳嗽或做吞咽动作。矢状位定位光标应正对患者鼻尖到胸骨柄切迹间连线,轴位定位光标对准甲状软骨水平,锁定位置后,进床至磁体孔中心。

(2)胸椎与胸髓:线圈摆放及患者体位与颈椎检查时相同,头先进,双上肢置于身体两侧,双腿平放在坡垫上,以患者体位舒适为宜。矢状位定位光标应正对身体中线,轴位定位光标应于第4胸椎水平,锁定位置后,进床至磁体孔中心。

(3)腰椎与腰髓:线圈摆放及患者体位与颈椎检查时相同。双肩应尽量上抵,使线圈下部能包括骶尾部。矢状定位光标应正对身体中线,轴位定位光标应正对髂嵴水平或其稍上方。锁定位置后进床至磁体孔内。

3. 扫描

(1)常规扫描方位:颈、胸、腰椎及脊髓检查时常规扫描方位均为矢状位、轴位,必要时加扫冠状位，以便观察椎体、椎间孔、神经根病变等。

（2）扫描定位像：采用三平面快速定位像序列同时扫出横、矢、冠状三平面定位像，再在三平面定位像上设置轴位及矢状位图像。

（3）成像序列：常规选用 SE、FSE、GRE 序列，IR 序列也较常用。可选用脂肪抑制、预饱和、外周门控、流动补偿、抗卷褶等功能。矢状位的相位编码方向常置于头足方向，以减轻脑脊液流动伪影。矢状位、轴位成像时，需在成像范围脊柱前方设置预饱和带，以消除伪影，如颈椎前方的预饱和带可消除吞咽动作引起的运动伪影；胸椎前方的预饱和带可消除主动脉及心脏搏动产生的伪影；腰椎前方的预饱和带可消除腹主动脉及腹部呼吸运动引起的伪影。怀疑脊柱结核时，T_2WI 加脂肪抑制，便于椎体轴位脓肿的观测；怀疑臂丛神经、腰骶丛神经病变时，可加扫神经丛水成像序列；怀疑脊髓血管畸形时，可加扫脊髓血管增强序列。

九、胸　部

1. 线圈　选用体部表面线圈（检查纵隔、肺）或心脏表面线圈（检查心脏），以及相控阵线圈。

2. 体位　心脏检查前需首先在患者左前胸或左后胸放置心电门控电极，注意电极不应放置在肋骨上或肩胛骨上，否则心电信号将减弱，电极放置好后，应将多余导线包裹于海绵块内；也可使用外周门控技术，方法是将指脉的压力传感器贴紧手无名指指腹，嘱患者尽量保持该手指不动。肺、纵隔、胸壁等部位检查一般不需要放置心电门控或外周门控。患者取仰卧位，身体长轴与床面长轴一致，头先进，双上肢置于身体两侧，双手不能交叉放在胸前。呼吸补偿感压器应放在呼吸幅度最大部位，注意感压器导线和心电导线均不可接触到磁体。矢状位定位光标应正对患者身体中线，轴位定位光标应正对胸骨角水平，锁定位置。检查呼吸门控和心电门控波形显示良好后，进床至磁体孔中心，再次检查两种门控波形显示良好后开始扫描。

3. 扫描

（1）常规扫描方位：肺、纵隔、大血管检查，常规使用轴位、冠状位，根据需要加扫矢状位及斜位。心脏检查除轴、冠、矢状位外，还应获取心脏四腔心、长轴位、短轴位等功能分析位（见本章第八节）。

（2）扫描定位像：系统具有 3-PL 功能时，可同时获取轴、矢、冠状定位像进行定位。心脏检查一般先获取四腔心位图像，以此作为定位像选择其他成像方位。

（3）成像序列：常规选用 FSE、GRE 序列等。心脏、大血管检查可选电影成像等方式（见本章第八节）。可选用流动补偿、预饱和等功能及脂肪抑制技术。胸部冠状位成像应以左右方向，轴位和矢状位成像以前后方向作为相位编码方向。

十、乳　腺

1. 线圈　乳腺专用相控阵线圈。

2. 体位　患者取俯卧位，头先进或脚先进，双臂弯曲前伸支撑身体伏于乳腺线圈和坡垫上，身体长轴与床面长轴一致，以患者体位舒适为宜。乳腺应悬吊于线圈内，不应受到任何挤压。如使用呼吸门控，则应将感压器置于患者背部并固定。调整乳腺位置，使双侧乳头正对线圈外壁上的垂直标志线。锁定位置后进床至磁体孔中心。

3. 扫描

（1）常规扫描方位：轴位、矢状位。

（2）扫描定位像：采用三平面快速定位像序列同时扫出横、矢、冠状三平面定位像。

（3）成像序列：常规使用 SE、FSE、IR 序列。可选用抗卷褶、呼吸补偿等功能。轴位成像以左右方向作为相位编码方向，矢状位成像一般以头足方向作为相位编码方向。常规对乳腺进行脂肪抑制，同时可辅以局部匀场块。对乳腺内有硅质植入物者，可采用局部匀场技术。使用快速

GRE 序列并同时使用脂肪抑制技术获取增强前、后 T_1WI，再将所获增强前、后图像进行减影处理，对乳腺癌的诊断很有价值。DWI 及动态增强 3D T_1WI 的扫描有利于鉴别病变性质，MRS 对乳腺肿瘤良、恶性的鉴别具有重要价值。

十一、腹　　部

1. 线圈　包绕式体部表面线圈或者腹部相控阵线圈。

2. 检查前准备和体位　患者取仰卧位，身体长轴与床面长轴一致，足或头先进均可，双臂上举过头或置于身体两侧，双膝后方垫坡垫。将呼吸补偿感压器置于呼吸幅度最大部位（一般为上腹正中），加腹带时要松紧适度。矢状位定位光标应正对患者身体中线，轴位定位光标及线圈中心正对剑突（上腹部扫描）或肚脐（中腹部扫描），锁定位置后进床至磁体孔中心。

3. 扫描

（1）常规扫描方位：轴位、冠状位，辅以矢状位或其他方位。

（2）扫描定位像：采用三平面快速定位像序列同时扫出横、矢、冠状三平面定位像。

（3）成像序列：常规采用 FSE、SSFSE、GRE、IR 及快速 GRE 序列和 EPI 序列。可选用脂肪抑制、预饱和、流动补偿等功能。肾盂、输尿管检查还可采用 MR 尿路成像，胆道和胰管检查还可采用 MR 胆胰管成像（见本章第八节）。轴位和矢状位成像以前后方向，冠状位成像以左右方向作为相位编码方向。若要观察肠道，则还应提前进行肠道准备。

十二、盆　　腔

1. 线圈　常规使用包绕式体部表面线圈或相控阵线圈，其他可选用盆腔阵列线圈（pelvic array coil）及直肠内线圈（检查前列腺、直肠等）。

2. 检查前准备和体位　可于检查前给予肠蠕动抑制剂。如检查膀胱，应于检查前 2h 口服清水充盈膀胱。患者取仰卧位，身体长轴与床面长轴一致，足或头先进，双膝后方垫海绵垫使患者体位舒适。双臂上举过头或置于身体两侧。使用呼吸补偿时，可将感压器置于患者上腹正中，腹部加腹带。矢状位定位光标应正对患者身体中线，轴位定位光标应正对两侧髂前上棘连线，线圈横轴中点正对两侧髂前上棘连线中点，锁定位置后进床至磁体孔中心。

3. 扫描

（1）常规扫描方位：轴位、矢状位，辅以冠状位或其他方位。

（2）扫描定位像：采用三平面快速定位像序列同时扫出横、矢、冠状三平面定位像。

（3）成像序列：常规使用 FSE 及快速 GRE 序列，其他可选用 GRE、IR 等序列。可选用脂肪抑制、预饱和、呼吸补偿等功能。轴位和矢状位成像以前后方向，冠状位成像以左右方向作为相位编码方向。怀疑前列腺、直肠病变时，应进行小 FOV 薄层高分辨成像。DWI 序列有助于鉴别前列腺、直肠的良恶性病变。

十三、关　　节

（一）颞下颌关节

1. 线圈　头相控阵线圈或双颞下颌关节表面线圈。

2. 体位　头先进，取仰卧位。以听眶线为定位中心，"十"字定位灯的横线对准听眶线、纵线对准头颅正中矢状线。头部制动。扫描前训练患者按指示做张闭口动作。

3. 扫描

（1）常规扫描方位：斜矢状位及斜冠状位（分别平行于左右两侧下颌支）。

（2）扫描定位像：采用三平面快速定位像序列同时扫出横、矢、冠状三平面定位像。

（3）成像序列：常规使用 FSE 序列及快速 GRE 电影序列。可选用脂肪抑制、预饱和、抗卷褶、流动补偿等功能。颞下颌关节功能紊乱综合征患者可采集张、闭口状态下电影序列。

（二）肩关节

1.线圈　包绕式软表面线圈、环形表面线圈、肩关节专用线圈等。

2.体位　患者取仰卧位、头先进，身体偏斜卧于床面上，健侧垫高以使受检的肩部尽量靠近扫描床中心。双臂应放于身体两侧，注意不要交叉到胸腹前，以减少移动的可能，掌心对着躯体或采用外旋位使掌心向上，注意避免内旋位、掌心向下，以免造成冈上肌和冈下肌的重叠。将线圈包绕、覆盖在受检的肩部，要包绕住肱骨头，用带子固定。定位光标的中心应正对受检侧肱骨头的内侧，即线圈的中心区。锁定位置后进床至磁体孔中心。

3.扫描

（1）常规扫描方位：轴位、斜冠状位、斜矢状位。

（2）扫描定位像：采用三平面快速定位像序列同时扫出横、矢、冠状三平面定位像。

（3）成像序列：常规使用 SE、FSE、GRE、IR 序列。可选用脂肪抑制、呼吸补偿、预饱和、抗卷褶、流动补偿等功能。轴位成像以前后方向，矢状位成像以上下／头足侧（根据实际情况可以设置为前后）、冠状位成像以上下／头足侧（根据实际情况可以设置为左右）作为相位编码方向。

（三）肘关节

1.线圈　一般选用软表面线圈包绕整个肘关节实施扫描，亦可采用其他可替代使用数组线圈。

2.体位　仰卧位为首选体位，受检侧自然伸直置于躯体旁，掌心向上，手掌可适当垫高，并固定，身体可偏斜卧于扫描床上使受检侧尽量靠近扫描床中心。当肘关节不能伸直时可采用俯卧位，肘关节90°屈向头侧进行扫描。

3.扫描

（1）常规扫描方位：轴位、冠状位及矢状位。

（2）扫描定位像：采用三平面快速定位像序列同时扫出横、矢、冠状三平面定位像。

（3）成像序列：常规使用 SE、FSE、GRE、IR 序列。可选用脂肪抑制、预饱和、抗卷褶、流动补偿等功能。轴位成像以前后方向、矢状位成像以上下方向（根据实际情况可以设置为前后）、冠状位成像以上下方向（根据实际情况可以设置为左右）作为相位编码方向。

（四）腕关节和手

1.线圈　腕关节专用表面线圈，其他可替代表面线圈，必要时也可用相控阵头部线圈替代。

2.体位　可取俯卧位，头先进，受检侧上肢上举伸过头侧，掌心向下，固定腕关节／手于扫描床中央，线圈中心置于腕关节／手中心并设置为扫描中心。锁定位置后进床至磁体孔中心。

3.扫描

（1）常规扫描方位：轴位、冠状位及矢状位，冠状位为主要扫描方位。

（2）扫描定位像：采用三平面快速定位像序列同时扫出横、矢、冠状三平面定位像。

（3）成像序列：常规使用 SE、FSE、GRE、IR 序列。可选用脂肪抑制、预饱和、抗卷褶、流动补偿等功能。轴位和矢状位成像以前后方向，冠状位成像以左右方向作为相位编码方向。

（五）骶髂关节

1.线圈　采用体部矩形相控阵线圈。

2.体位　取仰卧位，头／足先进均可，双手自然放于身体两侧或上举置于头顶，人体长轴与床面长轴一致，尽量保持两侧髂前上棘对称。线圈中心及定位中心对准两侧髂前上棘连线的中点。锁定位置后进床至磁体孔中心。

3.扫描

（1）常规扫描方位：斜轴位及斜冠状位，辅以其他方位。

（2）扫描定位像：采用三平面快速定位像序列同时扫出横、矢、冠状三平面定位像。

（3）成像序列：常规选 SE、FSE 序列，也可选用 IR 序列。可选用脂肪抑制、预饱和、抗卷褶等功能。轴位成像以前后方向，冠状位成像以左右方向作为相位编码方向。T_2WI 联合脂肪抑制技术能更好地观察骶髂关节炎，必要时可进行增强扫描。

（六）髋关节

MRI 对早期股骨头缺血坏死有极高的诊断敏感性和特异性，为其首选方法。

1. 线圈 腹部相控阵表面线圈或体线圈。

2. 体位 患者取仰卧位，头 / 足先进均可，足尖向上，双下肢伸直，双臂置于身体两侧，注意双手不可放在下腹前方。腹部可加腹带，双足用带子固定以限制髋部移动。线圈中心及定位中心对准髂前上棘与耻骨连线中点下 2.5cm 水平。锁定位置后进床至磁体孔中心。

3. 扫描

（1）常规扫描方位：以冠状位为主要扫描方位，加扫轴位。

（2）扫描定位像：采用三平面快速定位像序列同时扫出横、矢、冠状三平面定位像。

（3）成像序列：常规选 SE、FSE 序列，也可选用 IR 序列。可选用脂肪抑制、预饱和、抗卷褶等功能。轴位以前后向，冠状位以为左右向（以减少腹部运动伪影的干扰）为相位编码方向。若怀疑髋臼撞击综合征患者，可加扫单侧髋关节斜冠状位。

（七）膝关节

1. 线圈 膝关节专用线圈或者包绕式表面线圈。

2. 体位 取仰卧位，足先进，双下肢伸直。将受检侧的膝部置于线圈内，使线圈中心对准髌骨下缘，膝部稍外旋时更有利于显示前交叉韧带，对侧膝部及双足加海绵垫使患者体位舒适。轴位定位光标应正对线圈中心。锁定位置后进床至磁体孔中心。

3. 扫描

（1）常规扫描方位：轴位、矢状位及冠状位，辅以其他体位。

（2）扫描定位像：采用三平面快速定位像序列同时扫出横、矢、冠状三平面定位像。

（3）成像序列：常规选 SE、FSE、GRE 序列，也可选用 IR 序列。可选用脂肪抑制、流动补偿、预饱和、抗卷褶等功能。轴位成像以左右向、冠状位成像以上下向为相位编码方向，矢状位则需将相位编码放在上下方向，以减轻后方腘动脉搏动伪影。若观察前交叉韧带，可平行于股骨外侧髁外缘行斜矢状位。

（八）踝关节和足

踝关节一般的骨折和脱位常规 X 线片通常能提供足够的诊断信息，有些外伤不引起显著的骨折，而是损伤关节韧带、肌腱及关节软骨等，常规 X 线片不能提供足够的信息，MRI 能弥补此方面的不足，是急、慢性踝关节软组织损伤检查的首选。

1. 线圈 采用多通道足踝关节专用线圈，或包绕式柔性线圈。

2. 体位 取仰卧位，足先进，双手自然放于身体两侧，人体长轴与床面长轴一致。被测者踝关节自然放松，足尖向前，足跖屈约 20°（减少魔角效应，显示腓骨长短肌腱及跟腓韧带更清晰）。线圈中心及定位中心对准于内、外侧踝连线（踝关节扫描）或足中心（足部扫描）。锁定位置后进床至磁体孔中心。

3. 扫描

（1）常规扫描方位：轴位、矢状位及冠状位。

（2）扫描定位像：采用三平面快速定位像序列同时扫出横、矢、冠状三平面定位像。

（3）成像序列：常规选 SE、FSE 序列，也可选用 IR 序列。可选用脂肪抑制、预饱和、抗卷褶等功能。踝关节应行高分辨力扫描，矢状位、冠状位及轴位均使用无相位卷褶技术。

（唐鹤菡）

第八节　MR 特殊成像技术

一、磁共振血管成像技术及其临床应用

磁共振血管成像(magnetic resonance angiography,MRA)是根据血液的物理、生化特性,结合恰当的脉冲序列和相关技术,使用或不使用顺磁性对比剂,使血流以高信号或低信号方式突显,血管结构与周围组织(背景组织)产生最大影像对比度的一种非创伤性血管成像技术。与其他血管成像方法相比,MRA 具有无创、无电离辐射、重复性好、敏感性高等优点,不但提供血管的解剖信息,还可提供血流的方向、流速和流量等定量信息。

由于人体内血管管径差异大,血流流向、流速各异,血液在血管内的流动形式多样,使同样的 MR 序列中血液可显示出不同的信号强度。为更好地理解 MRA,首先需要了解血液的流动类型以及流动带来的 MR 效应。

按照血流的流动类型可以分为层流、湍流和涡流。层流是指血液保持分层平行流动,各层流之间只做相对滑动,互不混合,血液在大血管中的流动可属此类。血液的流动速度与其在管腔的位置有关,靠近管壁的血液流速慢,在血管中心的血液流速为平均流速的 2 倍。湍流是指当血流流速较快时,会产生许多小漩涡,相邻流层间不但有滑动,还有混合,整个血流做无规则运动,流体速度、压强等参数随时间和空间呈随机变化。血管内血液的层流和湍流常同时存在,交替变更。涡流是指血液通过血管的狭窄处后,在血流的两侧形成漩涡状运动。这种运动在 MRI 中易引起质子失相位而导致信号丢失。涡流是与层流和湍流并存的另一种血流模式。

MRA 不仅可以实时显示血管解剖结构和血流动力学信息,还可以定量评价实质脏器的血供和灌注。根据其是否使用顺磁性对比剂可分为非对比增强磁共振血管成像(noncontrast enhanced magnetic resonance angiography,NCE-MRA)和对比增强磁共振血管成像(contrast enhanced magnetic resonance angiography,CE-MRA)两类。

(一)非对比增强磁共振血管成像

NCE-MRA 是 MRA 解决方案中完全无创的一种成像方式。近年来新技术方法不断涌现,NCE-MRA 根据成像对比机制不同、血流信号表现不同等可以有很多的不同分类,NCE-MRA 根据对血液流动的依赖不同可分为血流依赖技术(flow-dependent)和非血流依赖技术(flow-independent)两类,血流依赖技术包括流入增强效应、心动周期流速依赖技术、流速编码技术、自旋标记技术;非血流依赖技术也称弛豫对比技术,基于血液和静止组织弛豫差异来成像,主要包括平衡稳态自由进动序列等。

1. 时间飞跃法磁共振血管成像(time of flight MRA,TOF-MRA)

(1)基本原理:TOF-MRA 是基于血流的流入增强效应,获得二维或三维血管影像的一种 NCE-MRA 方法。TOF-MRA 是目前临床应用最广泛的 MRA 方法,基本原理是先用射频脉冲激发成像容积或层面内的组织,使得静止的组织饱和而不产生信号,信号采集时由于成像容积外或层面外的流动血液未被饱和,因流入增强效应而产生高信号。

(2)技术特点:TOF-MRA 技术主要包括二维 TOF-MRA(2D-TOF-MRA)和三维 TOF-MRA(3D-TOF-MRA)。前者是利用 TOF 技术对单一层面进行连续的一层一层的激励和数据采集,然后将整个扫描区域以连续多层方式进行图像数据处理;后者是将整个容积分成几个层块进行激励和数据采集,然后利用最大密度投影(MIP)处理获得数据。二者都采用扰相 GRE T_1WI 序列。

2D-TOF-MRA 优点:①对慢速血流敏感,对正常流速的血流饱和效应小;②扫描时间短。缺

157

点：①对于与采集层面平行方向流动的血流不敏感，采集过程中患者运动可引起信号空间编码错位，可能夸大血管狭窄程度；②短 T_1 物质如亚急性期血肿中的正铁血红蛋白可产生与快速流动质子相类似的高信号；③后处理重建效果不如三维成像。

3D-TOF-MRA 优点：①信号可在更大的体积内采集，具有较高的 SNR，信号丢失少；②具有较高的空间分辨力；③由于体素较小，流动失相位相对较轻，受湍流的影响相对较小，适用于动脉瘤、动脉狭窄等病变；④后处理重建的图像质量较好。缺点：①对慢速血流不敏感，不利于慢速血流的显示；②静脉解剖显示不可靠；③扫描时间相对较长；④存在过高估计血管狭窄情况，特别是迂曲血管或者狭窄处存在湍流或者涡流处。

（3）临床应用：2D-TOF 主要用于评估颈动脉分歧部的形态、有无狭窄或闭塞，评估椎 - 基底动脉的形态、有无狭窄或闭塞，评估脑的静脉解剖等。当采集层面与感兴趣区血管走行方向相垂直时获得的图像最佳。

3D-TOF 主要用于评估脑动脉、颈动脉及分歧部血管形态及闭塞性病变；评估大脑动脉环；评估颅内动静脉畸形，显示供血动脉和异常血管团；发现和评估颅内动脉瘤，对≥3mm 的动脉瘤效果较好。

2. 相位对比法磁共振血管成像（phase contrast MRA，PC-MRA）

（1）基本原理：PC-MRA 利用流体的相位效应，即流动所致的宏观横向磁化矢量的相位变化来抑制背景、突出血管信号的一种 NCE-MRA 方法。基本原理是施加双极流动相位编码梯度，即大小相同、方向相反的梯度场，静态组织的 ^1H 在经历双极梯度场后，梯度场对其相位的改变得以抵消（正极性时快于正常进动频率，负极性时慢于正常进动频率），且相位随梯度场施加时间的演化是线性关系。但对于流动质子而言，由于流动导致的位置变化，会使得其相位弥散速度加快，并且体现出非线性规律。经历过负极性梯度后，流动导致的相位弥散并不能完全消除，而是会形成一个累加相位信息。该相位大小与流速成正比。

对于 MRI 而言，相位重聚可以采集到最大信号，相位散相则采集的信号强度会下降。但如果连续施加两次双极性脉冲梯度（极性变化相反，即第一次为正负梯度，第二次为负正梯度），并且采集两次信号，将两次信号进行差值处理，那么静息组织的信号则被完全消除，流动质子的信号则被显示出来，最后同样经过 MIP 重建得到血管的相位对比图像。

在实际应用中，造成散相的不仅是血液的流动，还可能是由于静磁场不均匀或梯度涡流。为了消除后者的影响，除采集上述流动敏感相位图像外，还需采集一幅利用流动补偿技术消除流动相位效应的背景相位图像。在这个背景相位图像中，散相仅由静磁场不均匀等造成，将其与流动敏感相位图像做减影可获得纯粹的流动相位图像。

（2）技术特点：与 TOF-MRA 一样，PC-MRA 法也分为 2 种：2D-PC-MRA 和 3D-PC-MRA。2D-PC-MRA 通过逐层获取图像后进行堆砌重建，3D-PC-MRA 实行容积扫描。2D-PC-MRA 使用相位对比流动增强技术显示血流，然后经 MIP 重建获得血管图像。主要优点：①扫描时间短，并可依靠流速编码选择性地显示某一段血管；②可选择不同血流速度成像。缺点是不能提供不同角度的成像，采样体素大，增大了体素内失相位。

3D-PC-MRA 的优点：①对快速血流和慢速血流均敏感，血管周围静止组织信号的抑制效果较好；②经 MIP 重组的血管像可从多视角观察，大容积成像时血管仍显示清楚；③可产生相位图，评估血流方向和流速，能对区分各种流速进行编码，显示动脉与静脉；④减少体素内的失相位，优良的背景抑制效果，SNR 更高。缺点是成像时间长；需要先行 2D-PC-MRA 确定最佳流速编码，对湍流引起的信号丢失较 TOF-MRA 更敏感。

（3）临床应用：2D-PC-MRA 可作为扫描定位像及 3D-PC-MRA 的流速编码值测定；也可用于显示颅内动静脉畸形和动脉瘤，并通过不同的流速编码可显示颅内动静脉畸形、动脉瘤中的快速血流和慢速血流；可进行血流方向和流速定量分析；用于评估门静脉和肝静脉血流状态等。

3D-PC-MRA 可用于评估颅内动静脉畸形、动脉瘤；显示颅内静脉畸形和静脉闭塞；进行脑大容积血管成像；评估外伤后的颅内血管损伤（图4-20）。

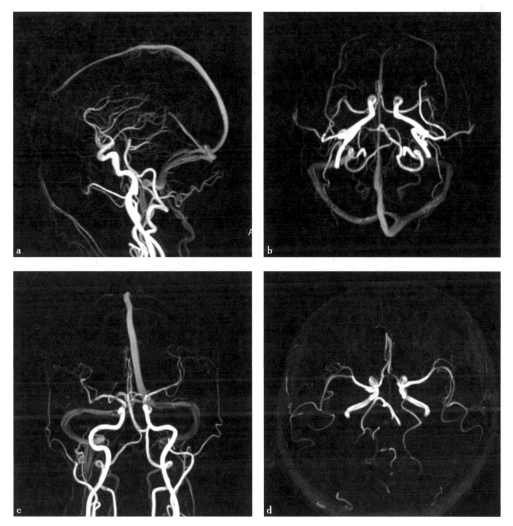

图4-20 头部血管图
a～c. PC-MRA；d. TOF-MRA。

3. 基于稳态自由进动的非对比增强的 MRA 该种成像方法主要应用于人体体部的血管成像，稳态进动序列的权重是 T_2/T_1，其特点是"三亮"：血亮、水亮、脂肪亮，使用相应的抑制技术可将脂肪信号抑制掉，再使用饱和技术将背景组织信号饱和掉，就能实现只有血亮的效果。MR 设备不同厂家序列命名不同，如 Native trufisp、B-Trance、IFIR，序列实质是 3D 稳态自由进动序列＋脂肪抑制技术＋背景组织和静脉血抑制脉冲＋改善运动伪影技术 IFIR-MRA/ 平衡式自由稳态序列。

（1）IFIR-MRA 基本原理：利用流入反转恢复（inflow inversion recovery, IFIR）脉冲激发成像区域及下方流入血管的血流，使之受抑制，并施加脂肪抑制脉冲抑制脂肪，接着成像脉冲激励成像区域从上方新流入的血流，进行平衡稳态自由进动成像。最常使用的部位是肾动脉成像。

（2）技术特点：在 IFIR 非对比剂增强血管成像中为了实现更好的背景抑制和实现特殊的血管成像目的，需使用不同性质的翻转饱和脉冲。背景抑制翻转时间（background suppression TI, BSP TI）受到两个因素的影响，一是在 BSP TI 内会有多少新鲜血液流入，直接影响成像血管的显示效果；二是在 BSP TI 内背景组织的弛豫水平。这两个因素相互矛盾，BSP TI 越长，会有更多的新鲜血液流入,但背景组织纵向弛豫恢复得越多,背景组织纵向弛豫恢复会降低血流与背景组织之间的对比。

(3)临床应用:非对比剂 IFIR-MRA 技术的优势为成功率高,检查时间短,无须注射对比剂,可有效避免 NSF 的发生,特别是对于肾功能不全的患者。同时该检查无须屏气,患者容易配合,尤其适用于儿童和老人及体弱者。

IFIR-MRA 对于肾动脉狭窄等各类肾动脉病变都能较好地显示,另外对于肾移植术前及术后移植肾动脉的评价均有较好的临床价值。而在其基础上延伸的门静脉高压的显示、腹腔其他动脉病变的显示已越来越受到研究人员的关注。

4. 黑血技术　根据血管显示的信号特点及和背景组织的对比,可以将血管成像技术分为亮血技术和黑血技术。在心脏 MRI 扫描中,需要突出血池和心肌组织的对比。在亮血技术中,血池是高信号,心肌组织呈相对低信号;而在黑血技术中则相反,血池信号被抑制,心肌显示相对高信号。通过这样对比,能够突出显示心肌结构、形态及信号。

由于血液是流动的,不是静止的,所以一般血液质子很难同时经历 90° 射频脉冲和 180° 重聚脉冲产生信号,因此血液在 SE 自旋回波序列中产生流空效应。血液流空的程度和血流速度及 TE 均有关系。而在梯度回波序列中,由于不需要 180° 重聚脉冲进行重聚信号,血液在梯度回波中一般是高信号,这种效应称为流入增强效应,因此,TOF-MRA 基于梯度回波序列。

在 2D 黑血技术(black blood,BB)中,最常见的是双反转(double inversion recovery,DIR)技术。该技术在采集信号前,加了一个 BB 脉冲(一组双反转脉冲),一般会和心电门控技术联用。当检测到 R 波时,首先施加第一个非层面选择的 180° 反转脉冲,将所有组织信号翻转 180°。接着立刻施加第二个层面选择的 180° 反转脉冲,将被选择层面的宏观磁化矢量反转 180° 使其恢复到原来状态。中间还可以施加一个脂肪抑制脉冲。在第一个反转脉冲激励的血液信号纵向磁化矢量为零点时进行信号采集,层面内的血液由于信号流空也不会产生信号,层面外的所有血液信号都被抑制,即使流入采集层面也不产生信号,所以整个血液信号被抑制。

3D SE 序列如 3D VISTA、SPACE 和 CUBE 序列,因基于 SE 序列,大部分血液信号就会流空,而 3D 序列,在两个方向进行相位编码,其中一个方向进行"层"编码,分割得更细致,血液信号基本上被抑制掉。可以做到三个方向体素各项同性,在进行多平面重建或者曲面重建的时候,可以保证几何不失真。特别适合高分辨血管壁的显示。

除了常规介绍的几种黑血技术,很多研究机构都在开发新的黑血技术,黑血序列层出不穷。如 QIR(四反转)黑血技术、SNAP 技术、DANTE 技术等。这里就不展开介绍了。

(二)对比增强磁共振血管成像

1. 基本原理　将大量外源性顺磁性对比剂在短时间内团注至血池,由于对比剂对血液组织纵向弛豫的促进作用,可明显缩短血液的 T_1 值,在快速超短 TR 和 TE 的 T_1 加权成像序列中,血池对比剂尚未向组织间弥散,除血液组织以外的其他组织均处于部分饱和状态,表现为低信号,而血液组织表现为高信号的 MRA 方法。

CE-MRA 与 DSA 一样,采集的是充盈对比剂的动静脉血管腔内信息,因而其效果更接近 DSA。所用序列的 TR 及 TE 都非常短(通常 TR 小于 10ms,TE 在 2~4ms)。短 TR 更易于抑制背景组织信号,突出充盈对比剂的动脉血管信号,且扫描速度快;短 TE 能最大限度地减少体素内相位离散,保证了血管内信号强度,可以实现快速、高分辨力的血管成像。

2. 技术特点　采用 K 空间共享技术实现高时间分辨力(time-resolved)CE-MRA,也称 4D-CE-MRA,即在 3D 成像的模式上,再增加一个维度,通过高时间分辨力的动态扫描观察在一段时间范围内物体的动态变化,如随机交叉轨迹样高时间分辨血管成像技术(time-resolved angiography with interleaved stochastic trajectories,TWIST)、动态对比高时间分辨血管成像技术(time-resolved imaging of contrast kinetics,TRICKS)、匙孔采集技术(central-keyhole acquisition)。虽然上述 3 种技术路线有所不同,但本质上是一致的。众所周知,K空间中心的数据决定图像的对比度,K空间的周围数据决定图像的空间分辨力。它是在动态4D扫描的有限时间内,使K空间中心的数据采集次数远远多于周围数据,周围数据可以只采集一部分,然后再把几期的周围数据整合成K空间完整数据,如果只采集K空间中心部分,那么需要的时间远远少于填充完K空间所有部分,可以成倍提高CE-MRA的时间分辨力,而不太影响图像的质量,时间分辨力的提高同时需采用最短TR、最短TE及并行采集技术等,时间分辨力快速提高可把动静脉各期图像分开,避免了静脉图像的重叠,从而对动静脉的走行及病变细节的观察更为准确。

全身或者下肢CE-MRA是利用头-体线圈或滑动床技术快速跟踪团注对比剂到达体内目标血管的位置,并于短时间内顺序分段行3D成像,然后相关软件将各节段血管的图像自动拼接,实现大范围动脉血管成像。

3. 技术要点 CE-MRA在临床实际运用时需掌握几个关键技术。

(1) 对比剂的应用:是CE-MRA的关键技术之一。通常采用的对比剂为细胞外非特异性离子型对比剂Gd-DTPA。根据不同的检查部位、范围和目的,对比剂的入路、用量和注射流速应做相应的调整。一般的CE-MRA多采用肘前区浅静脉或手背部浅静脉作为入路。对比剂的注射可采用MR专用高压注射器或手动推注。一般来说,血管信号强度会随着钆对比剂浓度的增加而提高,MRA一般采用0.1~0.3mmol/kg的注射剂量。

(2) 成像参数的调整:对于保证CE-MRA的质量至关重要。成像参数主要有TR、TE、翻转角、容积厚度和层数、矩阵、FOV等。

(3) 扫描时机的把握:是CE-MRA成败的关键。扫描序列启动过早或过晚都会严重影响CE-MRA的图像质量,甚至导致检查的失败,决定图像对比度的是填充K空间中心区域的MR信号。确定扫描序列启动最佳时间的原则是,监测目标血管,使其内对比剂浓度最高时刻所采集的数据正好填充K空间中心区域。

CE-MRA的优点:①CE-MRA依赖于T_1特性而不是流动效应,对在其他技术中常见的失相位伪影并不敏感,对于血管腔的显示更可靠;②出现血管狭窄的假象明显减少,血管狭窄的程度反映比较真实;③具有良好的SNR;④一次注射对比剂可完成多部位动脉和静脉的显示;⑤动脉瘤不易遗漏;⑥成像速度较快。缺点:①需要注射对比剂,患者可能会承担对比剂引起的各种不良反应;②易受采集时机的影响,动脉成像时可能产生静脉的干扰;③不能提供血液流动的信息。

4. 临床应用 各种原因导致的全身各部位动静脉的狭窄、阻塞、扩张、畸形及发育异常等病变(图4-21)。

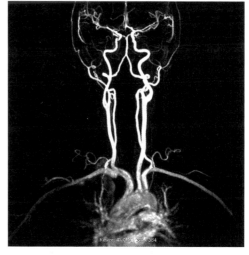

图4-21 颈部血管CE-MRA

二、心脏MRI技术及其临床应用

近年来,心脏MRI检查技术(cardiac magnetic resonance,CMR)已得到长足发展,可提供心脏形态、功能、室壁运动、心肌存活性、心肌代谢、冠状动脉及心脏血管血流动力学等重要信息,是目前无创评价心脏结构与功能"金标准",具有广泛的临床应用前景。

(一) 主要检查技术

1. 成像方位 心脏MRI不同于身体其他部位MRI,需要采用以心脏解剖位置为基础的解剖方位,包括四腔心位、短轴位、左室长轴位和右室长轴位等,其中四腔心位和短轴位最为重要,一般先获取标准四腔心层面,再以此作为定位像获取标准短轴位及其他成像方位。以心脏特有的解剖方位成像,有利于显示心脏解剖结构和评估心脏功能。

MR 冠状动脉成像(magnetic resonance coronary angiography,MRCA)定位较复杂,需根据冠状动脉主干及其分支的走行确定成像方位。MRCA 可行 2D 或 3D 成像。2D 成像以最大程度显示冠状动脉走行为目的作任意方位扫描,如横断位、左室长轴位、短轴位、斜位等。常用三平面定位法进行成像方位的精确定位。该方法技术要点为在四腔心上逐层翻阅图像,在感兴趣血管(右冠状动脉、左冠状动脉或前降支)走行上设定 3 个有一定距离的不同点,这 3 个点组成一个平面,最大程度地显示某支冠状动脉的连续走行。3D 成像利用呼吸导航全心横断位三维采集,扫描范围包含冠状动脉发出的位置至心尖膈顶,将采集的 3D 原始图像进行冠状动脉走行方位 MPR 重建或其他处理。

2. 主要检查方法

(1)心脏电影成像和心肌标记成像:基本原理是在心动周期内的各个特定阶段快速获取多幅图像,以电影的形式呈现,心脏电影成像技术有着高时间分辨力和高空间分辨力的要求,不仅能测量心脏功能的各项指标,如射血分数、每搏输出量等,还可以评估心肌的运动情况、心脏瓣膜的形态与功能及判断心肌是否有病变。心脏电影成像主要序列有 GRE 序列与平衡 SSFP 序列(FIESTA、true FISP 和 balanced FFE)两类。GRE 序列是利用血液在心腔内的亮信号来进行成像,受血液流速的影响,血池与心肌的边界对比度不够明显。平衡 SSFP 序列图像的对比度不受限于血液流动速度,而取决于成像组织中 T_2 与 T_1 的比值,心腔内由于充满血液而表现为亮信号,心肌处则表现为暗信号。因此,目前大多数心脏电影成像都是在平衡 SSFP 序列的基础上实现的,而 GRE 序列则主要在瓣膜成像上应用。

基于心电门控和 K 空间分段采集的电影成像是最主要的心脏 MRI 检查技术。采用心电门控(ECG)触发、K 空间分段采集的方式在每个心动周期的相同期相对图像进行采集,得到各个期相的完整图像。将图像按照一定的播放速度(帧/s)形成电影,反映一个心动周期内心脏的搏动情况。

心肌标记成像是在心脏电影成像序列开始前增加一系列空间选择性预饱和脉冲,在心肌上进行网格状标记,再行电影成像;通过对网格状标记的心肌节段进行各期相标记影的运动分析,以评价局部心肌运动功能,是对常规心脏 MRI 检查中心脏功能评估的补充,并可进行定量分析。

(2)心肌首过灌注成像和延迟增强:心肌灌注成像是当扫描开始显示出第一幅图像后,静脉注射对比剂 Gd-DTPA(3~4ml/s,总量 0.1mmol/kg),采用快速成像序列连续扫描获得对比剂首次通过心肌组织的动态图像,用于诊断心肌缺血。心肌灌注成像主要采用 EPI 和 SSFP 序列,使用较短的 TR 和 TE,较小的翻转角,缩短扫描时间以减少呼吸和心脏运动的影响。由于心肌供血的储备能力极强,静息状态下心肌灌注检查对心肌缺血不敏感,通常需要实施负荷心肌灌注。心肌负荷方式有运动负荷和药物负荷两种。运动负荷需在 MRI 检查室内配备兼容运动装置,配置成本较高,操作难度大,且结果不准确。药物负荷是以血管扩张剂为心肌负荷药物,常用腺苷和双嘧达莫,具有操作简便、可重复性好等优点,是用于负荷检查的主要方法。

心肌延迟强化(late gadolinium enhancement,LGE)又称心肌活性成像是在首过灌注成像完成后再次注射对比剂(1ml/s,总量 0.05~0.1mmol/kg),注射钆对比剂 10~15min 后,采用相位敏感反转恢复(phase-sensitive inversion recovery,PSIR)序列,联合使用钆对比增强技术,通过 TI scout 获得最佳 TI 时间,以充分抑制正常心肌信号,使其呈相对较低信号。心肌梗死后出现纤维化,细胞外间隙扩大,使钆对比剂浓集,从而缩短 T_1 时间,表现为缓慢强化而呈高信号。PSIR 序列可以不进行 TI scout 预扫描,通过图像重建矫正方法提高梗死心肌与正常心肌的对比,获得高质量 LGE 图像。LGE 扫描方位和层厚与心脏电影成像相同。

在首过灌注成像中,正常心肌明显强化,而缺血、梗死心肌强化程度明显减低;在延迟增强中，正常心肌因对比剂廓清而无强化，梗死心肌则因侧支循环形成和对比剂的弥散与滞留而出现强化。主要用于诊断心肌梗死和评估心肌存活性。

（3）黑血技术：采用常规 SE、FSE、IRSE 序列，其中 IRSE 序列图像质量相对更好，主要是利用 T_1WI 显示心脏解剖，包括心肌、心腔、心外膜脂肪等。T_2WI 主要用于评价心肌水肿、炎症等。对心脏解剖显示不如 T_1WI，但对心脏本身和心旁肿块的显示有较大帮助。

（4）心肌组织定量参数成像：即利用质子弛豫特性显示心肌的组织学特征。纵向弛豫时间图（T_1 mapping）应用最广，包括基于反转恢复脉冲技术（Look-Locker、MOLLI、ShMOLLI）或基于饱和恢复脉冲技术（SASHA、SAPPHIRE）两大类。细胞外容积（extracellular volume，ECV）评价技术是通过钆对比剂注射前后的 T_1 mapping，经过血细胞比容值校正后获得心肌弥漫纤维化信息。横向弛豫时间图（T_2 mapping）通常使用多回波快速自旋回波（multi-echo fast spin echo，MFSE）序列，在 4 个不同回波链长度的回波下进行图像采集，TR 不变而 TE 不同，用软件测量感兴趣区内心肌组织的 T_2 值。在缺血性心脏病中，心肌梗死、梗死后缺血再灌注等引起心肌水肿时均可引起心肌 T_2 值改变。T_2 mapping 能够较好地抑制心腔内慢速血流所致的心内膜下、心尖部慢速高信号伪影。

（5）MRCA：不需注射对比剂，属无创性检查技术，可实现对左、右冠状动脉主干及其主要分支的显示。现已初步具备临床应用价值，目前较成熟的技术有两种。

1）分段采集法：即 2D 屏气超快速 GRE 序列，该序列主要技术为 2D 成像、脂肪抑制、心电门控、超快速获取梯度回波、K 空间分段采集。分别采集左前降支、左旋支及右冠状动脉，获得相应冠状动脉的 2D 图像。

2）全心成像法：即自由呼吸导航快速 GRE 序列，该序列主要技术为自由呼吸导航、脂肪抑制、心电门控、快速获取梯度回波。其优点是：①受检者可自由呼吸，呼吸导航功能可明显减少呼吸运动伪影；②可进行 2D 或 3D 全心采集；③3D 采集可提高冠状动脉的空间分辨力。受检者在自由呼吸状态下同时进行左、右冠状动脉扫描。该法采集时间较短，不需屏气，使患者的耐受性大大增加，可提高 MRI 采集的成功率。然后行 MPR、CPR、VR、VE 等后处理，获取完整的 2D 及 3D 冠状动脉全貌（图 4-22）。

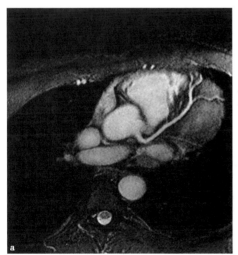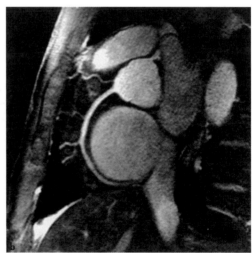

图 4-22　冠状动脉 MRI
a. 轴位正常左冠状动脉；b. 斜矢状位正常左冠前支。

上述检查技术大多数需屏气扫描以避免呼吸运动伪影干扰，屏气时间较长（十几秒至 1min）。此外，当受检者心率大于 70 次 /min 时图像质量降低，检查前需用药物控制心率。当受检者心率超过 100 次 /min（MRCA 超过 90 次 /min）或有严重心律失常时将导致检查失败。

（二）临床应用

1. 评估心脏形态和功能　心脏 MRI 对心脏解剖结构的观察有较大优势。各种疾病引起的心脏形态学改变均可得到较好显示，可用于先天性心脏病、心肌病、缺血性心脏病、心脏肿瘤、心包疾病、主动脉夹层等疾病的诊断和随访。

心脏 MR 电影成像可提供高时间分辨力和高空间分辨力的动态图像，能有效评估心肌局部和整体舒缩功能及瓣膜情况。心脏 MRI 检查还提供了一种准确、无创、可重复的方法测量心室容积、室壁增厚率以及计算心脏搏出量和射血分数等血流动力学参数，可用于定量评估缺血性心脏病、心脏瓣膜病和心肌病等心脏疾病。另外，心肌运动功能负荷试验可评估缺血心肌的运动储备情况。

2. 评估心肌活性　心肌首过灌注和延迟强化可评估心肌灌注情况和延迟期对比剂廓清情况。LGE 技术可以准确显示心肌梗死病灶，准确鉴别心内膜下与透壁性心肌梗死，发现微血管阻塞区，优于心脏超声和核医学等检查技术。对非缺血性心肌病，LGE 成像有助于病因诊断、监测疗效和预后评价，优于 PET 等核医学技术，对冠心病患者该检查主要用于评估缺血性心脏病，结合心脏形态学和功能可综合评估心肌缺血状况，判断心肌存活性，对临床选择治疗方案具有重要意义。

3. 心肌组织定量参数成像　定量参数技术无须正常心肌组织作对照，不仅可以评估心肌局灶性病变，还可以评估早期微小病变及心肌弥散性病变，心脏 MRI 检查技术定量参数技术适用于各类心肌受累疾病、心力衰竭及不明原因肌钙蛋白升高的患者，其中心肌水肿和间质纤维化分别代表了各类心脏疾病发生发展过程中最常见的两种病理组织学改变。较常规 T_2WI 和 LGE，定量参数技术对心肌弥散性病变的定量评估有独特的临床应用价值，并随着研究的深入和技术的完善将发挥越来越重要的作用。

4. MR 冠状动脉成像　目前能识别冠状动脉走行和起源异常，观察冠状动脉主干及其主要分支狭窄的位置和程度、识别先天变异和心肌桥、显示冠状动脉扩张及动脉瘤，且无辐射危害。冠状动脉 MRA 可用于评价因严重动脉钙化病变使 CTA 过度诊断冠状动脉狭窄的病例，提高判断狭窄的准确率，还可协助制订搭桥手术和导管术的计划并对疗效进行随访。无创且无须使用对比剂是 MRCA 的优势。

三、MR 水成像技术及其临床应用

MR 水成像（MR hydrography，MRH）又称液体成像（liquid imaging），是利用 MRI 原理，采用重 T_2 加权技术，使实质性组织和流动液体如动脉血呈低信号，静态或流动极缓慢的液体呈高信号而独立成像的一种成像技术。MR 水成像技术广泛应用于临床，现有 MR 胆胰管成像（MR cholangiopancreatography，MRCP）、MR 尿路成像（MR urography，MRU）、MR 脊髓成像（MR myelography，MRM）、MR 内耳膜迷路成像（MR labyrinthography）、MR 唾液腺成像（MR sialography）和 MR 输卵管成像（MR salpingography）等。

人体内缓慢流动或停滞状态的液体有脑脊液、胆汁、尿液、滑膜液等。MR 水成像的基本原理是利用重 T_2 加权，使用长 TR、长 TE 结合脂肪抑制技术使含水器官显影。长 TR 主要为了获得 T_2 加权效果，长 TE 和脂肪抑制技术是为了更突出水的长 T_2 信号。选择合适的 TE 值是水成像成功的关键。2D 或 3D 重 T_2WI FSE 序列加脂肪抑制技术和呼吸门控技术，可获得较高的 SNR 并可采集斜位平面，MIP 处理后可获得水成像图像。随着 MR 设备硬件的改进，如高梯度场、高切换率、相控阵线圈以及软件功能的开发，使成像时间进一步缩短。如单次激发快速自旋回波（SS-FSE）技术或半傅里叶采集单次激发快速自旋回波（HASTE）技术，成像速度加快，应用超长回波链（200 个左右）一个层面采集时间控制在 2s 内。图像无须后处理，无图像信号错位伪影，有较高的分辨力，可任意选择成像平面，并且避免长时间屏气的痛苦。MR 水成像具有以下优点：①无创性技术，无须插管，不需特殊操作，检查过程简单；②安全可靠，无须对比剂及无不良反应等问题；③多层面多方位图像；④适应证广，凡不适于行 ERCP、排泄性尿路造影、逆行肾盂造影等检查的患者均可用此方法。

（一）MR 胆胰管成像

MRCP 是目前临床上最常用的水成像技术。主要适应证包括胆道结石、胆道肿瘤、胆道炎症、胰腺肿瘤、慢性胰腺炎、胆胰管变异或畸形等。

1. 检查技术 为减少胃肠道影响，在 MRCP 检查前需空腹 4～6h。在扫描时首先要做常规轴位 T_2WI、T_1WI 和冠状位 T_2WI，范围由膈肌到胰腺下部。用三平面定位，再作冠状位重 T_2WI FSE FS 扫描。常用扫描序列为：① 2D 厚层投影扫描；② 3D 容积扫描。前者需工作站行 MIP 重组形成图像而后者则不用后处理可直接显示图像。采用腹部相控阵表面线圈。

2. 临床应用 MRCP 具有安全、无创，检查速度快，适应证广，成功率高和并发症少的特点，并可多角度成像，适于各种胰、胆管病变检查。2D 厚层投影扫描优点是扫描速度快，一幅图像仅需 1s 到数秒，管腔结构的连续性较好；缺点是图像不能进行后处理，不能获得薄层原始图像，容易遗漏小病灶。3D 容积扫描优点是可获得薄层原始图像，有助于管腔内小病灶显示，图像可进行后处理；缺点是扫描时间相对较长，如检查者呼吸运动不均匀，则图像质量差。随着压缩感知和并行采集等快速成像技术的发展，现在 3D 容积扫描也可以实现憋一口气 20s 内完成检查，大大提高了扫描的成功率（图4-23）。

不足：受空间分辨力和部分容积效应的影响，使胆胰管轻度狭窄显示不可靠；壶腹显示困难；检查过程中无法进行治疗；梗阻的良恶性鉴别不如 ERCP。

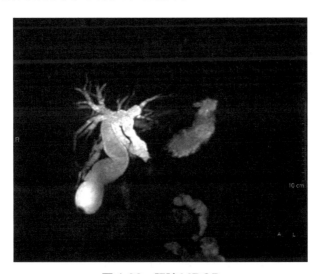

图 4-23 肝脏 MRCP
胆囊结石，胆总管结石梗阻导致胆系扩张。

（二）MR 尿路成像

MRU 是通过重 T_2 加权图像突显泌尿系统内的尿液，同时抑制周围软组织的信号，在不使用对比剂和逆行插管的情况下显示尿路的情况。

1. 检查技术 检查前需空腹 4～6h，如果患者插有尿管应提前夹闭尿管，撑大膀胱以便于显示膀胱疾病。检查前要训练患者呼吸，使其在平静呼吸状态下扫描或屏气扫描。用腹部相控阵线圈扫描梯度回波的冠状位 T_1WI 和轴位 T_2WI，扫描范围应包全肾、输尿管和膀胱。再用重 T_2 脂肪抑制技术做冠状、矢状和轴位扫描，用 2D 或 3D 数据采集成像与 MRCP 序列类似，图像在工作站上做 MIP 重组。

优点：免除了静脉注射碘剂、X 线电离辐射、有创性插管造影所带来的损伤和不良反应，为不宜行静脉肾盂造影检查的急慢性肾衰竭者、年老体弱不能承受腹部加压者及妊娠期妇女提供了安全、准确、无创的替代方法。适于碘过敏患者、静脉肾盂造影重度积水或不显影者及某些病变诊断与鉴别诊断发生困难时。

不足：MRU 重建中部分信息丢失，可造成诊断的假阴性；显示肾盏不如静脉肾盂造影，需常规 MR 图像、MRU 原始图像和 MRU 的 MIP 重组图像互相结合作出诊断；对结石诊断有一定限制；不能反映急性梗阻时肾功能改变；不能区分梗阻或非梗阻性扩张；对恶性梗阻病因鉴别尚存困难。

2. 临床应用 MRU 诊断肾盂、肾盏、输尿管扩张敏感性达 100%、特异性 96%、准确性 100%。除准确发现完全性梗阻的部位外，如梗阻部位以下输尿管显示则为不完全性梗阻；可显示腔内梗阻的原因，如发现输尿管内部分或完全充盈缺损；可显示腔外病变压迫的改变，如输尿管受压变窄。炎症病变如肾结核可显示肾盏破坏、脓肿形成、肾实质萎缩，可作诊断与鉴别诊断；肿瘤性病变可显示腔内充盈缺损，尿路系统受压、推挤、受侵及阻塞性扩张；某些先天性病变如巨输尿管、肾缺如、双肾盂、双输尿管均可显示（图 4-24）。总之，显示病因还需与常规 MRI 等影像检查方法相结合。

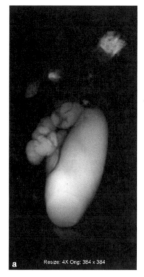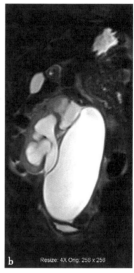

图 4-24 MRU 技术水成像

a. MRCP 显示双肾盂巨输尿管；b. 半傅里叶采集单次激发快速自旋回波技术水成像。

（三）MR 脊髓成像

1. 检查技术 用 2D 和 3D 重 T_2 加权 FSE 或 SS-FSE 序列。冠状位或矢状位采集源图像。常规运用脂肪抑制技术和长 TE（400ms）可有效地抑制背景信号。应用相控阵线圈、流动补偿技术等，降低血管搏动、呼吸及脑脊液流动造成的伪影。

2. 临床应用 MRM 有助于区分神经根出硬脊膜囊时的形态、与脊髓圆锥相连接的状态和马尾空间的解剖关系。可以提供椎间盘、骨赘与神经根袖和马尾之间的解剖关系。确定硬脊膜内、外病变的范围，为手术计划提供有用的信息。可以鉴别脊蛛网膜囊肿与充盈脑脊液的病变如假性脊膜膨出、神经周围囊肿。

（四）MR 内耳膜迷路成像

1. 检查技术 用 3D 重 T_2 加权 TSE 或 FIESTA/B-TFE/CISS 序列，增强有液体充盈的内耳膜迷路与周围组织的对比，重 T_2 加权突出膜迷路内淋巴液和内耳道内脑脊液呈高信号，而骨性结构如螺旋板、蜗轴则呈低信号，突出膜迷路和内耳道的影像。后处理可多方向、多角度地观察细小复杂的解剖结构。由于内耳本身是微小的结构，因此成像要求进行薄层和高空间分辨力的扫描。

优点：可以清晰显示内耳膜迷路与内听道的精细结构和解剖位置关系，可显示先天性的发育异常，了解内耳发育不良的程度和部位，如 Michel 畸形、耳蜗导管扩张及耳硬化症等；直接显示内淋巴囊，对迷路炎、迷路积水及梅尼埃病的诊断有帮助；可在术前为内耳显微外科手术提供可靠的解剖信息。

缺点：受限于磁共振禁忌，不适合电子耳蜗植入术后的复查。常受到周围液体信号如脑脊液、中耳炎的干扰，使临床应用价值受限。

2. 临床应用 能够测量正常内耳结构及显示解剖变异，用以诊断先天性神经性耳聋的病因；发现内耳小的肿瘤如神经鞘瘤、血管瘤；与增强 T_1WI 结合确定肿瘤与耳蜗神经的关系；内耳淋巴囊和内耳淋巴管成像可用于梅尼埃病的病因及治疗研究。

（五）MR涎管成像

1. 检查技术　用3D重T_2加权FSE、2D-FSE或SS-FSE序列，可显示腺体内外大部分含唾液的管道。高分辨力薄层图像的MIP重组图像分辨力接近普通X线涎管造影。3D旋转显示和MPR可提供理想的主涎管影像。

2. 临床应用　评价涎管扩张、狭窄、脓腔、创伤性涎管损伤等，可避免X线涎管造影出现的插管失败及并发症，如涎管撕裂、感染及对比剂过敏等。评估普通X线涎管造影不能评价的受感染腺体及涎管闭塞平面以上部分和涎管开口，其局限性是不能鉴别结石与其他影像，如碎片或血凝块。

四、磁共振波谱成像及其临床应用

磁共振波谱成像（magnetic resonance spectroscopy，MRS）是利用质子在化合物中共振频率的化学位移现象，测定化合物组成成分及其含量的检测技术，包括对氢、磷、碳、氟、钠等原子组成的许多微量化合物进行的测定。所得到代谢产物的含量是相对的，采用两种或两种以上的代谢物含量比来反映组织代谢变化；对于某一特定的原子核，需要选择一种比较稳定的化学物质作为其相关代谢物进动频率的参照标准物。随着高场强MR设备的应用及相关技术的迅速发展，MRS临床应用日渐广泛，成为目前唯一无创性检测活体器官和组织代谢、生化、化合物定量分析的技术。

同一种原子核（如^1H）在不同化合物中所处化学环境不同，其质子的进动频率就不同，在MRS上产生共振峰位置也不同，这种现象称为化学位移。实际测量中只能得到化学位移的相对值，单位为参照物质子共振频率的百万分率（parts per million，ppm）。

$$化学位移（ppm）=(V_测-V_参)/V_参×1.0^6 \qquad (4-4)$$

式中，$V_测$，被测物质子共振频率；$V_参$，参照物质子共振频率。

^1H谱MRS检测时将四甲基硅中甲基（—CH_3）的化学位移定义为0.0ppm，其他化合物与之参照；^{31}P谱测量时将磷酸肌酸（PCr）作为参照物，化学位移为0.0ppm。不同化合物中原子核化学位移不同，可以根据其在MRS中共振峰位置加以鉴别，共振峰积分面积与共振核数目成正比，反映化合物的浓度，可进一步进行定量分析。

MRS是由不同共振频率原子核产生的多个共振峰组成。每一波谱反映原子核化学位移、波峰高度（或面积）、波峰半高宽、pH和温度等。目前，生物体检测原子核有^1H、^{31}P、^{13}C、^{19}F、^{23}Na、^{17}O等，前两者最常用，如^1H-MRS主要用于检测体内含CH_3—、CH_2—基团的化合物。

活体MRS检测受原子核固有敏感性和在生物体内浓度的影响。同时，硬件环境要求高场强、高均匀度，因MRS检测的敏感性与磁场强度的2/3次方成正比，均匀的磁场是获得高分辨力MRS的必要条件，故MRS检测前必须匀场。射频信号发射和接受线圈的大小也影响磁场的均匀性和SNR。不同序列对波谱中代谢物信号强度有一定影响。

（一）检测空间定位技术

空间定位技术是将检测范围局限在一定容量的感兴趣区内的技术。为了获得可接受的SNR，MRS通常使用的体素大小为$1cm^3$至数立方厘米。^1H波谱最小体素在1.5T设备上可达$1cm^3$以下。

目前常用的空间定位技术有：

1. 深度分辨表面线圈波谱分析法（depth resolved surface coil spectroscopy，DRESS）　主要用于身体表浅部位如肌肉的^{31}P波谱分析。

2. 单体素选择法（single voxel selection）　应用最广泛的有激励回波探测法（stimulated echo acquisition mode，STEAM）、点分辨波谱法（point resolved spectroscopy，PRESS）等。单体素法在病变位置已知情况下最有用，常用于^1H波谱分析。

3. 多体素选择法（multiple voxel selection）　该法在一次测量中可对一定数量的体素同

时检测，获得一定区域的波谱。其优点为可进行 2D 和 3D 定位，每次检测多个体素，可对病变与正常组织波谱进行比较。

（二）化合物浓度定量测定

化合物浓度定量测定包括相对值和绝对值浓度分析。相对值即对波谱中不同化合物信号强度（积分面积）进行比较。该方法简单、易行，可排除 MR 设备因素的干扰，但对分析含量的变化存在困难，早期多采用该法。绝对值浓度计算方法有两种：①外标准法，同时扫描已知浓度化合物体模和受检部位，比较二者化合物的绝对浓度。该方法受设备和生物因素影响较大。②内标准法，利用体内已知浓度的化合物（如水、肌酸）作为参照进行化合物浓度计算。该方法受设备和生物学因素影响较小，但要求化合物浓度在生理变化过程中保持恒定且必须已知，目前多采用该法。

（三）临床应用

1. ^{1}H-MRS　是敏感性最高的检测方法。它可检测与脂肪代谢、氨基酸代谢以及神经递质有关的化合物，如肌酸（Cr）、胆碱（Cho）、肌醇（mI）、肌酐（Cre）、γ- 氨基丁酸（GABA）、谷氨酸和谷氨酰胺（Glu + Gln）、乳酸（Lac）、N- 乙酰天冬氨酸（NAA）和枸橼酸盐（Cit）等。与 ^{31}P-MRS 相比空间分辨力高。临床 ^{1}H-MRS 不需增加 MR 硬件设备，且 MRI 和 MRS 一次检查中完成，无须重新定位和更换线圈。主要用于脑的 MRS 检测（图 4-25），有下列化合物改变。

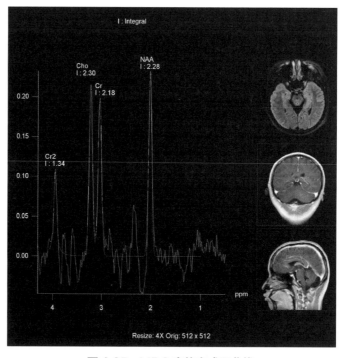

图 4-25　MRS 定位方式及曲线

（1）N 乙酰天冬氨酸（N-acetyl aspartate，NAA）：是脑 ^{1}H MRS 最高峰，波峰在 2.02ppm，主要存在于神经元及其轴突，是神经元内标志物，其含量多少反映神经元功能状况。NAA 含量降低表示神经元受损。目前研究显示 NAA 与蛋白质和脂肪合成、维持细胞内阳离子浓度以及 K^+、Na^+、Ca^{2+} 等通过细胞膜及神经膜的兴奋性有密切关系。NAA 在脑组织发育成熟过程中逐渐升高，在 3 岁前较明显，持续到青春期，老年人随年龄增长逐渐下降。海绵状白质脑病是目前唯一NAA 升高的疾病；脑瘤、脑缺血缺氧、变性疾病 NAA 均呈现下降趋势，而脑膜瘤几乎缺失。

（2）肌酸（creatine，Cr）：化学位移为 3.0ppm 的共振信号代表 Cr。Cr 存在于神经元及胶质细胞中，参与磷酸转运及能量储备。多数情况下 Cr 含量相对稳定。

（3）胆碱（choline，Cho）：3.2ppm 共振信号来源于脑内含 Cho 的化合物，如磷酸胆碱、磷脂酰胆碱等,信号改变反映细胞膜构成和联结的变化,在膜合成旺盛和降解活跃时均呈上升趋势。反映脑内胆碱储备量,是细胞膜磷脂代谢的成分之一,参与细胞膜的合成和代谢。Cho峰的高低可作为肿瘤细胞增殖的指标,是评价脑肿瘤的重要峰值之一,几乎所有脑肿瘤中Cho峰均升高。多发硬化、肾上腺脑白质营养不良、感染疾病如AIDS病中Cho升高提示活动性脱髓鞘。

（4）乳酸(lactate, Lac)：波峰位于1.33～1.35ppm处,呈双峰。正常情况下脑^{1}H MRS无明显Lac峰,Lac峰的出现提示正常细胞有氧呼吸被抑制,是无氧糖酵解的终产物。在脑缺血缺氧或恶性肿瘤时,糖无氧酵解加强,Lac含量升高。

（5）枸橼酸盐(citrate, Cit)：波峰位于2.6～2.7ppm处。Cit是前列腺活体细胞线粒体内三羧酸循环的重要代谢产物,为精液的主要成分。正常和增生的前列腺组织有分泌和浓缩Cit的能力,此时Cit含量高；而前列腺癌组织此能力减少或丧失,则Cit含量低。因此,3.0T MR和高通道相控表面线圈行前列腺MRS检查,测定(Cho+Cre)/Cit值,对前列腺癌的诊断、分期及疗效评价均具有重要的意义及临床价值。

2．^{31}P MRS　许多含磷化合物参与细胞能量代谢和与生物膜有关的磷脂代谢。^{31}P MRS广泛用于研究组织能量代谢和生化改变。活体^{31}P MRS可检测磷酸单酯(PME, 6.8ppm)、磷酸二酯(PDE, 2.9ppm)、磷酸肌酸(PCr, 0ppm)、无机磷(Pi, 4.8ppm)和三磷酸腺苷中的α-ATP(7.6ppm)、β-ATP(−16.3ppm)、γ-ATP(−2.6ppm)磷原子。

目前检测上述7种化合物,主要用于研究脑组织的能量代谢、脑磷脂代谢和pH的测量,也可用于肝脏疾病、心肌病变、肌肉代谢及功能的测定。

五、磁共振功能成像

磁共振功能成像(functional magnetic resonance imaging, fMRI)是检测和分析组织分子水平的代谢、生理功能状态的MRI。广义上包括MR弥散加权成像、MR灌注加权成像(magnetic resonance perfusion weighted imaging, MR-PWI)、血氧水平依赖脑功能成像和磁共振波谱分析等。狭义上指血氧水平依赖脑功能成像(blood oxygen level dependent functional magnetic resonance imaging, BOLD-fMRI),是近年来在常规MRI基础上迅速发展起来的一种新的成像技术。

（一）MR灌注加权成像

通常采用对比剂首过法(包括外源性示踪剂动态磁敏感对比(dynamic susceptibility contrast, DSC)PWI和动态对比增强PWI)和动脉自旋标记法(arterial spin labeling, ASL),以获取组织微循环血流灌注信息的MRI方法。PWI可反映组织中微观血流动力学信息,间接反映组织活力和功能状态。

1．对比剂首过灌注成像

（1）技术原理：团注顺磁性对比剂,当血-脑屏障完整时,首过的对比剂仅位于血管内,不向血管外间隙扩散。位于血管内的对比剂产生强大的、微观上的磁敏感梯度,引起周围组织局部磁场的短暂变化,这种局部磁场的变化可以通过MR图像上信号强度的变化测得。快速的成像技术,足够高的时间分辨力,可以准确测量团注对比剂造成的组织信号的快速变化。在一定范围内,组织对比剂浓度与$T_2(T_2^*)$弛豫率的改变大致呈线性关系,应用梯度回波EPI(GRE-EPI)或自旋回波EPI(SE-EPI)序列,信号强度与横向弛豫率呈指数关系,通过公式可将信号强度-时间曲线转化为组织对比剂浓度-时间曲线。公式为：

$$C_t(t) = -k \times \log\left[\frac{S(t)}{S(t_0)}\right]/TE \tag{4-5}$$

式中,$C_t(t)$为某时间点上组织中对比剂的浓度；$S(t)$为注射对比剂后某时间点上组织的信号强度；$S(t_0)$为注射对比剂前组织的信号强度；k为常数；TE为回波时间。

团注对比剂经过脑组织的时间很短,通常在18s左右,为了监测团注对比剂在脑组织的首过效应，PWI 序列必须足够快速。临床上脑部 PWI 通常采用 EPI 的 T_2（T_2^*）加权序列。SE-EPI 序列获得的是 T_2 加权对比，GRE-EPI 序列获得的则是 T_2^* 加权对比。GRE-EPI 能减少脑组织 - 骨和脑组织 - 气交界面的伪影，对小血管（如毛细血管）中的顺磁性对比剂引起的信号变化较敏感但对大血管（如皮质静脉）不敏感，而 SE-EPI 序列需要更大量的对比剂，通常是标准剂量的 1.5～2 倍；GRE-EPI 序列几乎对所有管径血管中的对比剂引起的信号变化均敏感，是目前脑部首过法 PWI 最常用的序列。

（2）检查技术：DSC PWI 最先应用于脑部，多采用 EPI 序列，扫描 21 层，每层 20～40 幅图像，成像时间为 70～80s。对比剂用 Gd-DTPA 0.1～0.2mmol/kg，采用高压注射器以 5ml/s 流速注射。利用顺磁性对比剂首过的 T_2 或 T_2^* 磁敏感效应取得像素源性时间 - 信号强度曲线，转换为时间 - 浓度曲线，对每个像素进行积分运算后处理后获得相对脑血容量（cerebral blood volume，CBV），相对脑血流量（cerebral blood flow，CBF）、平均通过时间（mean transit time，MTT）和达峰时间（time to peak，TTP）图。常用灌注参数定义如下：CBV 指单位组织的血液容积总量，单位为 ml/100g；CBF 指单位时间内流经单位组织的血液容量，代表组织的毛细血管流量，单位为 ml/（100g·min）；MTT 指血液经不同路径自动脉端流至静脉端的平均循环时间，以秒为单位；TTP 指注射对比剂至强化达到峰值所需时间，单位为秒。计算灌注图的数学模型主要分为去卷积模型和非去卷积模型，目前多采用去卷积模型。

与 CT 灌注成像定量评价组织不同，MR PWI 获得的是半定量值，参数受多种因素影响，如团注对比剂总量、速度、对比剂的顺磁性、个体血管容量和心排血量等。因此，MR PWI 所获得的参数值不能用于不同个体间的比较，也不能用于同一个体前后两次的比较。常采用内部参照的方式获得半定量值，如病变区域与对侧正常脑组织区域的灰、白质对比，得到半定量的相对值，将这个相对值用于个体内及个体间的比较。

（3）临床应用

1）脑血管病：DSC PWI 可早期发现急性脑缺血病灶，区分缺血半暗带和梗死组织，帮助临床决定治疗方案。半暗带组织 rCBF 下降，而 rCBV 正常或略增高，MTT 升高；梗死组织则 rCBF、rCBV 均下降，MTT 升高。弥散异常区明显小于灌注异常区也提示半暗带存在；而弥散异常区等于甚至大于灌注异常区，提示无半暗带存在。慢性缺血可用乙酰唑胺负荷试验和 rCBF 测量评价血流动力学应激组织，选择介入治疗适应证。

2）颅内肿瘤：血管形态和血管化程度是评价颅内肿瘤不同类型，决定其生物学侵袭性的重要因素。活体 rCBV 测量可描绘出肿瘤的总体血管化程度，间接反映肿瘤的血管生成。DSC PWI rCBV 图可反映肿瘤总体血管化程度及其异质性，对星形细胞肿瘤分级的敏感性与传统 MRI 相似，但具有更高的特异性和阳性预测值。星形细胞肿瘤常有无强化的肿瘤浸润区，强化边缘并不能准确反映肿瘤范围。DSC PWI 可通过 rCBV 增高，显示未强化肿瘤的边界，从而协助手术方案或放疗靶区的制订。

转移瘤周围水肿为单纯性血管源性水肿，而星形细胞瘤 III、IV 级则为血管源性水肿及血管周围间隙肿瘤浸润的综合表现。转移瘤瘤周 rCBV 明显低于星形细胞瘤 III、IV 级。脑原发性淋巴瘤病理上具有围绕血管生长的特点，常使血管腔变窄、血管周围间隙扩大，但新生血管化不明显，因此其 rCBV 明显低于胶质母细胞瘤。

增强 MRI 或增强 CT 强化区是血 - 脑屏障破坏部位而不一定是肿瘤最恶性或血管最丰富的部位。rCBV 图尤其有利于引导对无强化肿瘤区的穿刺。治疗过程中系列的 rCBV 测量可预测患者疗效，指导治疗。放射性坏死的病理学改变为广泛血管损伤和组织缺氧，而肿瘤复发则以新生血管为特征，rCBV 可用于二者的鉴别。

3）感染：依病原、阶段不同而表现各异。文献报道单纯疱疹病毒和弓形体病脑炎 rCBV 均匀降低而脓肿 rCBV 升高。

4）在身体其他部位的应用：①心肌，PWI可早期发现心肌缺血，结合腺苷或潘生丁负荷试验可推测血管病变程度，结合延迟灌注成像可预测心肌存活性；②肝，可用于肝硬化早期诊断、肝癌与肝转移瘤鉴别及肝移植后血管并发症的监测；③肺，与肺通气成像结合用于评价肺功能和肺栓塞、肺气肿等疾病；④肾，主要用于评价肾功能和药物疗效；⑤在前列腺、乳腺、胰腺及软组织肿瘤方面也有应用。

总之，PWI优点：时间分辨力较高，可快速获得全脑灌注图，同时获得脑灌注、组织状况（弥散）和血管情况（MRA）等。DWI与PWI结合具有鉴别缺血组织是否可复的潜能。缺点：设备昂贵，检查时间长，不利急症患者检查，定量准确性较低而且为相对性，无法进行客观绝对数据的比较等。

2. 动脉自选标记法技术　无须引入外源性对比剂，是一种利用血液作为内源性示踪剂（动脉自旋标记技术）的MR PWI方法。

（1）技术原理：流向感兴趣区的动脉血的自旋方向被射频脉冲反转或用预饱和技术将动脉血中的分子标记，作为标记血。标记血流向成像平面时，其磁化矢量按T_1时间常数向平衡态恢复。经过一段时间后，进入感兴趣区的标记血与未受干扰的组织自旋作用，组织净磁化矢量变小，导致信号下降。此时对感兴趣区进行成像，得到标记图像，其图像对比取决于原来的静态组织和标记血的量。为了消除静态组织的信号（通常比血流灌注大），可对感兴趣区进行一次未经标记血灌注的成像，即未标记图像。将标记图像与未标记图像进行逐一像素的相减，得到仅与流入成像平面的标记血相关的差值像。

需要注意的是，差值像的信号强度较弱，动脉自旋标记技术获得的图像SNR非常小，通常需要多次采集标记图像及未标记图像，再进行信号平均，来获取图像足够的SNR。

（2）检查技术：对动脉血进行标记的方法很多，通常分为两大类：

1）连续动脉自旋标记（continuous arterial spin labeling，CASL）：连续标记感兴趣区近端的动脉血，使被标记的动脉血连续流入感兴趣区，从而导致被灌注组织的磁化强度达到稳态。在进行头部CASL时，标记层面通常位于Willis环下方，包括颈内动脉及椎动脉，且标记平面应与血流方向垂直。标记层面常由一个与血流同向的恒定梯度场和一个恒定的低功率射频场创建。

2）脉冲动脉自旋标记（pulsed arterial spin labeling，PASL）：应用一个选择性的射频脉冲，脉冲式地标记成像层面近端的血液。经过一段时间，标记的血与组织充分混合后进行成像。相较于CASL，该反转标记脉冲的标记区域较大，但作用时间很短。优点：①PASL技术的RF能量蓄积较小，更适用于高场MRI仪；②受组织磁化转移的影响小；③PASL技术相对比较简单，易于实现。缺点：①成像覆盖范围窄；②SNR较低。

ASL的准确性主要受两方面影响。首先，由于质子是在成像层面以下用一个射频脉冲来标记，会对层面造成磁化转移影响，降低SNR。由于磁化转移效应在频率上是对称的，为了补偿这一效应，可以在基线状态时在成像层面上方等距离处施加另一个射频脉冲。另一方面的影响来自血液从标记层面流入成像层面的过程中由于T_1弛豫造成的信号丢失。为了减少这一影响，可以通过在连续后延迟，到达组织磁化的稳态；也可在成像层面很近的下方用间断的脉冲来标记，缩短通过时间，但这种技术有敏感性低的缺点，因此低流速可能难以检测。

（3）临床应用：ASL通常标记所有流入血，但也可以选择性地标记特定血管，显示其供血区域，目前已有研究标记一侧颈内动脉来评价其供血区域的灌注状态。为研究视觉皮层的血流变化，可以选择性地标记供应该区域的血管。最近ASL技术应用空间选择标记脉冲来评价局部灌注，这种局部供血区的研究是ASL令人激动并有待于进一步研究的领域。ASL技术和应用的持续扩展，除了用于脑部的PWI外，也将ASL技术应用于肺、肾、肝脏、骨骼肌、卵巢和乳腺的灌注研究。

（二）MR弥散成像

MR弥散成像技术属于功能性MRI技术的一种，是目前在活体上测量水分子弥散运动与成像的唯一方法。水分子弥散运动的速度与状态反映微米数量级的运动变化，与人体的细胞处于同一数量级。因此，弥散成像技术使 MRI 对人体的研究深入到了更微观的水平。目前最常使用的 MR 弥散成像技术主要包括弥散加权成像（diffusion weighted imaging，DWI）、弥散张量成像（diffusion tensor imaging，DTI）、弥散峰度成像（diffusional kurtosis imaging，DKI）和全身弥散加权成像（whole body diffusion weighted imaging，WB-DWI）或背景抑制 DWI（diffusion weighted imaging with background suppression，DWIBS）。

1. 主要检查技术 弥散运动即布朗运动（Brown motion）是指分子在温度驱使下无规律随机地相互碰撞的运动过程。常规 MRI 序列中水分子弥散运动对信号的影响非常微小。在体外无限均匀的液体中，水分子在各个方向上弥散运动的快慢相同，称为各向同性（isotropy），其运动轨迹近似一个圆球体（图 4-26）。但是在人体生理条件下，水分子的自由运动受细胞本身特征及结构的影响，如组织的黏滞度、温度、分子的大小以及细胞膜、细胞器等生理性屏障，使其在 3D 空间内各个方向上弥散运动的快慢不同，以至一个方向上弥散比另一个方向受更多的限制，具有很强的方向依赖性，称为各向异性（anisotropy），其运动轨迹近似一个椭球体（图 4-26）。圆球体、椭球体的半径称为本征向量（eigenvector），其数值大小为本征值，而椭球体中最大半径为主本征向量（principal eigenvector），其数值大小称为主本征值。弥散各向异性在脑白质纤维束表现最明显，由于疏水的细胞膜和髓鞘的作用，使水分子的弥散运动在与神经纤维走行一致的方向受到的限制最小、运动最快，而在与神经纤维走行垂直的方向上受到的限制最大，运动最慢。

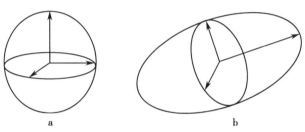

图 4-26　水分子弥散运动各向同性和异性示意图

a. 圆球体：箭头代表本征向量；b. 椭球体：箭头代表本征向量，最长的箭头代表主本征向量。

（1）DWI：是在常规 MRI 序列的基础上，在 X、Y、Z 轴三个互相垂直的方向上施加弥散敏感梯度，从而获得反映体内水分子弥散运动状况的 MR 图像。在 DWI 中通常以表观弥散系数（apparent diffusion coefficient，ADC）描述组织中水分子弥散的快慢，并可得到 ADC 图。在 DWI 图进行运算后得到 ADC 图。因此，同一体素在 ADC 图和 DWI 图中的信号强度通常相反，即弥散运动快的体素，其 ADC 值高，在 DWI 上呈低信号，反之亦然。

（2）DTI：是在 DWI 的基础上在 6～55 个线性方向上施加弥散敏感梯度而获取的图像。DWI 和 ADC 只反映了三个施加弥散敏感梯度方向上弥散运动的快慢，不能准确反映弥散各向异性。为全面反映体内水分子的弥散各向异性就需要引入张量（tensor）这一物理概念。向量是指不仅具有大小而且具有方向的物理量。通常使用的矢量是具有 X、Y、Z 的 3 个方向向量，而张量是高阶的向量矩阵，具有 9 个方向，可以想象成一个九维的向量，用于描述更为复杂的运动，即可更精确描述水分子的运动。DTI 其主要参数如下：

1）平均弥散率（mean diffusivity，MD）：主要反映弥散运动的快慢而忽略弥散各向异性，将各个方向的三个本征值之和汇总后取其平均值，即得到每一体素的平均弥散系数（average diffusion coefficient，DCavg），与 ADC 相比，DCavg 能够更加全面地反映弥散运动的快慢，可用值和图来表示。

2）各向异性：目前常采用的指标包括各向异性分数（fractional anisotropy，FA）或称为部分各向异性、相对各向异性（relative anisotropy，RA）、容积比（volume rate，VR），均代表水分子弥散运动各向异性大小的参数，分别可获得FA、RA、VR图，既可对每个体素水分子弥散运动进行量化，又可描述弥散方向。FA即弥散各向异性与整个弥散的比值，其数值在0~1之间，1表示整个弥散运动均为各向异性，即最大各向异性，0代表最小各向异性，即最大各向同性。RA即弥散各向异性与弥散各向同性的比值，数值在0~2之间，2表示最大各向异性，0表示最大各向同性。VR为代表弥散各向异性椭球体的容积与代表弥散各向同性圆球体的容积之比，其数值在1~0之间，1表示最大各向同性，0表示最大各向异性，一般采用1-VR表示各向异性的情况，以便在数值上与FA保持一致。目前采用FA描述各向异性。

　　弥散运动主要方向就是椭球体主本征向量的方向。通常情况下主本征向量与纤维束走行方向一致，因此根据主本征向量能在活体显示肌纤维束、心肌纤维束、脑和脊髓的白质纤维束的走行。目前最常用于显示脑白质纤维束，最初只能采用伪彩编码图以不同的颜色表示神经纤维的走行方向，如今能用示踪技术3D显示白质纤维束的走行，即弥散示踪图，通过第一个体素主本征向量的方向寻找下一个与其最接近的体素，将这些体素连接起来而获得弥散张量纤维束成像（diffusion tensor tractography，DTT）（图4-27）。

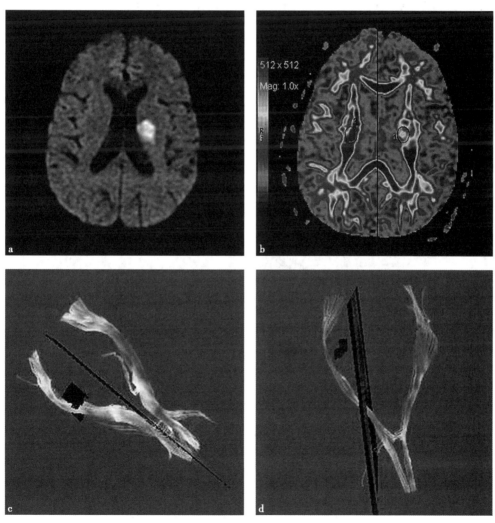

图4-27　左侧基底节区脑梗死（见书末彩插）
a~c.病程1d，DWI示左侧基底节区高信号灶（a），病灶（"1"区）FA值较对侧（"2"区）减低（b），DTT示左侧皮质脊髓束受压无中断（c）；d.DTT（病程6d），病灶较前缩小，左侧皮质脊髓束无受压，患者肌力从Ⅲ级恢复为Ⅳ级。

（3）DKI：DWI 理论的前提是水分子的弥散是在一个均质的呈正态分布的环境中，描述的是水分子各向同性的弥散程度。然而，在人体的生理活动中，组织内水分子的弥散是随机的，大多数组织复杂的结构会导致水分子在各个方向上的弥散不一致，使水分子的弥散偏离正态分布，即各向异性弥散。因此，引入弥散峰度（diffusional kurtosis）描述水分子弥散受阻碍的程度，以量化弥散偏离值。

DKI 方法是在 DWI 的基础上采用同一类型的脉冲序列，但 b 值较测量弥散系数的要高，在脑组织 b 值约为 2 000s/mm^2，可满足成像需要。同时，DKI 弥散敏感梯度场施加的方向至少要 15 个，方向越多则数据越准确。DKI 主要评估参数除了 DWI 和 DTI 的 ADC、MD、FA 外，主要参数有平均峰度（mean kurtosis，MK）、径向峰度（radial kurtosis，RK）、峰度各向异性（kurtosis anisotropy，KA）等指标（图 4-28）。

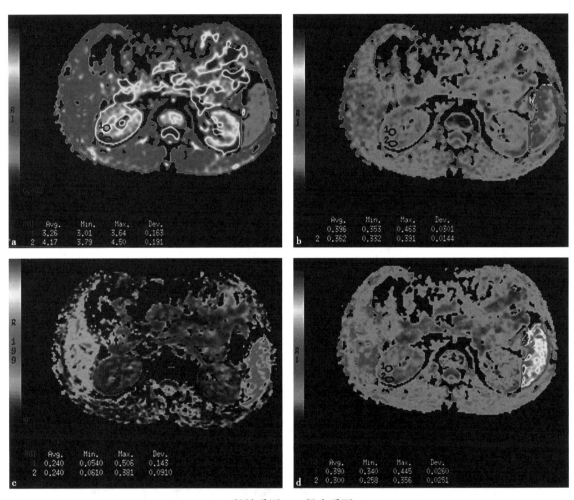

1. 肾髓质区；2. 肾皮质区。

图 4-28　肾脏 DKI（见书末彩插）

a. MD 值及伪彩图；b. MK 值及伪彩图；c. RK 值及伪彩图；d. KA 值及伪彩图。

（4）WB-DWI 或 DWIBS：是在 DWI 的基础上，多段扫描拼接成为 WB-DWI，图像功能与 PET 相似，也称类 PET。现多采用 STIR-EPI-DWI 序列，使背景组织，如血管、肌肉、脂肪及其他短 T$_1$ 器官被抑制；显示淋巴结、周围神经，以及肿瘤、脓肿等多种病变（图 4-29）。其图像与 PET 相比，具有高空间分辨力、高对比度、高 SNR 及高性价比的优点。

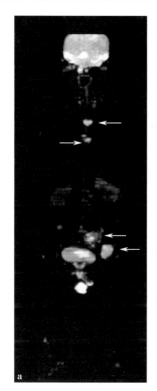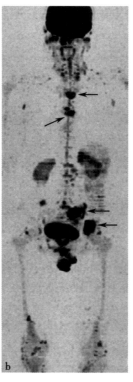

图 4-29　WB-DWI

a. WB-DWI 正像；b. WB-DWI 负像，均显示脊椎、左侧髋关节、
淋巴结多发转移瘤（↑）。

2. 临床应用

（1）DWI：最初应用于脑缺血性病变的早期诊断，目前在其他疾病的诊断也得到应用。

1）缺血性脑梗死的早期诊断：已被临床广泛接受，取得了较满意的结果。急性脑梗死早期，常规 MRI 为阴性，但由于细胞外水分子进入细胞内，使水分子弥散下降，DWI 上表现为高信号，而 ADC 上为低信号。

2）其他疾病的诊断和鉴别诊断：根据 DWI 上信号强度和 ADC 值的变化来鉴别肿瘤成分，有助于判断肿瘤囊实性。依据液体与实性组织的弥散特性之间的差异，DWI 有助于肿瘤及一些囊性病变的鉴别诊断，如脓肿与肿瘤囊变坏死、胆脂瘤与蛛网膜囊肿等之间的鉴别。另外，DWI 在多发性硬化、癫痫、弥漫性轴索损伤、脊髓损伤等方面的诊断也有一定价值。DWI 可用于鉴别椎体压缩性骨折的良恶性。良性压缩性骨折细胞外游离水分子增加，弥散加快，ADC 值增高，DWI 上信号强度减低；而恶性压缩性骨折细胞内水分子增加，细胞外水分子运动受限，则 ADC 值降低，DWI 上信号强度增加。近年来，DWI 在前列腺疾病、肝脏弥漫性疾病、肾缺血性疾病以及胸、腹肿瘤性病变的诊断与鉴别诊断中的应用也取得进展。

（2）DTI：临床应用主要见于以下几方面。

1）动态显示并监测脑白质的生理演变过程：包括髓鞘的发育、形成、生理性老化和脱髓鞘。新生儿因髓鞘尚未发育完好，故弥散运动快，DCavg 值高，FA 值低。以后 FA 值逐渐升高，生后 6 个月时接近成人水平，而后随年龄增长升高速度逐渐变慢。40 岁以后，DCavg 每 10 年增加 3%，FA 值则随年龄增长而逐渐下降。

2）协助疾病的诊断和鉴别诊断：应用于脑缺血性病变，可根据不同时期缺血病灶内不同区域 DCavg、FA 等值之间是否存在差异及其演变过程，判断半暗带的存在和发展。应用于颅内肿瘤，DTI 可更准确地显示肿瘤范围，通过测量肿瘤内、瘤周水肿、周围白质等区域 DCavg、FA 等值的变化,可有助于不同级别星形细胞瘤、脑膜瘤与间变性脑膜瘤、高级别星形细胞瘤与转移瘤等疾病的鉴别诊断。应用于癫痫,DTI 有助于解释癫痫的发病机制及部分病理变化。应用于精神病,如精神分裂症,DTI 可显示患者脑白质微细神经纤维束的变化。另外,目前 DTI 还应用于多发性硬化、脑白质稀疏、沃勒变性、阿尔茨海默病、轴索损伤性疾病、毒品依赖者和 HIV 感染者的脑损伤等。

3)3D 显示大脑半球白质纤维束的走行和分布:可显示病变与白质纤维束的关系,如接近、穿行(部分、完全)、中断;可显示纤维束的迂曲、受压、变形、浸润、破坏,对区分灰、白质病变的具体解剖部位、确定肿瘤浸润范围、避免术中纤维束损伤、术后随诊以及判断临床预后具有一定的价值。

(3)DKI:为近年来在 DWI 及 DTI 基础上开发的新技术,目前临床主要应用于急性脑卒中的诊断与评估、脑肿瘤分级诊断、脑退行性变研究,腹部脏器如肝纤维化、肾脏功能研究等。

(4)WB-DWI 或 DWIBS 技术:临床应用主要有以下几方面。

1)肿瘤的定位与定性:翻转恢复脉冲可以将人体内正常的脂肪与肌肉信号充分抑制,从而使病变的信号更加突出,提高对肿瘤病变定位的敏感性和准确性,为肿瘤的穿刺活检提供更准确的影像学依据。而且,该技术不仅能够对病灶做出定位,依靠其弥散加权的优势,还可以准确计算 ADC 值,对病变与周围组织的 ADC 值或与正常组织的 ADC 值进行比较,从而可根据 ADC 值的改变,为判断病变性质提供定量依据。

2)发现转移瘤或寻找原发病灶:范围广,敏感性高,扫描速度快,可一次性全身成像,不仅能够寻找原发病灶,还可用于发现转移瘤,观察其他部位淋巴结有无转移。

3)为恶性肿瘤的 TNM 分期提供依据:由于此技术与 PET 技术功能相似,能够敏感地发现更多的淋巴结病变及远处组织器官有无转移病灶,为恶性肿瘤的 TNM 分期提供了另一种敏感的成像方法。

4)评价肿瘤放、化疗效果:有效的抗肿瘤治疗将导致肿瘤细胞溶解、破裂,细胞间隙增宽,使水分子的弥散能力增加,ADC 值相应升高,此细胞水平上的病理变化明显早于瘤体组织形态学上的改变,使该技术能对肿瘤治疗效果有很好的预测能力,可以定量化评价肿瘤疗效,为肿瘤治疗方案的选择提供依据,而且该方法无电离辐射,可以在短期内多次检查,较 PET 成像更适于疗效的评价。

(三)血氧水平依赖脑功能成像

1. 主要检查技术　大脑在受到一定的刺激时(视觉、运动及认知等),皮层神经元处理信号的方式必定存在着一种大脑皮层功能基础,研究其结构与功能的相关性是脑科学研究的主要课题之一。多年来,人们一直试图以图像的形式展现人类大脑功能活动的解剖区域。研究证明,与神经元活性相关的局部脑血容积改变可以用 fMRI 进行定位显示,实现了活体脑功能活动区的定位和脑内变化的观测。

(1)成像原理:利用血氧水平依赖(blood oxygenation level-dependent,BOLD)成像。人体各种生理活动都由相应的大脑皮层控制,脑活动是快速的神经元生理和生化变化,是大量消耗能量的过程。脑组织不能储存能量,几乎只能从葡萄糖中获取,通过脑灌注到达毛细血管床供给活动的神经元。区域脑活动的增加将伴随脑局部灌注和代谢的增加。虽然脑组织血流、血流容积以及血氧消耗均增加,但增加的比例不同,血流量增加超出了氧耗量的增加。这种差异导致脑活动区域的静脉血中氧合血红蛋白增加,脱氧血红蛋白相对减少。脱氧血红蛋白主要缩短 T_2 弛豫时间,引起 T_2 加权像信号减低。当其浓度减低时则导致 T_2^* 或 T_2 时间延长,在 T_2^* 或 T_2 加权像上信号增强,使脑功能成像时激活区表现为高信号。

(2)成像设备、技术、数据处理及统计分析:fMRI 需要高场强结合高梯度场及快速梯度切换率的 MR 设备。目前临床科研最常用的是 3.0T MR 设备。此外要求高性能计算机系统进行图像重建、数据传输和 fMRI 图像处理，还需要选择对磁敏感性变化最敏感的扫描序列。综合图像分辨力和成像速度等因素，目前常用序列为 GRE 结合 EPI 技术（GRE-EPI），其优点为时间分辨力高、运动伪影减少，可在几分钟内完成一次 fMRI，并获得较高的空间分辨力。fMRI 信号强度与矩阵大小、翻转角、TR、TE 和层厚等有关，选择合适的 fMRI 序列参数能获得脱氧血红蛋白诱发的磁敏感性最佳对比，得到最佳的 fMRI 结果。目前常用的 fMRI 扫描参数为：层厚 5～8mm，矩阵 64×64 或 128×128，TR 2 000～6 000ms，TE 40～60ms，可提供较强的 T_2^* 加权。

　　fMRI 研究通常包括以下步骤：确定实验系统、优化扫描序列、制订刺激方案、定位像（解剖像）扫描、功能像采集、数据的获取、数据处理和受激发脑功能区的可视性显示等。通过外在有规律的刺激或内在执行某种认知任务与对照状态交替进行，将同一状态下反复获得的多幅图像叠加平均得到均值图像，两种状态下产生的均值图像进行匹配减影，获得功能图像，再应用图像动态处理功能，将功能图像叠加在解剖图像上，得到脑功能活动定位像，使解剖与功能定位相互配准。

　　fMRI 刺激的给予方式可分为两类：组块设计（blocked design）较为常用，优点为方便可靠，缺点为持续和重复给予相同的刺激可引起受试者注意力改变和对刺激的适应。另外，尽管此设计可用于功能定位，但不能提供脑局部的反应特点。事件相关设计（event-related design）可有效地避免重复适应导致的神经元反应减弱，相对提高了实验的敏感性，可获得感兴趣区局部血氧的变化曲线，但实验要求较高。目前静息状态 fMRI 研究也在不断深入，在受试者平静呼吸，不进行主动思维情况下进行皮层功能定位像，优点是不需要设计刺激方案。

　　实验数据的处理和分析是 fMRI 研究的关键步骤。预处理包括运动校正、空间标准化和平滑处理等过程。运动校正用以检测 fMRI 数据相对于第一时相在 3D 空间的旋转、平移位置变化，并进行校正，减少对实验结果的影响。空间标准化是将不同受试者或志愿者的全脑数据进行空间归一化处理，转换到标准 Talairach 模板脑坐标系统，然后采用正割内插方法以 2mm 层厚进行重建，对数据进行平均，以利于不同研究者实验结果之间的比较。平滑处理是采用一定半高宽（如 5mm）的 3D 高通滤波对图像进行空间平滑处理，降低空间噪声。

　　常用的统计方法主要包括相关分析、t 检验以及非参数统计等。目前主要是研究多名受试者某一脑区被激活的比例或进行受试者间 t 检验、多因素变量分析等。目前对统计方法的选择、数据比较、数据结果的观察和报告等还缺乏统一认识，国际公认的两个软件是 SPM99 和 AFNI。

　　2. 基础研究　　通过 MR 信号测定来反映血氧饱和度及血流量，间接反映脑的能量消耗，在一定程度上反映神经元的活动情况，因而 fMRI 能对神经活动进行成像。目前，已从对感觉和运动等低级脑功能的研究，发展到对思维和心理活动等高级脑功能的研究，主要包括视觉、躯体运动、躯体感觉（触觉、痛觉）、听觉和语言、认知及情绪、针刺穴位等（图 4-30）。

　　3. 临床应用

　　（1）神经外科学：最大程度切除肿瘤而同时使感觉、运动、语言等重要的功能区得以保留，延长患者的生存时间并提高生存质量是神经外科手术的最终目的。fMRI 对初级感觉运动皮层、辅助运动区、运动皮层、语言运动中枢等功能区做出准确判定，可显示肿瘤对功能区的侵犯及肿瘤周围功能区发生的变形和移位（图 4-31）。可在术前行 fMRI 检查协助神经外科医师制订手术计划，避免术中损伤皮层。术后 fMRI 可显示患侧功能区残留和对侧功能区代偿情况，为判断功能恢复提供参考。

　　fMRI 在癫痫手术中的应用已较成熟。fMRI 可发现致癫性放电时异常活动脑区，能准确定位癫痫灶和周围的功能区皮层，指导癫痫手术方式及癫痫灶的切除范围。fMRI 还可应用于颅内动静脉畸形、海绵状血管瘤等颅内血管畸形、斯德奇 - 韦伯综合征和结节性硬化症等手术前后功能定位。

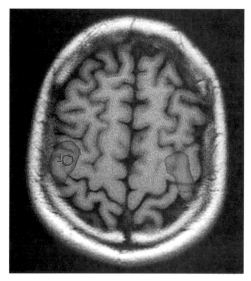
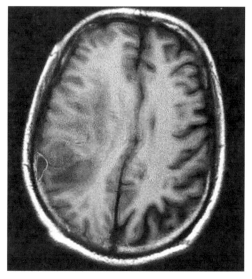

图 4-30　正常人双手对指运动 fMRI（见书末彩插）
双侧中央前回手运动区激活。

图 4-31　脑瘤 fMRI（见书末彩插）
左手对指运动，右侧中央前回手运动区受压移位。

（2）精神病学：目前 fMRI 已应用于精神病学领域，对疾病的早期诊断、鉴别诊断、皮层功能重组的观察、评估治疗和判断预后有重要意义。研究发现精神分裂症患者完成记忆任务时额叶前部背外侧区没有激活，而顶叶有明显活动；抑郁症患者基底节、丘脑以及与注意有关的大脑皮层活动受抑，其受抑制程度与症状的严重性有关，表明抑郁源于皮层下神经通路受损；尼古丁、可卡因及鸦片等成瘾者静脉注射毒品后，杏仁核、扣带回、额叶等区域被激活，这些脑区的活动与成瘾性和症状有关。

（3）神经病学：fMRI 研究相对较多。多发性硬化累及顶叶运动皮层导致肢体运动障碍，受累肢体运动时双侧运动皮层活动区域增加，而神经炎患者皮层活动的范围减小。fMRI 可用于评价脑卒中患者的中枢神经系统损害及功能重组情况，在指导康复治疗中起重要作用。fMRI 研究有助于理解阿尔茨海默病和帕金森病的病理生理改变，并有助于阿尔茨海默病的早期诊断。

六、磁敏感成像技术及其临床应用

磁敏感加权成像（susceptibility weighted imaging，SWI）是一种以 T_2^* 加权 GRE 序列作为基础，利用不同组织间的磁敏感性差异提供对比增强机制的新技术。它所形成的影像对比有别于由质子弛豫、质子密度以及质子弥散特性等产生的对比，能够显示组织之间内在的磁敏感特性的差异。SWI 将相位信息叠加到强度信息上，突出组织之间磁敏感性上的差异，形成影像对比。在 SWI 出现后的几年时间里，临床上已经进行了大量的应用研究并得到了初步的认可。

（一）成像原理

SWI 主要采用 3D-GRE、完全流动补偿、射频脉冲扰相等技术，利用不同组织间磁敏感性的差异产生图像对比。机体内各组织在 SWI 上信号的差异来源于各自磁敏感性的不同。顺磁性物质经过磁场磁化后产生与外磁场相同方向的感应磁场，使局部净磁场增大；而反磁性物质则产生相反方向的感应磁场，使局部净磁场减小。如含有去氧血红蛋白的静脉血、脑组织沉积的铁等为顺磁性物质，其 T_2^* 时间小于动脉，故在 SWI 的 T_2^* 加权序列中，表现为明显的低信号。

（二）主要检查技术

1. 采集序列　使用高分辨力的 3D-GRE 序列，突显其在表现细小静脉以及小出血灶的能力。层面内的分辨力为 0.5mm × 0.5mm 到 1.0mm × 1.0mm，层面间的分辨力为 0.7～2.0mm。对于 1.5T MR 设备，TR 为 40～60ms，TE 为 25～30ms，翻转角为 30°～45°。对于 3.0T MR 设备，TR

为 25～35ms，TE 为 15～20ms，翻转角为 15°～20°。

2. 图像后处理　SWI 的原始数据采集后可得到两组源图像，即磁矩图像（幅度图）和相位图像。数据后处理首先是对相位图像进行高通滤波以去除由于空气 - 组织界面以及静磁场的不均匀性对相位造成的低频扰动，得到校正的相位图；第二步是以校正的相位图作为相位加权因子，称为相位蒙片，用相位蒙片对磁矩图进行多次加权叠加，使顺磁性物质引起的失相位区域的负性信号强度得以最大化；最后用最小强度投影（MinIP）得到最终的 SWI 图。

（三）临床应用

SWI 通过引入相位信息来获得组织磁敏感性的对比度。相对于其他成像方法，SWI 图像可以更好地显示静脉血管、微出血以及铁沉积（图 4-32）。目前，SWI 技术在临床中，主要用于中枢神经系统，如脑外伤、血管畸形、铁沉积以及肿瘤周围血供的影像学分析。

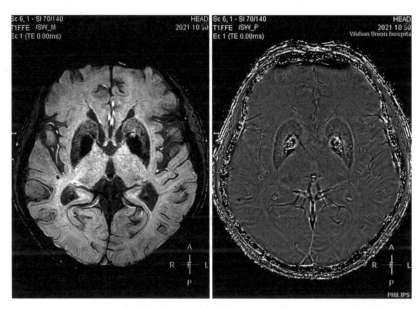

图 4-32　SWI MinIP 图和相位图

七、组织抑制技术及其临床应用

在 MRI 中，为了更好地显示目标区，经常采用一些特殊的方法使某一局部某种组织的信号减小或消失，称为组织抑制技术。组织抑制技术包括空间饱和技术、磁化传递饱和技术、幅度选择饱和技术、化学位移频率选择饱和技术、化学频率选择反转脉冲脂肪抑制技术、选择性水或脂肪激发技术、化学位移水脂反相位成像技术、两点或三点对称回波水脂分离成像 Dixon 技术 / 三点法非对称回波水脂分离成像 Ideal 技术。

（一）空间饱和技术

空间饱和技术是最常用的饱和技术，它是对某一区域的全部组织在射频脉冲激发前预先施加非选择性预饱和射频脉冲，使其纵向磁化全部被饱和。随后立即进行目标区的激发及数据采集，使被饱和区的组织无法产生 MR 信号。

这种技术常用于垂直于层面的流动信号的饱和。如腹部横断面成像时，需在成像区以上及以下加预饱和而不产生流动伪影；在椎体或腹盆扫描时，吞咽运动或腹壁呼吸运动通常会产生严重的运动伪影，在咽喉部或前腹壁放置空间饱和带可明显减轻运动伪影；在 MRA 中，常在静脉流入端加预饱和来显示动脉血管像，显示静脉时则在动脉流入端加预饱和带；在波谱成像时，在感兴趣区周围放置多条空间饱和带，不但有助于保持感兴趣区内的磁场均匀度，还可减少周围组织对目标区域的信号污染。

（二）磁化传递饱和技术

磁化传递（magnetization transfer，MT）饱和又称磁化传递抑制（MTS），由 MT 饱和技术产生的图像对比称为磁化传递对比（MTC），是一种选择性的组织信号抑制技术。在 MRI 过程中通过 MT 饱和技术可以有目的地增加图像对比，另外也可以通过磁化对比图像来获得更多的组织结构信息。

人体组织中存在着两种不同状态的水分子质子，MRI 技术中称其为自由池（free pool）和结合池（bound pool）。自由池质子的磁共振波谱频带窄，幅度高（T_2 弛豫时间长），能直接产生 MR 信号。而结合池质子的磁共振波谱频带宽，幅度低（T_2 弛豫时间非常短），不能直接产生 MR 信号。但在两个池的组织中，两个池的质子通过偶极 - 偶极交换作用，可产生一个稳定速度的磁化交换作用，使两个池间的磁化保持在一个平衡状态。如果一个池间的磁化被饱和，则平衡态被打破，通过磁化交换作用使另一个池出现部分饱和，从而形成一种新的对比，使小分子与大分子的对比更大。这个过程就像将后者的磁化传递给了前者，所以称为磁化传递。

MT 饱和技术通常是在射频脉冲激发前，使用一个中心频率与 Larmor 频率相差数百至数千赫兹的偏振饱和脉冲，使结合池质子的磁化被饱和，通过 MT 作用，自由池质子的磁化被部分饱和，所产生的 MR 信号幅度稍有下降。

MT 效应对脑脊液、脂肪组织、骨髓及流动的血液无明显饱和效应。因此，在脑部 MRA 及对比增强扫描中，通常使用 MTS 技术使血管或增强组织与脑组织产生更大的对比。

（三）幅度选择饱和技术

幅度选择饱和技术就是基于不同组织具有不同的纵向弛豫时间，在 180° 磁化反转脉冲作用下，所有组织的纵向磁化矢量都被转移至 Z 轴负向，脉冲停止后，各种组织的纵向磁化开始弛豫，负向磁化逐渐缩短，并向 0 值接近。由于人体组织中脂肪的 T_1 值最短，因此 180° 脉冲后其纵向磁化矢量从反向最大到 0 值所需的时间最短，选择短 TI 则可有效抑制脂肪组织的信号，所需 TI 值等于脂肪组织 T_1 值的 69%。STIR 技术就是基于脂肪组织短 T_1 特性的脂肪抑制技术，也是目前临床常用的脂肪抑制技术之一，STIR（TIRM）技术可用 IR 或 FIR 序列来完成。同样的原理也可以选择长 TI 以抑制水，如 FLAIR 序列。

幅度选择饱和技术的优点在于：①场强依赖性低；②相对场强均匀度要求较低；③大 FOV 扫描也能取得较好的脂肪抑制效果。

缺点表现为：①信号抑制的选择性较低，如果某种组织（如血肿等）的 T_1 值接近脂肪，其信号也被抑制；②由于 TR 延长，扫描时间较长；③一般不用于增强扫描，因为被增强组织的 T_1 值有可能缩短到与脂肪组织相近，信号被抑制，从而可能影响对增强程度的判断。

（四）化学位移频率选择饱和技术

同一元素的原子由于化学结构的差异，在相同强度的磁场中其 Larmor 频率不同，这种频率的差异称为化学位移。如水分子中氢质子与脂肪分子中氢质子的化学位移为 3.5ppm。

化学位移频率选择饱和技术就是基于脂肪和水的化学位移，利用这种频率的差异，在信号激发前，预先发射具有高频选择性的预饱和脉冲，使一种或几种单一频率的信号被饱和，而只留下感兴趣组织的纵向磁化，这是化学位移成像技术的主要手段。通过这种方法，可以获得纯水或纯脂肪激发图像，使不需要的组织全部被饱和。

化学位移频率选择饱和技术的优点在于：①高选择性和特异性。该技术利用的是脂肪和水的化学位移效应，因此信号抑制的特异性较高，主要抑制脂肪组织信号，对其他组织的信号影响较小。②可用于多种序列。③在 1.0T 以上的设备中可取得很好脂肪抑制效果。

缺点在于：①场强依赖性较大；②对磁场的均匀度要求很高，如磁场不均匀，脂肪饱和预脉冲的中心频率很难与脂肪氢质子的进动频率一致，从而严重影响脂肪抑制效果，检查时必须除去患者体内或体表有可能影响磁场均匀度的任何物品；③进行大 FOV 扫描时，FOV 周边区域脂肪抑制效果较差,这与磁场周边区域的均匀度降低有关;④脂肪饱和预脉冲占据了 TR 中的一个时间段,将减少同一 TR 内可采集的层数,如需保持一定的扫描层数则需延长 TR,这势必延长扫描时间,并有可能影响图像对比度。

（五）化学频率选择反转脉冲脂肪抑制技术

化学频率选择反转脉冲脂肪抑制技术是上述两种脂肪抑制技术的组合,在真正成像脉冲施加前,先施加一个带宽很窄的预脉冲,中心频率为脂肪分子质子的进动频率,仅有脂肪组织被激发,同时这一脉冲的偏转角大于 90°,可以是 180°,也可以是介于 90°和 180°之间,预脉冲结束后,脂肪组织发生纵向弛豫,其 Z 轴磁化矢量将从反向到 0,然后到正向并逐渐增大,直至平衡状态。根据所采用的预脉冲的偏转角不同选择合适的 TI,在 Z 轴磁化矢量经过 0 点时施加真正的成像脉冲,脂肪组织信号被抑制。目前这种频率选择与反转脉冲相结合的技术在临床上的应用最为广泛。

（六）选择性水或脂肪激发技术

选择性水或脂肪激发技术可选用水激发(抑制脂肪信号而获得水信号)或选用脂肪激发(抑制水信号而获得脂肪信号)。选择性激发技术通常采用频率和空间选择的二项脉冲,这种脉冲实际上是偏转角和偏转方向不同的多个脉冲的组合。如一个 90°的二项脉冲可以由一个 22.5°、一个 45°和一个 22.5°脉冲组合而成。

选择性激发技术可以用于 SE、FSE 及 GRE 序列中,可用于 2D 和 3D 采集模式且要求高度均匀的静磁场。

（七）化学位移水脂反相位成像技术

化学位移成像也称为同相位/反相位成像,目前在临床上化学位移成像技术得到越来越广泛的应用。

化学位移最终导致水分子中氢质子的进动频率比脂肪分子中氢质子快 3.5ppm,相当于 150Hz/T,这种进动频率随场强增大而加大。由于化学位移效应,水分子质子较脂肪分子质子的进动频率稍快,若干时间后水分子质子与脂肪分子质子进动相位就会出现在相反的方向上,即两者的相位差为 180°,称为水脂反相位,其宏观磁化矢量将相互抵消,此时采集的 MR 信号相当于这两种成分相减的差值,称为反相位(opposed phase)图像。过了这一时刻后,水分子的质子又将逐渐赶上脂肪中的质子,两种之间的相位差又开始逐渐缩小,经过相同的时间段,水分子质子的进动相位将超过脂肪中质子一整圈,这两种质子相位又完全重叠,这时两种质子在 X、Y 轴的磁化矢量相互叠加,此时采集到的 MR 信号为这两种成分相加的和,称为同相位(in phase)图像。因为两者的进动频率是恒定的,因此同/反相位将周期性地出现。

目前临床上化学位移成像多采用 2D 扰相 GRE T_1WI 序列,通过选择不同的 TE 可得到反相位或同相位图像,不同场强的扫描机应该采用不同的 TE 进行同/反相位成像,计算公式如下:

$$同相位 TE = 1\ 000ms \div [150Hz/T \times 场强(T)] \tag{4-6}$$

$$反相位 TE = 同相位 TE \div 2 \tag{4-7}$$

如 1.5T 扫描机,同相位 TE = 1 000ms ÷ [150Hz/T × 1.5T] ≈ 4.4ms,反相位 TE ≈ 2.2ms。

采用双回波技术一次扫描可同时获得同/反相位图像,其图像更具可比性。可初步判断组织或病灶内是否含脂肪及其大概比例。临床上这种技术常被用于诊断肝脏的脂肪浸润、肾上腺病变的鉴别诊断,有助于肾脏和肝脏血管平滑肌脂肪瘤等其他含脂病变的诊断和鉴别诊断。

与扰相 GRE T_1WI 同相位图像相比,反相位图像具有以下主要特点:①水脂混合组织信号明显衰减,其衰减程度一般超过频率选择饱和法脂肪抑制技术;②纯脂肪组织的信号没有明显衰减,几乎接近纯脂肪的组织,如皮下脂肪、肠系膜、网膜等,其信号来源主要是脂肪,所含的水分子极少,在反相位图像上,两种质子能够相互抵消的横向磁化矢量很少,因此组织的信号没有明显衰减;③勾边效应:反相位图像上,周围富有脂肪组织的脏器边缘会出现一条黑线,把脏器的轮廓勾画出来。因为一般脏器的信号主要来自水分子，而其周围脂肪组织的信号主要来自脂肪，在反相位图像上脏器和周围脂肪组织的信号下降都不明显，但在两种交界面上各像素中同时夹杂有脏器（水分子）和脂肪，在反相位图像上信号明显降低，而出现勾边效应。

（八）两点或三点对称回波水脂分离成像 Dixon 技术 / 三点法非对称回波水脂分离成像 Ideal 技术

利用同相位和反相位图像，还可获得单独的水或脂肪信号的图像。将来自脂肪和水的信号强度分别定义为 F 和 W，那么脂肪和水同相位图像的信号强度（$I_{同}$）和反相位的信号强度（$I_{反}$）为：

$$I_{同} = W + F \tag{4-8}$$

$$I_{反} = W - F \tag{4-9}$$

推理：

$$W = (I_{同} + I_{反}) \div 2 \tag{4-10}$$

$$F = (I_{同} - I_{反}) \div 2 \tag{4-11}$$

这就可以进行单独的水（W）或脂肪（F）的成像，称为水脂分离成像。这种方法也称为两点（采集时间点为 $0, \pi$）或三点（采集时间点为 $-2\pi/3, 0, 2\pi/3$）对称回波水脂分离成像 Dixon 技术。

Dixon 技术的优势在于不仅可以采用扰相 GRE 序列，也可采用 SE 或 FSE 序列，一次采集可同时获得同相位、反相位、水像、脂像四种图像，被广泛应用在骨关节系统。Dixon 技术的缺点：①对磁场均匀度敏感；②在水脂交界区图像模糊，有时分离不完全。

三点法非对称回波水脂分离（iterative dixon water-fat separation with echo asymmetry and least-squares estimation，IDEAL）技术是在 Dixon 技术的基础上，通过统计学概念克拉默 - 拉奥下界（Cramer-Rao lower bounds）研究由于幅度、相位和场图来估算信号噪声比的有效最大值，用以确定 TE 位移的选择。分析显示：依靠幅度、相位、场图所重建的信号特点不仅与 TE 位移的选择有关，而且还与在同一像素的水脂的含量以及其排列方式有关，此方法提供水脂最小变化的非线性评估。通过采集时间点位移，三点法非对称回波采集时间点分别为（$-\pi/6, \pi/2, 7\pi/6$），当水脂比例不同时，水脂分离更加稳定，只是计算方法更加复杂，利用无偏估算 ρ。这种非对称的采集方式可以充分克服传统三点式 Dixon 方法的缺点，保证水脂分离的完全性和结构的清晰性。

八、周围神经 MRI 技术及其临床应用

周围神经 MRI 技术目前成熟应用于臂丛、腰骶丛、脑神经分支、股神经、腋神经等周围神经，不仅可以清晰显示周围神经构成、走行、连续性及受压、推挤情况，还能对肿瘤、外伤、感染导致周围神经炎性反应和侵犯提供重要的临床证据。周围神经 MRI 序列主要是高分辨 3D CISS/FIESTA-C 序列或 3D T_2 SPACE-STIR/NerveView/CUBE STIR 序列、DWIBS 序列。节前神经以高分辨 3D CISS/FIESTA-C/B-TFE 序列为佳，但节后神经以对比增强 3D T_2 SPACE-STIR/NerveView/CUBE STIR 序列最佳，该技术联合应用脂肪抑制技术和抑制血液信号的 FSE 重 T_2WI 序列的神经成像术（MR neurography，MRN），可获得臂丛 / 腰骶丛及其分支的神经纤维束的高分辨力图像（图 4-33、图 4-34）。

（1）基本原理：SPACE 序列是由快速自旋回波（TSE）序列发展变化而来，在复相脉冲中使用了可变翻转角，避免了 FSE 序列衰减效应以及长回波链带来的模糊效应，射频能量吸收率（specific absorption rate，SAR）降低。因此，SPACE 序列的回波链可达到 200~400 个，且复相脉冲采用硬脉冲，回波间隔更短，相同时间内可得到更多的数据，能够满足高分辨力的三维 TSE 对比度成像。

（2）增强机制：周围神经毗邻很多含水丰富的组织均呈高信号，如淋巴结、血流缓慢的小血管等，干扰观察。周围神经 Gd-DTPA 增强扫描，发现增强扫描可以显著改善背景抑制效果，利

用钆对比剂缩短组织 T1 的同时也缩短了 T_2 时间，在重 3D T_2WI SPACE-STIR 序列中，背景组织因 T_2 时间的缩短而降低了信号，而周围神经因存在血 - 神经屏障使得对比剂不能进入神经组织，抑制小静脉、淋巴液等背景组织信号的同时又突出显示周围神经，增加了神经与周围组织的对比，显著提高对比噪声比。正是得益于良好背景抑制效果、大 FOV 和 1mm 各向同性的空间分辨力，图像可清楚地显示尺神经、桡神经、正中神经、肌皮神经、腋神经等，直至远端肘关节甚至前臂的神经主干。另外，背景抑制弥散加权成像（DWIBS）由于神经细胞膜和髓鞘沿着神经轴突的长轴分布并包绕轴突，水分子在平行于神经纤维长轴方向上扩散运动相对自由，在垂直于神经纤维长轴的方向上，水分子的扩散运动明显受限，表现为各向异性扩散运动，因此该序列可以清晰直观地显示周围神经和节后神经的大体走行，对神经干显示尤为清晰，但是空间分辨力较差。

（3）技术特点：序列的优点主要有 4 个方面。①更稳定的脂肪抑制效果；②更高的空间分辨力，矩阵可以达到 448×448，从而实现各向同性 1mm 的空间分辨率；③更大的成像范围，可以实现大 FOV 45cm 成像；④ 3D 序列三维重组效果好，相对于断面图像，临床医师更容易接受经过重组处理的三维图像，能更直观地了解损伤部位、范围、程度及与邻近组织器官的毗邻关系。缺点是扫描时间较长，在 6～11min，部分患者难以配合。

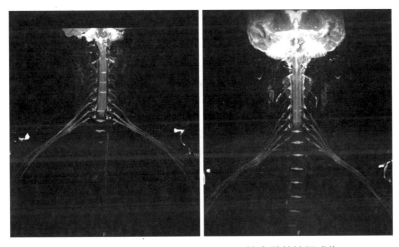

图 4-33　基于 3D SPACE-STIR 技术臂丛神经成像

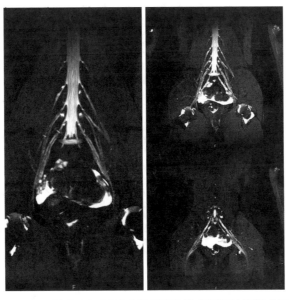

图 4-34　基于 3D SPACE-STIR 技术腰骶丛神经成像

（4）临床应用：神经成像序列应用于臂丛、腰骶丛、坐骨神经盆腔段的显示，在诊断梨状肌综合征、神经源性肿瘤、神经急性损伤、发育变异等方面有重要的意义；准确地定位定性诊断累及臂丛神经的外伤、肿瘤等疾病，判断每一根神经的损伤部位和程度，帮助临床医师选择合适的治疗方案和手术方法；评估组织水肿严重并伴有继发神经卡压综合征的可能者，明确是否有神经受损及损伤程度，确定是否有需要尽早手术修复受损的神经。评估神经走行区域的肿瘤患者肿瘤与神经的毗邻关系和累及程度。目前全身的外周神经成像在多发神经纤维瘤病、神经鞘瘤等临床应用价值较大。

（孔祥闯）

第五章 DSA检查技术

自20世纪70年代以来,随着电子计算机的不断发展,数字减影血管造影(digital subtraction angiography,DSA)已广泛应用于临床。因此操作者有必要了解DSA检查技术。本章讲述DSA检查技术基本原理和图像的采集处理,介绍DSA的减影方式、基本检查技术,重点描述DSA的临床检查技术。

第一节 DSA成像概述

一、基本原理

X线数字荧光成像(digital fluorography,DF)是DSA的基础,目前DSA的数字X线荧光成像装置有影像增强器(image intensifier,I.I)系统结合CCD探测器(I.I+CCD)、非晶体硒FPD和非晶体硅FPD,其DSA成像原理有所不同。

影像增强器型DSA先使人体某部在影像增强器输出屏上成像,用高分辨力摄像机对影像增强器上的图像行序列扫描,把所得的连续视频信号转为间断各自独立的信息,图像被分割成许多的小方格,为矩阵化。复经A/D转换器转成数字,并按序排成数字矩阵,常用的矩阵有256×256、512×512、1 024×1 024,每组数字表示矩阵的行、列数,两者的乘积为矩阵的总像素数,图像被数字化。CCD探测器、非晶体硒FPD及非晶体硅FPD三种类型DSA的图像检测和数字化以一体化方式完成,获得数字图像。

各类型DSA都是将采集的受检部位未注入和注入对比剂的数字图像输入计算机进行处理。将两幅图像的数字信息相减,获得差值信号,再经对比度增强和D/A转换器转成模拟信号,通过显示器显示。从而获得去除骨骼、肌肉和其他软组织而只留下血管影像的减影图像(图5-1)。

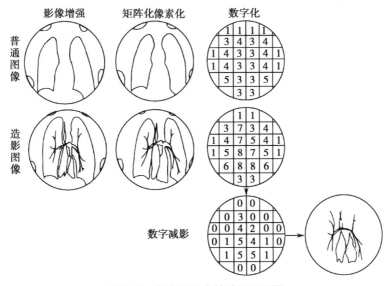

图5-1 数字减影血管造影原理图

二、图 像 采 集

（一）设备相关参数选择

DSA 检查前，要选择增强器输入野的尺寸（放大率）、摄像机光圈大小、X 线焦点、X 线管的负载、X 线脉冲宽度、千伏和毫安值等。这些参数的选择依据 DSA 的装置不同而有所差异，有的参数自动设定，有的参数需要操作者选择。上述参数的选择应从造影检查部位等情况全面衡量，既要满足临床要求和成像质量，又要考虑辐射剂量。

（二）DSA 成像参数选择

1. 确定 DSA 方式 不同的 DSA 装置有不同的减影方式，确定该方式之前，操作者应对各种减影方式的特点、适应范围等全面掌握，仔细复习病历资料，根据不同的病情需要及诊断要求进行权衡，选择与造影部位和患者状态相适应的减影方式。

2. 采集时机 可按照设定程序执行，一般在高压注射器工作前后进行采集，即采像延迟或注射延迟。所谓采像延迟，就是先注射对比剂，后曝光采集图像。所谓注射延迟则是先曝光采集图像，后注射对比剂。延迟的选择取决于造影方法及导管顶端至造影部位的距离，在静脉法DSA 或导管顶端距感兴趣区较远时，应选用采像延迟；动脉法 DSA 特别是选择性和超选择性动脉造影时，应选用注射延迟，如延迟时间选择不当，采像时对比剂先流出，会造成图像上无碘信号或碘信号达不到理想的成像要求。

3. 采集帧率 依 DSA 装置、病变部位和特点而定。一般来说，对于不移动的部位，取 2～3 帧 /s 采集即可；对呼吸运动或心脏搏动较明显的部位，如腹部和肺部取 6 帧 /s，甚至更高；对不易配合者可取 12.5 帧 /s；心脏和冠状动脉取 25 帧 /s，才能保证采集的图像清晰。至于采集的时间要依据插管动脉的选择程度、病变的部位和诊断的要求而定。

4. DSA 相减组合中蒙片的选择 减影图像在采像后显示在监视器上，其效果取决于蒙片像与充盈像的选择，以及它们之间的相减组合。蒙片像和充盈像的相减组合可在造影前设定，倘若差值图像不理想，可在 DSA 后处理中重新选择蒙片像和充盈像，并进行配对减影。DSA 的后处理一般是将整个造影过程复习一遍，再确定减影对。蒙片既可选在对比剂出现之前，又可选在对比剂从血管中消失之后，应根据不同的诊断要求，观察血管时期和范围进行相应选择。

（三）DSA 成像体位选择

虽然现代 DSA 系统具有 3D 选择成像功能，但一般心脏和外周 DSA 影像多为二维结构的平面投影。DSA 成像时，心脏血管影像可因体位的关系而出现缩短、拉长和重叠等变形，影响疾病的诊断，因此需要选择适当的体位和变换不同的投射方向，才能全面显示病变。

成像体位的选择方法和原则：选择恰当的标准体位或转动血管造影机的 C 形臂，找出一个合适的体位；利用切线效应，使 X 线束与病灶或某组织的边缘呈切线位，充分暴露欲观察的部位。在体位设计中，最重要的原则是使病变部位紧靠探测器，以缩小受检体与探测器的距离，从而获得清晰影像，减少 X 线剂量。

（四）对比剂注射参数选择

1. 注射流速 指单位时间内经导管注入对比剂的量，一般以 ml/s 表示。选择的注射流速，应与导管尖端所在部位的血管内血流速度相适应，还要考虑血管病变性质，如动脉夹层、脑出血等以采用较低的流速为宜。

2. 注射剂量 在实际应用中，对比剂的每次用量应根据造影方式、造影部位和病情状况等全面考虑。成像质量与造影导管顶端所处的位置、对比剂的浓度和剂量密切相关。在其他条件不变时，导管顶端至感兴趣区的距离越近、对比剂浓度越高，成像质量越好，反之亦然。导管顶端位置的判断常用方法有：①解剖部位；②心血管内压力值变化；③试验性注药，俗称"冒烟"。

由于对比剂有不良反应，所以应控制注射用量，成人一次用量为 1.0ml/kg，儿童一次用量为 1.2～1.5ml/kg；注射总量成人为 3～4ml/kg，儿童为 4～5ml/kg。

3．注射斜率　指注射的对比剂达到预选流速所需要的时间，即注药的线性上升流速。相当于对比剂注射速度达到稳态时的冲量。冲量越大，对比剂进入血管内越快，线性上升流速就越高，反之亦然。线性上升流速的选择应根据不同的疾病、导管尖端所处的位置等决定。

4．注射压力　对比剂进入血管内作稳态流动需要一定的压力，也就是克服导管内及血管内的阻力，一般来说，压力选择是根据动脉血压、造影部位和病变的具体情况要求决定，亦应与导管的型号相匹配。常用单位为磅/英寸²（pound per square inch，PSI）。

三、影 像 处 理

（一）窗技术

窗技术是通过调节窗宽、窗位来调整图像的密度和对比度，以改善图像质量的影像处理方法，是数字图像必须使用的技术，在 DSA 影像处理中起着非常重要的作用。

窗位系指窗宽范围内最大与最小值的平均值，其数值为这两个数值之和除以 2。窗位是图像显示过程中器官灰度范围的中心，以目标血管显示的最佳密度值为窗位，再根据对比度的要求，选择适当的窗宽进行图像观察，即可获得比较满意的效果。

（二）再蒙片和像素移动

再蒙片（remasking）是重新确定蒙片，指校准因患者移动而造成的减影对配准不良的后处理方法。通过观察造影期间曝光的序列图像，选择一帧图像作为新的蒙片与其他图像相减，以获得理想的减影图像。再蒙片应尽量选择无对比剂的图像，如替换的图像有一定量的对比剂就会使减影后的差值信号降低。

像素移动（pixel shifting）是通过计算机内推法程序来消除移动伪影的技术。为了改善减影对的配准不良，可以将蒙片的局部或全部像素向不同方向移动一定的距离，使之与对应的像素能更好地配准，从而消除移动伪影。

再蒙片和像素移动对图像的改善能力有限，只能纠正患者轻微移动造成的配准不良。

（三）图像积分

图像积分法是一种空间滤过处理，常用来降低 DSA 图像的噪声。积分法的实质是在一定时间内对一系列图像平均化处理的过程。图像积分法能使图像平滑化，积分图像越多，图像噪声越低。对于 DSA 图像，推荐蒙片图像和充盈图像都进行平均化，特别是在低剂量曝光情况下，应使用平均多幅图像代替单一图像作为蒙片，平均化后的图像可以降低噪声。

（四）感兴趣区的处理

随着 DSA 技术的进展，针对介入诊疗时感兴趣区病变血管的定位、定性和定量诊断出现一些新的技术：①感兴趣区注释，包括左右方位标签、自定义文本、勾画图形等；②图像的反转、旋转、缩放、移动；③不同百分比蒙片背景调节，感兴趣区血管的背景在减影序列中一般是看不见的，通过把原始图像覆盖，周围组织或多或少地有所显示；④图像边缘增强处理，根据检查部位要求，合理调整以更好地显示血管影像边缘；⑤定量分析，包括血管长度和直径测量、血管定量分析及左心室分析等。

（张修石　姚飞荣　曹国全）

第二节　DSA成像方法

一、减影方式

DSA必须先将X线荧光图像转换成视频信号并数字化，然后输入图像处理系统运算储存进行减影。减影方式有时间减影、能量减影和混合减影。由于物理变量不同，减影方式也不一。时间减影是DSA的常用减影方式，在临床上应用广泛，主要有以下几种方法。

（一）时间减影

时间减影是DSA的基本减影方式，是将感兴趣区未注入对比剂（蒙片）和注入对比剂（造影像）的数字图像分别输入计算机进行处理。两者顺次自行相减形成图像。由于造影像和蒙片两者获得的时间有先后之差，故称时间减影。根据减影中所用的蒙片与造影像的帧数和时间等不同，又可分为以下成像方式：

1.常规方式　将蒙片图像和造影图像各一帧进行相减而获得减影图像，蒙片的选定尽可能在血管充盈前的一瞬间，造影像的选定以血管内对比剂浓度最高者为宜。

2.脉冲方式　每秒摄取数帧图像，在对比剂注入前和注入后逐渐扩散的过程中对感兴趣区进行采集和减影，最后得到一系列连续间隔的减影图像。这种方式与间歇性X线脉冲同步，射线能量较强，所获取的图像SNR高，图像质量好，在临床上得到广泛使用，主要应用于头颈、腹部、盆腔及四肢等活动较少的部位（图5-2）。

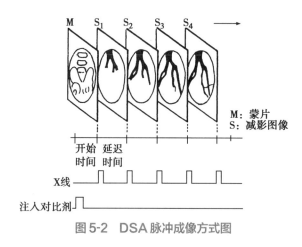

图5-2　DSA脉冲成像方式图

3.超脉冲方式　是在短时间内（10ms）进行6～30帧/s的X线图像采集，然后逐帧高速减影，具有频率高、脉宽窄的特点。能连续观察感兴趣区的X线数字影像或减影图像，具有动态成像的功能。这种方式的优点是能适应心脏、冠状动脉、主肺动脉等受心脏搏动影响较大部位的成像。

4.心电图触发脉冲方式　是心电图触发X线脉冲曝光，与固定频率工作方式不同，它与心脏大血管的搏动节律相匹配，以保证序列中所有的图像与其节律同相位，释放曝光的时间点是变化的，以便掌握心血管运动幅度最小的时刻。外部心电图信号以3种方式触发采集图像：①连续心电图标记；②脉冲心电图标记；③脉冲心电门控。心电触发方式能最大限度地避免心脏搏动产生的运动性图像模糊，在图像采集频率低时也能获得较高对比度和较高分辨力的图像。此方式主要用于心脏和冠状动脉的DSA检查（图5-3）。

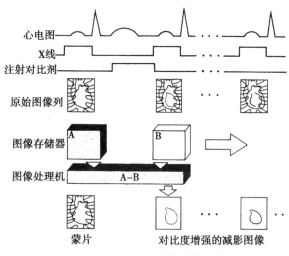

图 5-3　DSA 心电触发成像方式图

（二）能量减影

能量减影是利用碘（对比剂）与周围组织间的 X 线衰减系数在不同能量下有明显差异的物理特性，采用高千伏和低千伏两种不同能量进行投照，获得两组图像。两者顺次进行数字减影处理，可以得到含碘血管信息被保留而无碘软组织背影被消除的减影像。

（三）混合减影

时间减影的缺点是曝光时患者轻微活动产生移动伪影和由此导致的减影过程中两帧图像配准不良。能量减影的缺点是不易消除骨骼影和线束硬变及残余信号所致的副作用。混合减影是基于时间和能量两种物理变量相结合的减影技术，是二者的组合。方法为首先做高千伏和低千伏的双能量曝光及每个曝光对的能量减影，消除软组织背景，保留碘信号及部分骨骼影。然后将能量减影过的蒙片和能量减影过的造影像再作一次时间减影，形成第二次减影像，进一步消除骨骼影。

二、检 查 技 术

DSA 检查技术分为静脉法 DSA（intravenous DSA，IV-DSA）、动脉法 DSA（intraarterial DSA，IA-DSA）和动态 DSA。

（一）静脉法 DSA

经静脉注射对比剂的 DSA 检查，称为静脉法 DSA。此法又分为两种，即显示静脉本身的造影和经静脉注射对比剂显示动脉的造影。前者为 IV-DSA，后者为间接动脉法 DSA。

发展 DSA 技术的最初动机是希望通过从外周静脉注射对比剂来显示动脉系统。静脉内团注的对比剂在到达感兴趣动脉之前会被循环系统内的血液稀释，稀释程度与诸多因素密切相关，如注射对比剂的浓度、对比剂剂量、注射位置、中心血容量、注射速度和持续时间等。感兴趣动脉内的对比剂团会呈现低峰宽底的时间 - 浓度曲线。间接动脉法 DSA 实现了静脉内注射对比剂获得动脉图像的目的，使一些需造影检查而不能施行动脉插管的患者也能通过造影检查观察动脉血管的病变，扩大了血管造影的适应证。但这一方法有明显缺陷：其一，靶区的所有供血动脉同时显影，如颅内的颈内动脉系统和椎 - 基底动脉系统同时显影，不利于疾病的定位、定性诊断；其二，需要大量高浓度的对比剂，如观察颅内动脉，需经前臂静脉注射 300～370mgI/ml 碘浓度的对比剂 40～60ml。目前除选择性 IV-DSA 外，其他非选择性 IV-DSA 已基本不用。

（二）动脉法 DSA

IA-DSA 是经动脉穿刺插管，将导管放置在靶动脉内注射对比剂来显示靶血管病变。此法有两个目的：①显示动脉，为IA-DSA；②经动脉注射对比剂后观察静脉影像，为间接静脉法DSA。

根据导管尖端是否位于靶血管内，IA-DSA可分为选择性IA-DSA和非选择性IA-DSA。由于对比剂直接进入感兴趣动脉或接近感兴趣动脉处，对比剂团不需经过长时间、长距离的传输与涂布，受血液循环稀释的程度轻微，所使用的对比剂浓度低，用量少，明显减少了对比剂引起的不良反应，患者的不适应程度也明显减轻，从而减少移动性伪影的产生。同时在对比剂注射参数的选择上有较大的灵活性。IA-DSA重点显示感兴趣区，血管影像重叠少，感兴趣血管内碘含量高，管壁、管腔显影清晰，明显改善了直径较小动脉分支的显示程度，提高了血管性疾病的检出率和诊断准确性。

（三）动态DSA

1. 旋转DSA 是利用血管造影机的C形臂支架围绕患者做两次旋转运动，人体保持静止，X线管与探测器做同步运动，对某血管及其分支做200°或240°的采集。首先在透视下定位旋转的起始位和终止位，然后开始采集图像。第一次旋转采集一系列蒙片，第二次旋转时注射对比剂，在相同角度采集的两幅图像进行减影，以获取序列减影图像。旋转DSA还可配合专用的图像后处理软件，对图像作VR、MPR和MIP等后处理重建，获得三维DSA图像（图5-4）。旋转DSA的优点是可获得不同角度的三维空间血管造影图像，增加了影像的观察角度，提高了血管性病变的显示率。

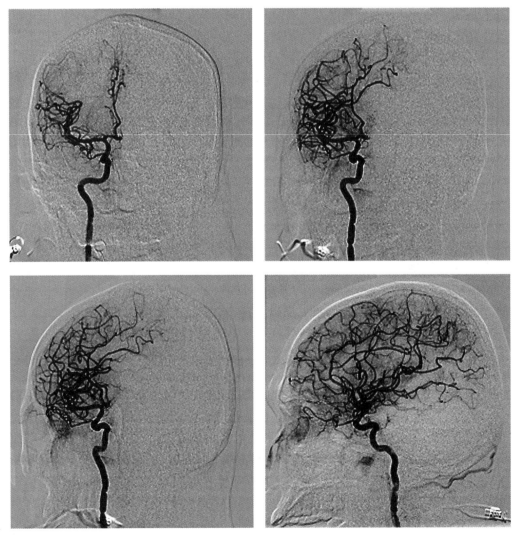

图5-4 旋转DSA图像

2. 步进式 DSA　采用快速脉冲曝光采集图像，在注射对比剂前采集该部位的蒙片，随即注射对比剂采集造影图像进行实时减影。X 线管与探测器保持相对静止，导管床负载人体自动匀速地向前移动，以此获得该血管的全程减影图像。该方式一次注射对比剂就能观察受检血管的全貌（图 5-5）。较常规方法对比剂用量少，并可行双侧对比成像，利于病变血管的显示及正常变异的识别，尤其适用于不宜多用对比剂的患者。目前这种技术主要用于四肢动脉的 DSA 检查和介入治疗。

3. 类 CT 技术　是 FPD DSA 与 CT 两种技术相结合的产物。该技术利用 C 形臂快速旋转采集数据重建成像，一次旋转可获得多个层面的图像。由于 FPD 仅采集 200° 或 240° 的层面数据，每个像素的面积很小，采集总的容积数据量明显小于 CT，因此无论是图像的 SNR 还是图像的对比分辨力都不如 CT，不能进行 CT 值的测量，与常规 CT 相比具有一定的局限性。该图像可与 3D 血管图像相叠加，显示更为直观（图 5-6）。

4. 3D 介入导航技术　是将旋转 DSA 或类 CT 技术重建的 3D 图像与二维实时透视图像重叠，介入医师对 3D 图像阅览后，选择最佳显示感兴趣区的 3D 图像，机架自动定位，以三维路径图方式快速获得感兴趣血管显示角度，方便导丝或导管准确置入。3D 介入导航技术是缩短介入治疗时间和降低医师辐射剂量的有效方法。

5. 冠状动脉旋转造影技术　一次注射对比剂，机架自动旋转一定角度，完成心脏冠状动脉的全系列、全角度旋转采集，然后自动重建出冠状动脉树的旋转电影图像。操作过程简单快速，减少对比剂的使用量，降低患者和术者的辐射剂量。该技术可为术者提供冠状动脉的三维重建效果，减少术者在寻找最佳投照角度时对熟练技术的依赖（图 5-7）。

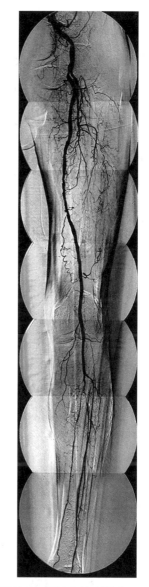

图 5-5　下肢血管步进式 DSA

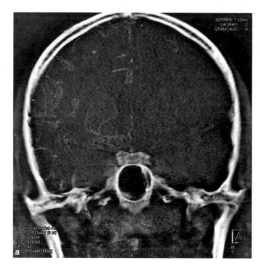
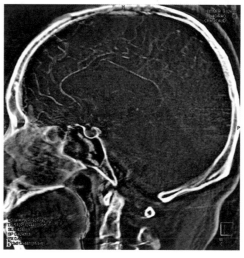

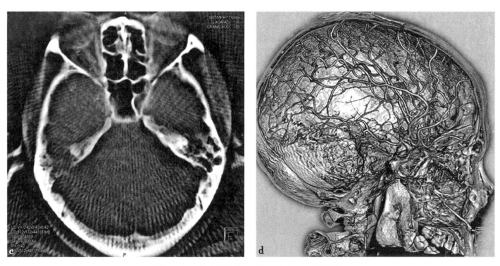

图 5-6　头部类 CT 及 3D 脑血管图像
a～c. 头部冠状、矢状、横状位的重建图像；d. 3D 脑血管叠加图像。

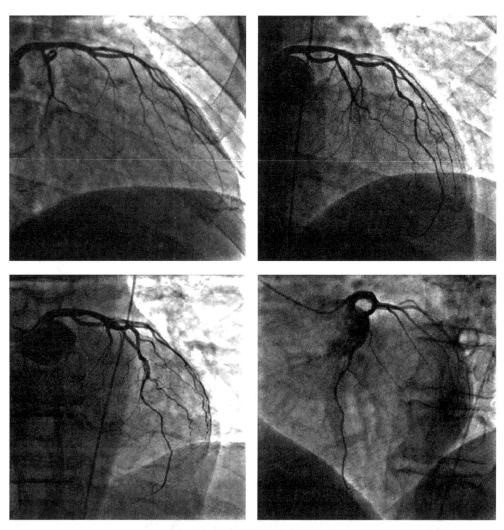

图 5-7　冠状动脉旋转造影技术

6.冠状动脉支架精显技术 是通过对球囊标识点和导丝的动态识别矫正显影技术,一次采集可同时获得一幅带有导丝的支架精确显示影像和一幅去除导丝伪影的支架精确显示影像。可显著提高冠状动脉支架的可视性,增强支架小梁的精确显示,有助于指导支架精确定位和评估支架扩张及贴壁情况。同时该技术成像快速、简单,不需要再次推注对比剂,且不增加患者费用(图 5-8)。

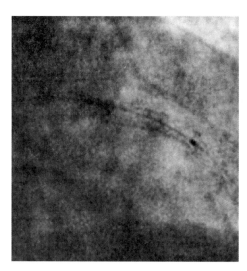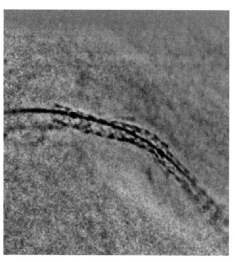

图 5-8 冠状动脉支架精显技术

三、操 作 流 程

(一)术前准备
术前准备包括患者准备和器械及药品准备(见本章第三节)。

(二)DSA 检查
1.患者资料输入 DSA 图像采集前,应将有关资料如患者姓名、性别、年龄、住院 ID 号、检查号等输入计算机内,以便检查后查询,为图像拷贝或激光照相留下文字记录,同时也为 PACS 图像格式(DICOM3.0)提供相关信息。

2.DSA 技术 一般应用 Seldinger 技术行股动脉穿刺,根据病变情况进行选择性或非选择性插管,将导管定位到感兴趣动脉后实施造影检查。图像采集前,根据感兴趣血管设定设备相关参数、成像参数、成像体位、成像方式及注射参数。图像采集后观察图像,可以调整导管位置或改变以上参数再次采集图像,直到获得满意图像为止。

(三)术后操作
1.患者处理 介入手术结束拔管后,需立即按压股动脉以防出血。行全身麻醉的患者应麻醉复苏后方可离开导管室。术后应密切观察患者,预防并及时处理并发症。

2.图像后处理 根据诊断要求,进行 DSA 影像处理,优化图像质量。进行血管测量、定量分析和三维重建等后处理,为介入治疗提供更多的信息。

3.图像的存储与记录 检查完成后,应及时刻录光盘(CD-R)备份资料或上传 PACS 网络,选取显示病变最佳角度的图像和含有病变测量信息的图像打印胶片。

(姚飞荣 曹国全 张修石)

第三节　DSA 的临床检查技术

一、检查前准备

（一）适应证和禁忌证

1. 适应证　①血管性疾病：动脉瘤、血管畸形、血管狭窄、血管闭塞、血栓形成等疾病的诊断，血管性疾病的介入治疗，血管性疾病手术后随访；②肿瘤性疾病：了解肿瘤的血供、范围及肿瘤的介入治疗，肿瘤治疗后的随访；③心脏、冠状动脉疾病：冠心病和心肌缺血的诊断，冠状动脉疾病的介入治疗；心脏疾病的诊断与介入治疗等；④血管外伤的诊断与介入治疗。

2. 禁忌证　①碘过敏；②严重的心、肝、肾功能不全；③严重的凝血功能障碍，有明显出血倾向；④严重的动脉硬化；⑤高热、急性感染及穿刺部位感染；⑥甲状腺功能亢进、骨髓瘤；⑦女性月经期及妊娠 3 个月以内者。

（二）术前准备

1. 患者准备

（1）碘过敏和麻醉药过敏试验。

（2）检测心、肝、肾功能及出凝血时间、血小板计数。

（3）术前 4h 禁食。

（4）术前半小时肌内注射镇静剂。

（5）穿刺部位备皮。

（6）向患者和家属简述造影目的、手术过程，消除顾虑及紧张心理。同时告知术中、术后可能发生的意外情况和并发症，争取患者和家属理解合作，并签署手术知情同意书。

（7）儿童及不合作者施行全身麻醉。

（8）建立静脉通道。

2. 器械准备

（1）手术器械准备：消毒手术包，穿刺针，扩张器，导管，导丝，注射器等。

（2）造影设备准备：对 DSA 设备和高压注射器在术前检查运行状况，确保手术正常进行。备好氧气瓶、除颤器等抢救设备。

3. 药物准备

（1）常规药物：肝素、利多卡因、生理盐水及各类抢救药。

（2）对比剂：300～370mgI/ml 非离子型对比剂。

二、头颈部 DSA 技术

（一）血管解剖

1. 动脉系统　头颈部的动脉由左、右颈总动脉和左、右椎动脉构成（图 5-9、图 5-10）。

（1）颈总动脉及其分支：右颈总动脉发自右头臂动脉（或无名动脉）；左颈总动脉常发自主动脉弓。左、右颈总动脉约在甲状软骨水平（第 4 颈椎水平）处各自分为颈内动脉和颈外动脉。颈内动脉是大脑半球供血的主要渠道，它自颈总动脉分叉后上行至岩骨的颈动脉外口，以此为界将颈内动脉分为颅外段和颅内段。颅外段无分支且呈垂直走行；颅内段自下而上依次分为岩骨段、海绵窦段、虹吸段和终末段等。于终末段分成了大脑前动脉和大脑中动脉。

大脑前动脉分出后，向前内斜过视交叉至大脑纵裂，向后上绕胼胝体与大脑后动脉分支吻合。沿途分支有中央支、前交通动脉、眶动脉、额极动脉、额前和额中动脉各 2～3 支、旁中央动脉和楔前动脉各2~3支以及胼胝体动脉等。

大脑中动脉是颈内动脉的终末分支,分出后即穿过前穿质进入大脑外侧裂,在脑岛附近分支。分支前段称水平段;分支后段称侧裂段,自前向后分出的上行支有额眶动脉、中央前沟动脉、中央沟动脉、中央后沟动脉、角回动脉和顶后动脉,下行支有颞极动脉、颞前动脉、颞中动脉和颞后动脉。

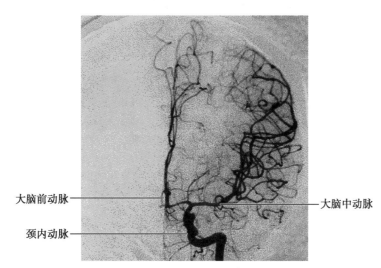

图5-9 颈内动脉正位示意图

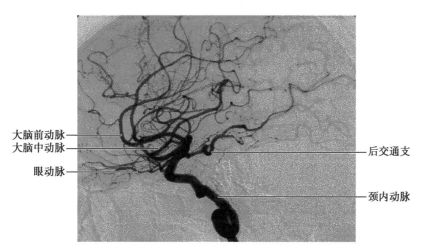

图5-10 颈内动脉侧位示意图

颈外动脉主要分支自下而上分别为甲状腺上动脉、舌动脉、面动脉、咽升动脉、枕动脉、耳后动脉、颞浅动脉和颌内动脉,分别为甲状腺、头面部、硬脑膜和上颈部供血(图5-11)。

(2)椎动脉系统:是小脑供血的主要血管,它是锁骨下动脉的第一分支。常分为两段:自第6颈椎横突孔上行至枕骨大孔间为颅外段,沿途发出多支脊髓动脉;从枕大孔的椎动脉孔入颅后改称为颅内段,先由延髓外侧转向腹侧走行。两侧椎动脉颅内段在脑桥下缘汇合成基底动脉,沿脑干腹侧的中线上行至脚间池,随即分为两大终末支,即左、右大脑后动脉。整个行程较为恒定。颅内段椎动脉的主要分支自下而上为:脊髓前、后动脉和小脑后下动脉;基底动脉的主要分支为小脑前下动脉、小脑后下动脉和大脑后动脉(图5-12、图5-13)。

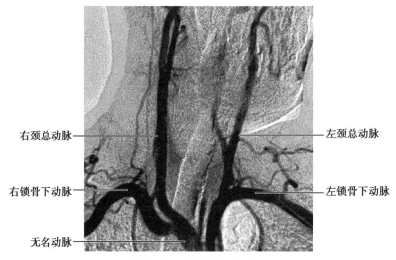

右颈总动脉 —— 左颈总动脉

右锁骨下动脉 —— 左锁骨下动脉

无名动脉

图 5-11 颈总动脉示意图

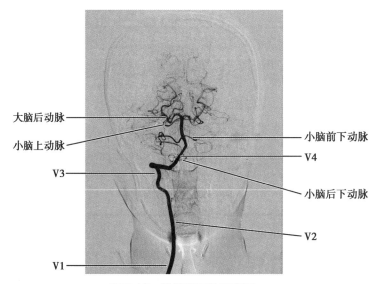

大脑后动脉 ——

小脑上动脉 —— 小脑前下动脉

—— V4

V3 —— 小脑后下动脉

—— V2

V1

图 5-12 椎动脉正位示意图

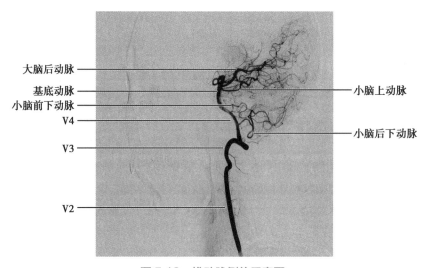

大脑后动脉 ——

基底动脉 —— 小脑上动脉

小脑前下动脉 ——

V4 ——

V3 —— 小脑后下动脉

V2

图 5-13 椎动脉侧位示意图

2．静脉系统　头颈部的静脉主要由颅内静脉、颅外静脉组成。

（1）颅内静脉：由大脑深、浅两组静脉和颅后窝静脉系组成。

硬膜静脉窦是将颅内诸支静脉引到颈内静脉的通道，由两层硬脑膜覆以血管内皮细胞构成，管腔内没有瓣膜。主要有上矢状窦、下矢状窦、直窦、窦汇、横窦、乙状窦、海绵窦、岩窦和蝶顶窦等（图5-14、图5-15）。

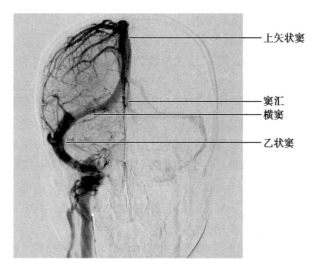

图 5-14　颅内静脉正位示意图

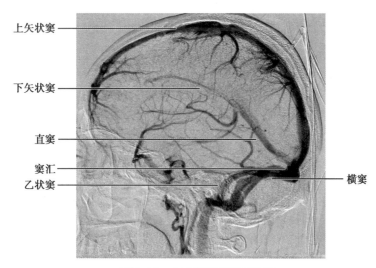

图 5-15　颅内静脉侧位示意图

（2）颅外静脉：主要由面总静脉、枕静脉和耳后静脉等组成。

（二）造影技术

1．手术操作

（1）颈动脉：包括颈总动脉、颈内动脉、颈外动脉。应用 Seldinger 技术行股动脉穿刺，将导管送入颈动脉（颈总动脉或颈内动脉）或椎动脉，导管顶端一般插至第4～5颈椎平面，然后向导管内注入少量对比剂，经证实后即可造影。插管时将所选导管插至主动脉弓，然后转动导管180°使导管的尖端缓慢地向后拉，使导管尖端抵达无名动脉开口处，然后旋转导管使导管尖端指向左（内侧），继续推进使其进入右颈总动脉。左颈总动脉自主动脉弓发出与远端成锐角，旋转导管使其尖端向上，然后缓慢向后拉导管，导管进到左颈总动脉开口处慢慢转动，并利用回抽和推动等操作技巧，应用反时针方向能有效地进入左颈总动脉。颈外动脉常用超选择性插管。

（2）椎动脉：导管较易进入，任何一侧椎动脉插管造影均可获得全部椎 - 基底动脉血管像。左椎动脉的开口部和左锁骨下动脉的上行段平行，一般应用左椎动脉插管。将导管推进至主动脉弓部，使导管尖端指向外上方，直指左锁骨下动脉，略向上推进，并旋转导管180°，使其尖端指向内上方进入左椎动脉，继续行进至第4～5颈椎水平，经少量对比剂推注证实椎动脉便可造影。

右椎动脉因插管困难而较少应用，当左侧椎动脉狭窄、闭塞时则行右椎动脉插管造影。导管尖端进入无名动脉后，转动导管使其尖端指向外上方，继续向前插进5～6cm即进入右锁骨下动脉，再旋转导管使其尖端向上，略向后拉导管，使导管尖端进入椎动脉开口部，缓慢推进导管2～3cm即可。

2. 造影参数选择　选用300～370mgI/ml碘浓度的非离子型对比剂。主动脉弓造影时，对比剂用量20～25ml/次，流速12～18ml/s，压限600～800PSI；颈内动脉造影时，对比剂用量6～8ml/次，流速3～4ml/s，压限200～300PSI；椎动脉造影时，对比剂用量5～6ml/次，流速3～4ml/s，压限150～250PSI；颈外动脉造影时，对比剂用量4～5ml/次，流速2～3ml/s，压限150～200PSI；超选择性颈外动脉分支造影时，对比剂用量3～4ml/次，流速2～3ml/s；颈内动脉3D造影时，对比剂用量15ml/次，流速3ml/s，压限200PSI，X线延迟2s；椎动脉3D造影时，对比剂用量13ml/次，流速2.5ml/s，压限150PSI，X线延迟2s。

3. 造影体位　颈内动脉造影常规体位只摄取头颅正侧位，必要时加左右斜位。正位时，透视下观察要使双岩骨对称位于眼眶内下2/3。侧位为水平侧位，两外耳孔重合。斜位15°～30°可显示颈内动脉的根部，左前斜位60°～65°可使主动脉弓、颈动脉及椎动脉显示清晰，左右斜位70°可使颈内与颈外动脉起始部分离，斜位30°可较好显示颈内动脉虹吸部。椎动脉造影的常规体位是水平侧位和汤氏位25°～30°。颈外动脉造影取正侧位，必要时加左右斜位。

三、胸部DSA技术

（一）血管解剖

1. 主动脉　起自左心室主动脉口，向右上升为升主动脉，在第2胸肋关节水平移行为主动脉弓，至第4胸椎水平移行为降主动脉，膈肌上方的降主动脉为胸主动脉，膈肌下方的为腹主动脉（图5-16、图5-17）。

2. 肺动脉　属于肺的功能性血管。肺动脉自右心室起始后，在主动脉弓下方气管分叉前分为左、右肺动脉。右肺动脉分为右肺动脉上、下两干，下干再分成右中叶肺动脉和右下叶肺动脉；左肺动脉分为左上叶肺动脉和左下叶肺动脉。肺动脉的各级分支与相应的支气管伴行，管径也逐渐变细。

3. 肺静脉　左右各两支，分别为左上肺静脉和左下肺静脉、右上肺静脉和右下肺静脉，均起自肺门且分别注入左心房。

4. 支气管动脉　属于肺的营养性血管。多数直接从胸主动脉发出，部分发于肋间动脉、锁骨下动脉或腹主动脉等，数目1～4支不等（图5-18、图5-19）。

5. 肋间动脉　为主动脉的节段性对称的分支，共有9对，分布于第3～11肋间隙。

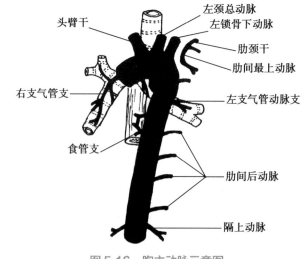

图5-16　胸主动脉示意图

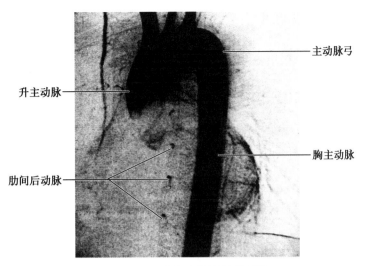

主动脉弓

升主动脉

胸主动脉

肋间后动脉

图 5-17　胸主动脉造影减影图

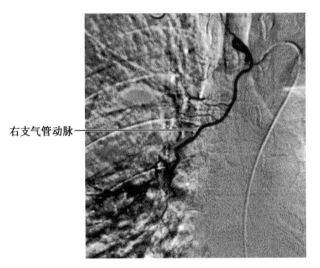

右支气管动脉

图 5-18　支气管动脉示意图

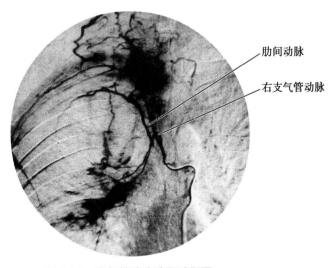

肋间动脉

右支气管动脉

图 5-19　支气管动脉造影减影图

6. 上腔静脉　由左、右头臂静脉和奇静脉在胸锁关节平面的后方汇合而成，静脉全长约7cm。在第1、2肋间隙后垂直下降，至第3肋软骨平面注入右心房。

7. 胸廓内动脉　也称内乳动脉。起于锁骨下动脉第一段下缘，达第6肋间隙水平分为膈肌动脉和腹壁上动脉两终支。

（二）造影技术

1. 手术操作

（1）肺动脉造影：经股静脉穿刺插管，导管随导丝经髂外静脉—髂总静脉—下腔静脉—右心房至右心室。导管尖端可置于肺动脉主干或左右肺动脉分支，或右室流出道。

（2）支气管动脉造影：应用Seldinger技术行股动脉穿刺插管，将导管插到第5~6胸椎水平，缓慢地上下移动寻找开口。当有嵌顿或挂钩感时，可能已插入支气管动脉，即用手推碘对比剂0.5~1.0ml，在透视下确定支气管动脉显示，在没有与脊髓动脉共干后开始注射对比剂造影。

（3）肋间动脉和胸廓内动脉造影：肋间动脉造影方法与支气管动脉造影大致相同。胸廓内动脉一般应用Seldinger技术行股动脉穿刺，选用4~5F的相应导管，导管头进入锁骨下动脉后，管头向后滑入胸廓内动脉内，借助导丝进行超选择性造影。

（4）上腔静脉造影：可应用穿刺法，穿刺头臂静脉、贵要静脉或肘正中静脉。

2. 造影参数选择　300~370mgI/ml碘浓度的非离子型对比剂。肺动脉主干造影时，对比剂用量为15~20ml/次，流速10~12ml/s，压限300~450PSI；一侧肺动脉造影时，对比剂用量10~20ml/次，流速6~8ml/s；支气管动脉造影时，对比剂用量4~6ml/次，流速1~2ml/s，压限150PSI或手推对比剂；锁骨下动脉及腋动脉造影时，对比剂用量8~10ml/次，流速3~4ml/s，压限250PSI；胸廓内动脉及肋间动脉造影时，对比剂用量3~4ml/次，流速1~2ml/s，压限150PSI或手推对比剂；上腔静脉造影时，对比剂用量15~20ml/次，流速6~8ml/s，压限350~450PSI。

3. 造影体位　肺动脉造影、支气管动脉造影、肋间动脉和胸廓内动脉造影、上腔静脉造影均常规取正位像，必要时加摄斜位或侧位像。

四、心脏与冠状动脉 DSA 技术

（一）心血管解剖

1. 正常心脏外形及特点　心脏位于胸腔两肺间的纵隔内，呈一底朝右后、尖向左下的倒置圆锥体，长轴约与正中矢状面成45°向左下倾斜。心脏的前面，右侧大部分由右心房和右心室构成，左侧的小部分由左心耳和左心室构成，心尖部主要由左心室构成。

2. 正常心腔结构　心脏内部被房间隔和室间隔以及二尖瓣和三尖瓣分为左、右心房和左、右心室四个心腔。

右心房可分为前部的固有心房和后部的腔静脉窦。上、下腔静脉开口于腔静脉窦，下腔静脉口与右房室口之间有冠状窦开口。右心房前下方为右房室口，由此通向右心室。

右室腔以室上嵴为界分为流入道与流出道两部分，流入道内壁由交错排列的肉柱即肌小梁构成，其入口即右房室口，周径平均为1.1cm左右。在其纤维瓣环上附着三片瓣膜，分别称作前瓣、后瓣和隔瓣。流出道是右室腔向左上延伸部分，壁光滑，腔逐渐变窄形似倒置的漏斗，故也称漏斗部或肺动脉圆锥。出口为肺动脉口，通向肺动脉干，纤维瓣环上有三个半月瓣，即肺动脉瓣。

左心房是心脏最靠后的部分。左房腔后壁较为光滑，两侧有左、右肺静脉开口，向左前突出的部分为左心耳，前下部为左房室口，通向左心室。

左心室位于右心室的左后下方，近似圆锥形。左室腔以二尖瓣为界分为流入道和流出道两部分。流入道入口即左房室口，其周径平均为1.0cm左右，在瓣口的纤维环上附着有二尖瓣。流出道是左室腔的前内侧部分，内壁光滑，顶端为主动脉开口，口周的纤维环上附着有三个半月形主动脉瓣。瓣膜与主动脉壁之间的腔隙称为主动脉窦，分为左窦、右窦和后窦（图5-20）。

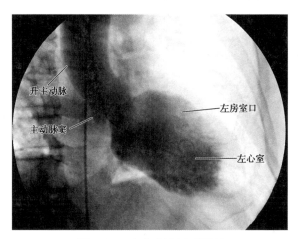

图 5-20　左心室造影减影图

3. 冠状动脉与冠状静脉

（1）左冠状动脉及其分支：发自主动脉的左窦，主干长 0.5～4.0cm，主要分支有前降支和回旋支。前降支为左冠状动脉主干的直接延续，于前室间沟内走行，其末端可绕过心尖至后室间沟，分支有前室间隔支（6～10 支垂柳样排列）和左室前支（称作对角支或斜角支，可有 2～6 支不等）。回旋支从左主干发出后，多与前降支成直角（40°～150°），沿左房室沟向后绕行，分为左房支和左室支。左房支多为 1～3 支，行向左房；左室支行向心尖，分支不定，其中以外侧钝缘处的粗大分支较为恒定，称为钝缘支或左缘支。该支之前发出的心室分支称作左室前支，之后发出的称心室后支，它们共同供应左心室的外侧壁（图 5-21、图 5-22）。

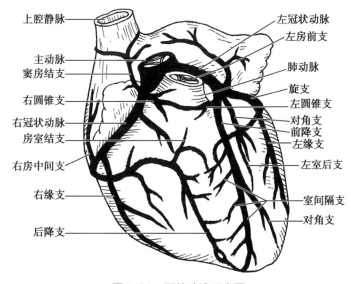

图 5-21　冠状动脉示意图

（2）右冠状动脉及其分支：起于主动脉右窦，主干在肺动脉起始部和右心耳之间进入右房室沟，向右下绕心脏锐缘至心脏膈面，然后经房室交点进入后室间沟，直达右心室后下缘，为右心室和心脏膈面心肌供血。主要分支有右圆锥支、右房支、右室前支、锐缘支、右室后支、左室后支、后降支等（图 5-23）。

（3）冠状静脉：多伴行相邻的冠状动脉，如心大静脉也称左冠状静脉，心中静脉亦称右冠状静脉。常由心大、心中和心小静脉汇入冠状静脉窦，最后注入右心房。

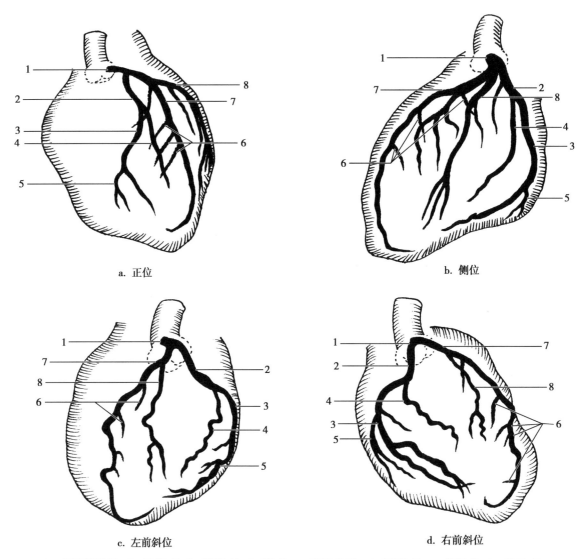

a. 正位

b. 侧位

c. 左前斜位

d. 右前斜位

1. 左冠状动脉；2. 回旋支；3. 钝缘支；4. 缘支；5. 房室动脉；6. 间隔支；7. 前降支；8. 对角支。

图 5-22 左冠状动脉示意图

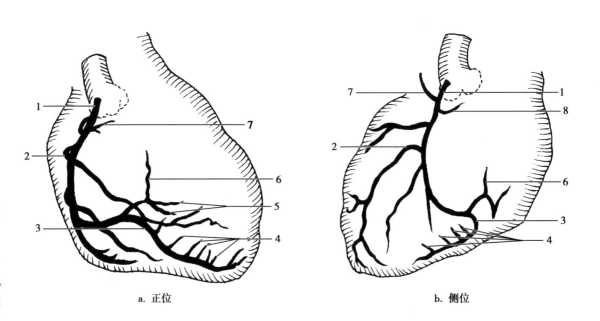

a. 正位

b. 侧位

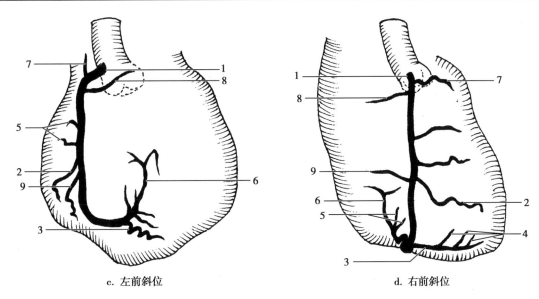

c. 左前斜位　　　　　　　　　　　　　　d. 右前斜位

1. 右冠状动脉；2. 锐缘支；3. 后降支；4. 间隔支；5. 后侧支；
6. 房室结节；7. 圆锥支；8. 窦房结支；9. 心房支。

图 5-23　右冠状动脉示意图

（二）造影技术

1. 心血管造影　是临床诊断心血管疾病的"金标准"之一。目前临床主要应用选择性血管造影，它能直接显示造影部位的血管病变情况，对心脏、大血管疾病的诊断、治疗起决定性作用。

（1）手术操作：选择性右心房、右心室及肺动脉造影，是经股静脉穿刺插入 4～7F 右心造影导管，按造影目的分别将导管置于右心房、右室流出道、肺动脉主干或左右分支等处进行造影。左心房造影可在右心室或肺动脉内注射对比剂，经肺循环使左心房显影，也可用穿刺房间隔的方法将导管送入左心房造影；左心室造影从股动脉、桡动脉或肱动脉穿刺并插入"猪尾形"导管进入左心室进行造影。

（2）造影参数选择：浓度为 300～370mgI/ml 的非离子型对比剂。成人主动脉及左心室造影时，对比剂用量 25～40ml/ 次，流速 15～20ml/s；左、右心房造影时，对比剂用量 20～30ml/ 次，流速 10～15ml/s；右心室和 / 或肺动脉主干造影时，对比剂用量 18～35ml/ 次，流速 14～16ml/s，压限 600～1 200PSI。幼儿心脏及大血管造影时，对比剂用量按 1～2ml/kg 体重，流速为 2s 内注射完，压限 500～900PSI。

（3）造影体位

1）长轴斜位：探测器置左前斜（LAO）60°，同时向头侧倾斜（CRA）20°～30°。此位置主 - 肺动脉窗将充分展开，室间隔前半部及二尖瓣环常呈切线位，左室流出道拉长显示，肺动脉主干及左下肺动脉延续部展开等。适用于选择性左、右心室造影。

2）四腔位：又称肝锁位。探测器置 LAO 45°，同时 CRA 45°。此时，整个房间隔和室间隔的后半部呈切线位，四个房室互相分开，房室瓣也分开且呈正面观。适用于房室通道型室间隔缺损（如心内膜垫缺损）、二尖瓣骑跨及单心室等的选择性左心室造影；三尖瓣骑跨或三尖瓣闭锁时的选择性右心房造影；三尖瓣关闭不全、单心室或右心室双出口的选择性右心室造影等。

3）半坐位：又称肺动脉轴位。受检者取正位，探测器置 CRA 35°～45°。使肺动脉分叉部基本与 X 线束垂直，以显示肺动脉瓣、主干、分叉及左右肺动脉分支，此时主、肺动脉也分开。适用于法洛四联症、肺动脉狭窄或异位肺动脉等的选择性右心室和肺动脉造影，或假性动脉干及主、肺动脉间隔缺损时的主动脉造影等。

4）延长右前斜位：探测器置于右前斜（RAO）30°、同时 CRA 20°～30°。让 X 线与右室流出道及肺动脉几乎垂直，展开主、肺动脉的前后关系，充分显示右室流出道、肺动脉瓣、肺动脉主干及其右侧分支。适用于选择性右心房、右心室和肺动脉造影。

5）其他体位：LAO 20°～35°加 CRA 20°～30°体位可显示房间隔及室间隔后部；RAO 30°～45°体位可观察二尖瓣反流等。对于先天性心脏病，需灵活设计某些复合倾斜角度的摄影体位，以清晰地显示病变解剖部位。

6）补充体位：正位、侧位。

2. 选择性冠状动脉造影（selective coronary arteriography） 是诊断冠状动脉病变的"金标准"。它不仅能准确地判断冠状动脉内病变的程度与范围，还能通过发现受损血管数目和受损心肌范围判断预后，可作为各种冠状动脉血管成形术和重建手术前后的评价与预后判断的方法。

（1）手术操作：选用冠状动脉造影导管（Judkins 导管），采用股动脉或桡动脉穿刺插管，将导管分别选择性插入左、右冠状动脉口部，先行测压或试注造影证实导管在冠状动脉口内即行造影。一般情况下，先做左冠状动脉造影，后做右冠状动脉造影。有时在冠状动脉造影前，先行左心室造影，了解左心室功能、冠状动脉开口及主动脉形态等情况，便于选择冠状动脉造影导管型号和指导插管。

（2）造影参数选择：浓度为 300～370mgI/ml 的非离子型含碘对比剂。左冠状动脉造影时，对比剂用量 8～10ml/ 次；右冠状动脉造影时，对比剂用量 6～8ml/ 次，手推注射于 2～3s 内注完。曝光采像时间从注射前开始，至冠状静脉出现回流时结束。

（3）摄影体位：冠状动脉造影的摄影体位是根据冠状动脉走行特点设计的。

1）左冠状动脉造影体位

A. 右前斜 + 头位：探测器置 RAO 30°～50°并 CRA 15°～30°位，显示左前降支中、远段及左主干，抬高并重叠回旋支影像（图 5-24）。

B. 右前斜 + 足位：探测器置 RAO 30°～50°并向足侧倾斜（CAU）15°～30°位，能较好地显示左主干、前降支和回旋支关系，展示左主干及回旋支较好（图 5-25）。

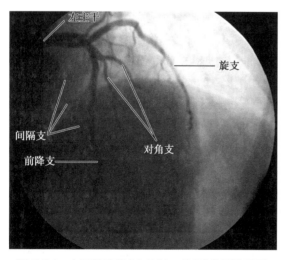

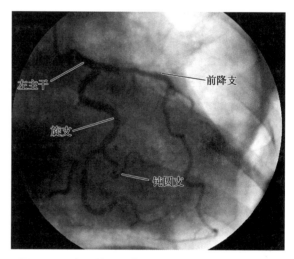

图 5-24　左冠状动脉"右前斜 + 头位"造影效果图　　　图 5-25　左冠状动脉"右前斜 + 足位"造影效果图

C. 左前斜 + 头位：探测器置 LAO 40°～60°并 CRA 15°～30°位，显示前降支与回旋支夹角、分支走向及其中、远段为主（图 5-26）。

D. 蜘蛛位：探测器置 LAO 45°～60°并 CAU 15°～30°位，显示左主干、中间支、前降支及回旋支分叉部及其各支近段为主（图 5-27）。

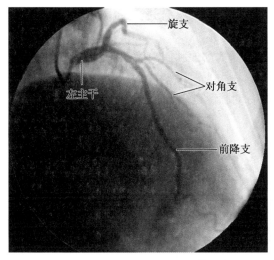

图 5-26　左冠状动脉 "左前斜 + 头位" 造影效果图

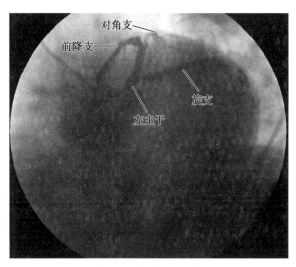

图 5-27　左冠状动脉 "蜘蛛位" 造影效果图

2）右冠状动脉造影体位

A. LAO 30°～50° 位：此位置常作为右冠状动脉造影插管体位，又作为摄影体位。一般情况下，右冠状动脉于此位常呈 C 形切线显示（图 5-28）。

B. RAO 30°～45° 位：此位置下 X 线几乎与心脏的右房室沟垂直，也即与右冠状动脉中段主干垂直，右冠状动脉常呈 L 形显示，分布于房、室两侧的分支易于区分，但后降支和左室后支重叠，有时不易分辨（图 5-29）。

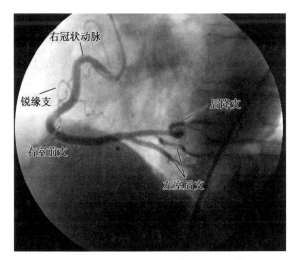

图 5-28　右冠状动脉左前斜位造影效果图

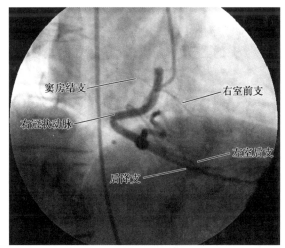

图 5-29　右冠状动脉右前斜位造影效果图

C. 正位并 CRA 15°～25° 位：常作为左、右前斜位的补充摄影体位，用于展开后降支和左室后支。

五、腹部 DSA 技术

（一）肝脏

1. 血管解剖

（1）腹腔动脉：又称腹腔干，为一短粗的血管干，在膈肌主动脉裂孔的下方，起自腹主动脉前壁，长 2～4cm，行至胰腺和脾静脉上缘即分出三支：胃左动脉、肝总动脉和脾动脉。

（2）肝总动脉：自腹腔干发出后，沿胰头上缘向右前行，在肝十二指肠韧带内，分为肝固有动脉和胃十二指肠动脉。

（3）肝固有动脉：在肝十二指肠韧带内，位于肝门静脉的前面和胆总管的左侧，行向右上方，全长3～6cm，入肝门前分出肝右动脉和肝左动脉，有时还可见肝中动脉。肝右动脉入肝门前发出胆囊动脉至胆囊。在肝固有动脉起始部，还发出胃右动脉至幽门上缘，沿胃小弯向左，与胃左动脉吻合（图5-30）。

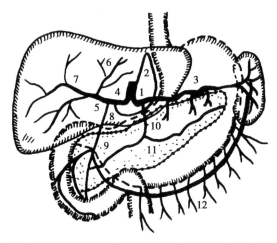

1. 腹腔动脉干；2. 胃左动脉；3. 脾动脉；4. 肝总动脉；5. 肝固
有动脉；6. 肝左动脉；7. 肝右动脉；8. 胃右动脉；9. 胃十二指肠
动脉；10. 胰背动脉；11. 胰横动脉；12. 胃网膜动脉。

图5-30　腹腔动脉干的主要分支示意图

（4）门静脉：由肝门静脉及其属支组成，引流胃肠道、脾、胰和胆囊的静脉血。肝门静脉是肝门静脉系的主干，长6～8cm，通常由肠系膜上静脉和脾静脉在胰颈的后方汇合而成。由此斜向右上，进入肝十二指肠韧带，在肝固有动脉和胆总管的后方继续上行，至肝门分左、右两支入肝。在肝内不断分支，终于肝血窦即肝窦。肝窦的血液流入肝静脉。肠系膜上静脉伴随同名动脉右侧上行，走行于小肠系膜内，收集十二指肠至结肠左曲之间肠管及部分胃和胰腺的静脉血。脾静脉在脾门处由数条静脉汇合而成，沿胰腺后方、脾动脉的下方横行向右，多与肠系膜上静脉以直角汇合成肝门静脉。

肠系膜下静脉与同名动脉伴行，收集降结肠、乙状结肠和直肠上部的静脉血，在胰头后方注入肠系膜上静脉和脾静脉的汇合处。

胃左静脉与同名动脉伴行，注入肝门静脉。胃右静脉与同名动脉伴行，并与胃左静脉吻合，在幽门附近注入肝门静脉。

（5）肝静脉：起自肝窦，其较大的属支行于肝段之间，收集相邻肝段的血液，最后合成肝左静脉、肝中静脉和肝右静脉，由腔静脉窝上部穿出肝实质注入下腔静脉。

2. 造影技术

（1）手术操作：①采用Seldinger技术，行股动脉或肱动脉穿刺插管；②先行选择性腹腔动脉造影，再行超选择性肝动脉造影。

（2）造影参数选择：浓度为300～350mgI/ml的非离子型对比剂。腹腔动脉造影时，对比剂用量25～30ml/次，流率5～6ml/s，压限250～350PSI；肝动脉造影时，对比剂用量25～30ml/次，流率4～5ml/s，压限250～300PSI。3～6帧/s，注射延迟0.5s，屏气状态曝光至肝内毛细血管期。腹腔动脉造影观察门静脉者，曝光持续15～20s，直至门静脉显示。

（3）造影体位：正位，必要时加摄斜位（图5-31、图5-32）。

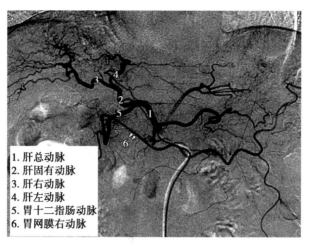

1. 肝总动脉
2. 肝固有动脉
3. 肝右动脉
4. 肝左动脉
5. 胃十二指肠动脉
6. 胃网膜右动脉

图 5-31　肝动脉造影减影图

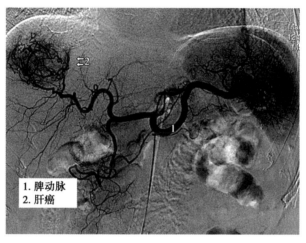

1. 脾动脉
2. 肝癌

图 5-32　脾动脉造影减影图

（二）胃肠道

1. 血管解剖

（1）胃血管解剖：胃血流供应主要有胃左、右动脉，胃网膜左、右动脉和胃短动脉，均来自腹腔干及其各级分支，沿胃大、小弯形成两个动脉弓，由弓上发出许多小支至胃壁。此外，常有来源不定的动脉如胃后动脉（出现率达 72%），多发自脾动脉，是胃后壁贲门部及其附近区域的重要血管。临床上，该血管在高位胃、脾及十二指肠切除术中有重要意义。

（2）肠血管解剖：肠系膜上动脉在腹腔干的稍下方，起自腹主动脉前壁。在胰颈和十二指肠下部之间，进入小肠系膜根内，行向右下至右髂窝，分支分布于胰头、十二指肠至横、升结肠的大部分肠管，包括阑尾。它的第一分支为胰十二指肠下动脉，依次向右分出中结肠动脉、右结肠动脉和回结肠动脉。向左侧分出数个小分支，依次为空肠动脉和回肠动脉。

肠系膜下动脉平第 3 腰椎高度起自腹主动脉前壁，行向左下方，分支分布于结肠左曲、降结肠、乙状结肠和直肠上部。它的第一分支为结肠左动脉，分成上行支和下行支，上行支至结肠脾曲，下行支至降结肠中下部。肠系膜下动脉再分数支至乙状结肠。其终支为直肠上动脉（图 5-33）。

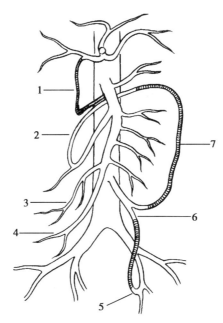

1.胰十二指肠动脉弓;2.结肠中动脉;3.结肠右动脉;4.回结肠动脉;
5.直肠中动脉(发自髂内动脉);6.肠系膜下动脉下支(至乙状结肠支、
直肠上动脉);7.肠系膜下动脉上支(至结肠左动脉)和吻合支。

图 5-33 肠系膜上、下动脉正常解剖及其吻合支示意图

2. 造影技术

(1)手术操作:采用 Seldinger 技术,行股动脉或肱动脉穿刺插管。先行选择性腹腔动脉造影,再行超选择性肝动脉造影。

(2)造影参数选择:浓度为 300～350mgI/ml 的非离子型对比剂。腹主动脉造影时,对比剂用量 35～40ml/次,流速 15～18ml/s,压限 600～800PSI;腹腔动脉造影时,对比剂用量 25～30ml/次,流速 5～6ml/s,压限 250～350PSI;肠系膜上动脉造影时,对比剂用量 25～30ml/次,流速 5～6ml/s,压限 250～350PSI;肠系膜下动脉造影时,对比剂用量 8～10ml/次,流速 4～5ml/s;胃十二指肠动脉造影时,对比剂用量 6～8ml/次,流速 1.5～2ml/s,压限 150～200PSI;其他分支动脉造影时,对比剂用量 4～6ml/次,流速 1～3ml/s,压限 150～200PSI。

(3)造影体位:正位,必要时加摄斜位。

(三)胰、胆、脾

1. 血管解剖 胰的血供主要有来自胃十二指肠动脉分出的胰十二指肠上动脉、来自肠系膜上动脉分出的胰十二指肠下动脉和脾动脉的分支胰背动脉、胰支、胰尾动脉和胰大动脉。

脾动脉为腹腔干最大的分支,在胃后沿胰上缘向左行至脾门,发出数条脾支入脾,沿途发出许多胰支,至胰体和胰尾。在近脾门处,还发出数条胃短动脉至胃底,发出胃网膜左动脉,沿胃大弯向右,与胃网膜右动脉吻合。

胆囊静脉收集胆囊血液,注入肝门静脉或其右支。

2. 造影技术

(1)手术操作:同腹腔动脉造影。①胰腺的血供主要来自腹腔动脉和肠系膜上动脉的分支,超选择性造影时可行脾动脉、胃十二指肠动脉、胰背动脉和胰十二指肠下动脉造影;②脾血管造影选用腹腔动脉造影,然后作超选择性脾动脉造影;③胆系血管造影作肝动脉造影,然后作超选择性胆囊动脉造影。

(2)造影参数选择:浓度为 300～350mgI/ml 的非离子型对比剂。腹腔动脉造影时,对比剂用量 25～30ml/次,流速 5～6ml/s,压限 250～350PSI;脾动脉造影时,对比剂用量 18～20ml/次,流速 5～6ml/s，压限 150～300PSI；胃十二指肠动脉造影时，对比剂用量 6～8ml/ 次，流速 3～4ml/s，压限 150～200PSI；胰十二指肠下动脉胰背动脉及胆囊动脉造影时，对比剂用量 3～4ml/ 次，注射流速 2～3ml/s，压限 150～200PSI。

（3）造影体位：一般都用正位，必要时加摄不同角度的斜位（图 5-34）。

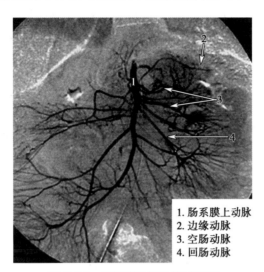

1. 肠系膜上动脉
2. 边缘动脉
3. 空肠动脉
4. 回肠动脉

图 5-34　肠系膜动脉造影减影图

（四）肾脏及肾上腺

1. 血管解剖

（1）肾动脉平对第 2 腰椎水平，起自腹主动脉两侧，横行向外，经肾静脉的后面至肾门入肾，右肾动脉较左肾动脉略长，位置稍低。肾动脉在入肾门以前，发出分支至肾上腺，称肾上腺下动脉。

（2）肾上腺由肾上腺上动脉（来自膈下动脉）、肾上腺中动脉（来自腹主动脉）和肾上腺下动脉（来自肾动脉）供血（图 5-35）。

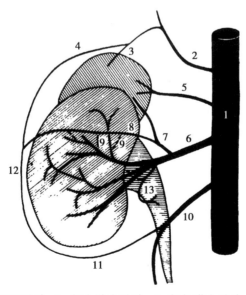

1. 腹主动脉；2. 膈下动脉；3. 肾上腺上动脉；4. 肾包膜上动脉；5. 肾上腺中动脉；6. 肾动脉；7. 肾上腺下动脉；8. 肾包膜中动脉；9. 肾穿支血管；10. 睾丸动脉（卵巢动脉）；11. 肾包膜下动脉；12. 肾周动脉弓；13. 肾盂、输尿管分支。

图 5-35　肾内外的侧支动脉示意图

2．造影技术

（1）手术操作：①采用 Seldinger 技术，行股动脉或肱动脉穿刺插管；②在第 1 腰椎水平先行腹主动脉造影，再行肾动脉造影；③先行腹主动脉造影，然后行膈动脉造影，再行肾上腺动脉造影。

（2）造影参数选择：浓度为 300～350mgI/ml 的非离子型对比剂。腹主动脉造影时，对比剂用量 35～40ml/ 次，流速 15～18ml/s，压限 600～800PSI；肾动脉造影时，对比剂用量 6～8ml/ 次，流速 4～5ml/s，压限 250～300PSI；肾内动脉超选择性造影时，对比剂用量 5ml/ 次，流速 2～3ml/s，压限 150～200PSI；肾上腺动脉造影时，对比剂用量 3～4ml/ 次，流速 1～2ml/s，压限 150PSI；膈动脉造影时，对比剂用量 3～4ml/ 次，流速 1～2ml/s，压限 150～200PSI；肾肿瘤栓塞后造影时，对比剂用量 5～7ml/ 次，流速 2～3ml/s，压限 150～200PSI。

（3）造影体位

1）腹主动脉造影：正位。

2）肾动脉造影及肾上腺动脉造影：常规用正位，必要时加斜位（图 5-36）。

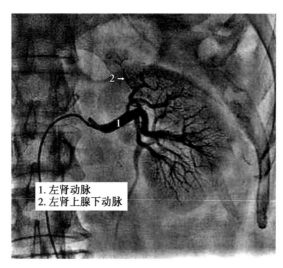

图 5-36　肾动脉造影减影图

（五）下腔静脉

1．血管解剖　下腔静脉是人体最粗大的静脉干，由左、右髂总静脉在第 5 腰椎的右侧汇合而成。沿脊柱前方、腹主动脉右侧上行，经肝的腔静脉沟，穿膈肌的腔静脉孔入胸腔后，立即穿纤维心包注入右心房。

下腔静脉属支分壁支和脏支。壁支有膈下静脉、腰静脉和骶正中静脉，均与同名动脉伴行。腰静脉有 4～5 对，注入下腔静脉。各腰静脉之间有纵支串联，称为腰升静脉。左、右腰升静脉向上分别移行为半奇静脉和奇静脉；向下分别注入左、右髂总静脉。骶正中静脉与骶外侧静脉共同组成骶静脉丛。

脏支有右睾丸静脉（女性为右卵巢静脉）、肾静脉、右肾上腺静脉和肝静脉。睾丸静脉起自睾丸和附睾，缠绕睾丸动脉形成蔓状静脉丛，此丛上行经腹股沟管至深环附近形成两条睾丸静脉。它们伴随同名动脉，在腰大肌前方与输尿管成锐角交叉。左睾丸静脉以直角注入左肾静脉；右睾丸静脉以锐角注入下腔静脉。卵巢静脉起自卵巢，在子宫阔韧带内形成静脉丛，经卵巢悬韧带上行，逐渐合并成一条静脉，伴随卵巢动脉上行，其回流途径与男性相同。

肾静脉左、右各一，在肾门处由下而上 3～5 支静脉集合形成。位于肾动脉前方。左肾静脉在肠系膜上动脉下方横过腹主动脉前方,注入下腔静脉,在此处常受两动脉夹挤影响回流速度。肾上腺静脉,右侧注入下腔静脉,左侧注入左肾静脉。

2．造影技术

（1）手术操作

1）股静脉穿刺法:适用于髂股静脉通畅者。

2）插管法:股静脉插管或经上肢及颈静脉插管,或者上下联合插管。

（2）造影参数选择:浓度为300～350mgI/ml的非离子型对比剂。股静脉穿刺造影,对比剂用量18～20ml/次,流速4～5ml/s。

（3）造影体位:常规取正位,必要时可加摄左、右斜位和侧位。

六、盆腔 DSA 技术

（一）血管解剖

1．髂总动脉 为腹主动脉的两终支,左右各一,平第4腰椎高度分出后,向下外行至骶髂关节处,分为髂内动脉和髂外动脉。

2．髂内动脉 分出后向下进入小骨盆,分为壁支和脏支,分布于盆内、外肌和盆腔脏器。脏支包括:①脐动脉,出生后闭锁,在其根部未闭锁的部分发出膀胱上动脉,分布于膀胱上部;②膀胱下动脉,分布于膀胱底、精囊和前列腺,在女性则以小分支分布于阴道;③直肠下动脉,分布于直肠下部;④子宫动脉,分出后沿盆腔侧壁向下入子宫阔韧带,在距子宫颈外侧约2cm处,越过输尿管前方,分支分布于子宫、阴道、卵巢和输卵管;⑤阴部内动脉伴臀下动脉,由梨状肌下孔出盆腔,又经坐骨小孔至坐骨肛门窝,其分支至会阴部及外生殖器。肛门动脉由阴部内动脉分出。

3．髂外动脉 在骶髂关节的前方由髂总动脉分出,沿腰大肌内侧缘下降,至腹股沟韧带的深面移行股动脉。分支包括腹壁下动脉和旋髂深动脉（图5-37）。

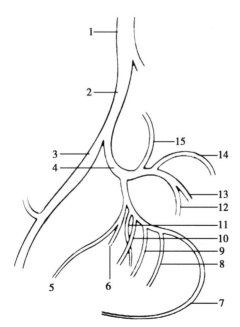

1.腹主动脉；2.髂总动脉；3.髂外动脉；4.髂内动脉；5.闭孔动脉；6.膀胱上动脉；7.阴部内动脉；8.直肠中动脉；9.膀胱下动脉；10.阴道动脉；11.子宫动脉；12.臀下动脉；13.臀上动脉；14.髂外侧动脉；15.髂腰动脉。

图 5-37 髂动脉解剖示意图

（二）造影技术

1. 髂动脉

（1）手术操作：常用的方法是经皮股动脉穿刺插管，使用 Seldinger 技术。导管插入后于腹主动脉远端行两侧髂总动脉造影，再行单侧髂总动脉造影及髂内或髂外动脉造影。

（2）造影参数选择：浓度为 300～350mgI/ml 的非离子型对比剂。腹主动脉下端造影时，对比剂用量 20～25ml/ 次，流速 15～18ml/s；髂总动脉造影时，对比剂用量 18～20ml/ 次，流速 10～12ml/s；髂内和髂外动脉造影时，对比剂用量为 10～12ml/ 次，流速 4～5ml/s；髂内和髂外动脉的分支造影（子宫动脉、膀胱动脉及卵巢动脉）时，对比剂用量为 6～8ml/ 次，流速 2～3ml/s。

（3）造影体位：正位，必要时加摄斜位（图 5-38）。

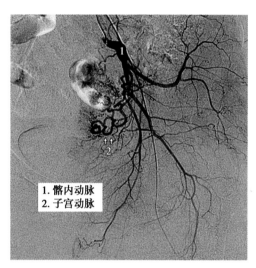

图 5-38　子宫动脉造影减影图

2. 髂静脉

（1）手术操作：穿刺股静脉，插入导管造影。

（2）造影参数选择：浓度为 300～350mgI/ml 的非离子型对比剂。髂总静脉造影时，对比剂用量 12～15ml/ 次，流速 3～4ml/s；髂内和髂外静脉造影时，对比剂用量 8～10ml/ 次，流速 2～3ml/s。

（3）造影体位：正位及左右斜位。

七、四肢 DSA 技术

（一）血管解剖

1. 上肢动脉　上肢动脉及其分支见图 5-39、图 5-40。

（1）腋动脉：是锁骨下动脉的直接连续，自第 1 肋外侧缘起至大圆肌下缘，行于腋窝内，发出胸肩峰动脉、胸外动脉、肩胛下动脉、旋肱后动脉和旋肱前动脉。

（2）肱动脉：是腋动脉的直接延续，自大圆肌下缘沿肱二头肌内侧沟向下至肘窝，于平桡骨颈高度分为桡动脉和尺动脉。其分支有肱深动脉，伴桡神经行于桡神经沟；肱骨滋养动脉；尺骨上下副动脉；肌支。

（3）桡动脉：自肱动脉分出，与桡骨平行下行，至桡骨下端绕至掌背，再穿第 1 掌骨间隙至手掌深面，末端与尺动脉掌深支吻合，构成掌深弓。

（4）尺动脉：自肱动脉分出后，斜向内下，在指浅屈肌和尺侧腕屈肌之间下行，在豌豆骨的外侧，经屈肌支持带的浅面入手掌，分出掌深支后，终支与桡动脉的掌浅支构成掌浅弓。

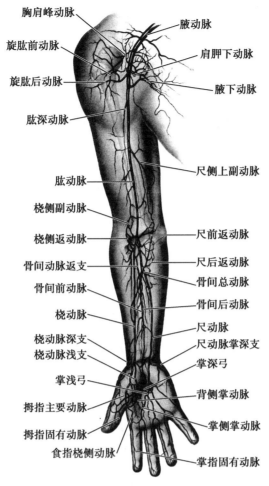

图5-39　上肢动脉示意图

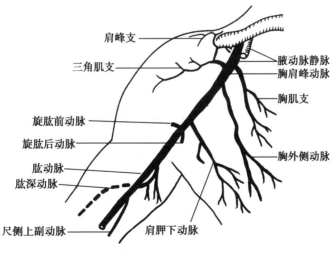

图5-40　腋动脉和肱动脉上段示意图

2. 下肢动脉　下肢动脉及其分支见图5-41、图5-42。

（1）股动脉：髂外动脉经腹股沟韧带中点深面向下延续，在大腿上部位于股三角内，向下入收肌管，出收肌腱裂孔至腘窝，移行为腘动脉。在腹股沟韧带中点稍下方，活体可摸到股动脉搏动。其分支有股深动脉、腹壁浅动脉、旋髂浅动脉、阴部外动脉和膝降动脉。

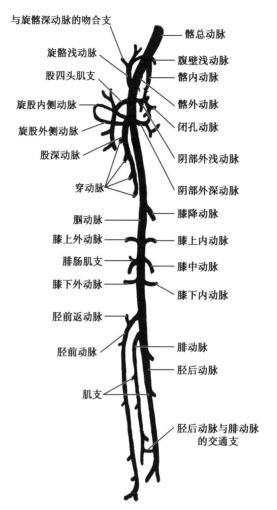

图 5-41　下肢动脉示意图

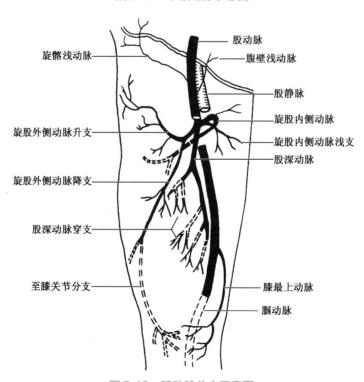

图 5-42　股动脉分支示意图

（2）腘动脉：从收肌腱裂孔起，向下行于腘窝深部，至腘肌下缘，分为胫前动脉和胫后动脉。其分支有肌支、膝上内外动脉、膝下内外动脉、膝中动脉和腓肠动脉。

（3）胫后动脉：是腘动脉的延续，在小腿后面浅、深两层屈肌之间下行，经内踝后方、屈肌支持带的深面至足底，分为足底内侧动脉和足底外侧动脉两终支。其分支有腓动脉、胫骨滋养动脉、足底内侧动脉和足底外侧动脉。

（4）胫前动脉：由腘动脉分出立即穿小腿骨间膜至小腿前面，沿骨间膜前面下降，至踝关节的前方移行为足背动脉。

（5）足底深弓：由足底外侧动脉与足背动脉的足底深动脉吻合而成。

（二）造影技术

1. 上肢动脉DSA

（1）手术操作：采用Seldinger技术穿刺肱动脉或腋动脉。肱动脉穿刺时，患肢伸直外展，于肘关节内侧皮肤皱褶上方0.5～1.0cm肱动脉搏动处进针；腋动脉穿刺时，患者取仰卧位，上肢高举过头，肘关节屈曲，手掌放于头上，于腋窝皮肤皱褶远侧约1.0cm腋动脉搏动处进针。穿刺成功后送入导丝，沿导丝送入造影导管。实际工作中能用Seldinger技术经股动脉插管的尽量应从股动脉入路操作。

（2）造影参数选择：观察上肢动脉及其分支情况并摄片。一般选用浓度为300mgI/ml的非离子型对比剂，8～10ml/次，以4～5ml/s的速度注入，动静脉瘘者应增加对比剂用量，并加快注射速度；动脉闭塞者应减慢注射速度（图5-43）。

（3）造影体位：正位及左右斜位。

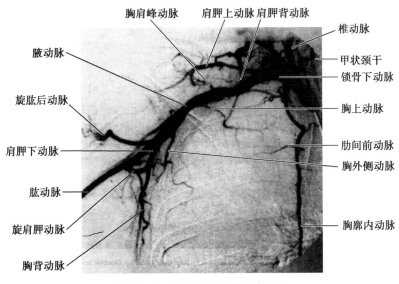

图5-43　右上肢动脉造影减影图

2. 下肢动脉DSA

（1）手术操作：采用Seldinger技术穿刺股动脉，一种方法的穿刺点在腹股沟皮肤皱褶水平股动脉搏动点向下2cm处，肥胖者适当上移。另一种方法的穿刺点是在髂前上棘与耻骨联合连线平行下移2cm、股动脉搏动最清楚处，穿刺成功后送入导丝，沿导丝送入造影导管。

（2）造影参数选择：观察股动脉及其分支情况并摄片。一般选用浓度为300mgI/ml的非离子型对比剂，10～12ml/次，以5～6ml/s的速度注入（图5-44、图5-45）。

（3）造影体位：正位及左右斜位。

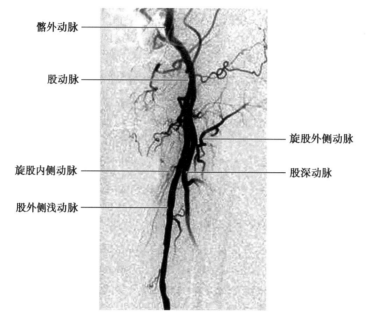

髂外动脉

股动脉

旋股外侧动脉

旋股内侧动脉

股深动脉

股外侧浅动脉

图 5-44　股动脉造影减影图

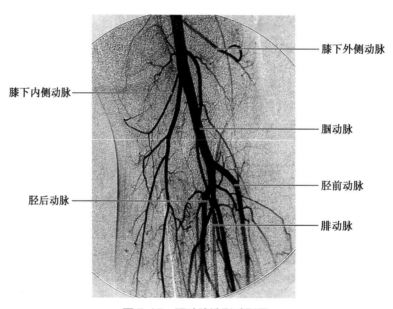

膝下外侧动脉

膝下内侧动脉

腘动脉

胫前动脉

胫后动脉

腓动脉

图 5-45　腘动脉造影减影图

（曹国全　姚飞荣　张修石）

推 荐 阅 读

[1] 余建明. 实用医学影像技术 [M]. 北京：人民卫生出版社，2020.

[2] 张英魁，黎丽，李金锋. 实用磁共振成像原理与技术解读 [M]. 北京：北京大学医学出版社，2021.

[3] BARONI R H，BAUAB T Jr，BITTENCOURT L K，et al. Practical recommendations for the safe use of gadolinium in magnetic resonance imaging: a Delphi expert panel study[J]. Radiol Bras，2020，53（4）：216-222.

[4] 卢川，潘小平. 介入放射学基础 [M]. 3 版. 北京：人民卫生出版社，2020.

[5] 郑传胜，程英升. 中华影像医学·介入放射卷 [M]. 2 版. 北京：人民卫生出版社，2019.

[6] 中华医学会放射学分会磁共振学组，中华医学会放射学分会质量控制与安全工作委员会. 钆对比剂临床安全性应用中国专家建议 [J]. 中华放射学杂志，2019，53（7）：539-544.

[7] 余建明，李真林. 医学影像技术学 [M]. 4 版. 北京：科学出版社，2018.

[8] 李真林，倪红艳. 中华医学影像技术学·MR 成像技术卷 [M]. 北京：人民卫生出版社，2017.

[9] 高剑波. 中华医学影像技术学·CT 成像技术卷 [M]. 北京：人民卫生出版社，2017.

[10] 郭启勇. 介入放射学 [M]. 4 版. 北京：人民卫生出版社，2017.

[11] 曹厚德. 现代医学影像技术学 [M]. 上海：上海科学技术出版社，2016.

[12] 陈武凡，康立丽. MRI 原理与技术 [M]. 北京：科学出版社，2012.

[13] 乔树宾，戴军，胡奉环，等. 心血管介入治疗高级培训教程 [M]. 北京：人民卫生出版社，2011.

[14] LONG B W，ROLLINS J H，SMITH B J. Merrill's Atlas of Radiographic Positioning and Procedures[M]. 13th ed. St.Louis: Mosby，2016.

[15] KISSANE J，NEUTZE J A，SINGH H. Radiology Fundamentals - Introduction to Imaging & Technology[M]. 6th ed. Cham: Springer Nature Switzerland AG，2020.

[16] 杨正汉，冯逢，王霄英. 磁共振成像技术指南 [M]. 北京：人民军医出版社，2010.

中英文名词对照索引

CT 血管造影（CT angiography，CTA） 3

MR 胆胰管成像（MR cholangiopancreatography，MRCP） 164

MR 脊髓成像（MR myelography，MRM） 164

MR 内耳膜迷路成像（MR labyrinthography） 164

MR 尿路成像（MR urography，MRU） 164

MR 输卵管成像（MR salpingography） 164

MR 水成像（magnetic resonance hydrography） 5

MR 唾液腺成像（MR sialography） 164

MR 血管造影（MR angiography，MRA） 3

RF 破坏（RF spoiling） 130

T_1 加权成像（T_1-weighted imaging，T_1WI） 123

T_2^* 图（T_2^* mapping） 5

T_2 加权成像（T_2-weighted imaging，T_2WI） 123

X 线摄影学基线（radiographic base line，RBL） 27

X 线照片（radiograph） 2

B

百万分率（parts per million，ppm） 167

斑点（mottle） 22

包裹伪影（wrap around artifact） 13

背景抑制 DWI（diffusion weighted imaging with background suppression，DWIBS） 172

变换频率编码（frequency encoding） 13

表观弥散系数（apparent diffusion coefficient，ADC） 172

病理加权像（pathology weighted image） 128

不相干（incoherent） 130

部分容积效应（partial volume effect） 13

C

层次处理（gradation processing） 34

层流（laminar flow） 138

查询表（look-up table，LUT） 34

肠套叠空气灌肠整复（reduction of intussusception by air enema） 71

常规 GRE（conventional GRE） 128

超短 TE（ultra short TE，UTE） 6

超快速 GRE（ultra fast GRE） 133

超顺磁性（superparamagnetism） 147

超顺磁性氧化铁（superparamagnetic iron oxide，SPIO） 146

成像板（imaging plate，IP） 2

重复时间（repetition time，TR） 13

重聚焦 GRE（refocused GRE） 130

窗技术（windowing technique） 12

垂直线（vertical line） 27

磁共振波谱成像（magnetic resonance spectroscopy，MRS） 167

磁共振波谱学（magnetic resonance spectroscopy，MRS） 5

磁共振成像（magnetic resonance imaging，MRI） 4

磁共振功能成像（functional magnetic resonance imaging，fMRI） 169

磁共振血管成像（magnetic resonance angiography，MRA） 157

磁化传递对比（magnetization transfer contrast，MTC） 136

磁敏感性加权成像（susceptibility weighted imaging，SWI） 5

磁敏感性伪影（susceptibility artifact） 131

D

达峰时间（time to peak，TTP） 170

单次激发（single shot，SS） 133

单体素选择法（single voxel selection） 167

低对比度分辨力（low contrast resolution） 22

低张力十二指肠造影（hypotonic duodenography） 69

低张双重对比造影（hypotonic double contrast radiography） 70

点分辨波谱法（point resolved spectroscopy，PRESS） 167

碘化油（iodinated oil） 61

动脉法 DSA（intraarterial DSA，IA-DSA） 189

动脉自旋标记法（arterial spin labeling，ASL） 169

动态磁敏感对比（dynamic susceptibility contrast，DSC） 169

对比度（contrast） 21

对比剂（contrast medium） 2，59

对比增强（contrast enhancement） 34

对比增强磁共振血管成像（contrast enhanced magnetic resonance angiography，CE-MRA） 157

对比增强能谱乳腺摄影（contrast enhancement spectral mammography，CESM） 54

多层螺旋CT（multislice spiral CT，MSCT） 3

多次激发（multiple shot） 133

多丝正比电离室（multi-wire proportional chamber，MWPC） 35

多体素选择法（multiple voxel selection） 167

F

反转恢复（inversion recovery，IR） 124

反转时间（time of inversion，TI） 127

方形化（square off） 143

放射学信息系统（radiology information system，RIS） 7

非对比增强磁共振血管成像（noncontrast enhanced magnetic resonance angiography，NCE-MRA） 157

非离子型对比剂（non-ionic contrast media） 60

分段扫描（segmented scanning） 133

分子成像（molecular imaging） 5

复相位（rephasing） 124

腹部透视（abdominal fluoroscopy） 33

G

高渗对比剂（high osmolar contrast media，HOCM） 61

各向异性分数（fractional anisotropy，FA） 172

功能性MRI（functional MRI，fMRI） 5

管电流（tube current） 23

管电压（tube voltage） 23

冠状面（coronal plane） 27

灌注加权成像（perfusion weighted imaging，PWI） 5

H

毫安秒（milliampere second，mAs） 23

横向相干（transverse coherence） 130

呼吸补偿（respiratory compensation） 126

化学位移伪影（chemical shift artifact） 13

化学性预饱和（chemical presaturation） 136

回波链（echo train） 126

回波链长度（echo train length，ETL） 126

回波时间（echo time，TE） 13

J

激励次数（number of excitations，NEX） 13

激励回波探测法（stimulated echo acquisition mode，STEAM） 167

计算机X线摄影（computed radiography，CR） 2

加权减影（weighted subtraction） 35

交叉激励（cross excitation） 142

交替激励（interleaving） 143

接收带宽（receive bandwidth） 134

截断伪影（truncation artifact） 13

进入现象（entry phenomenon） 138

经皮肝穿刺胆管造影（percutaneous transhepatic cholangiography，PTC） 72

静脉法DSA（intravenous DSA，IV-DSA） 189

静脉尿路造影（intravenous urography，IVU） 73

静脉肾盂造影（intravenous pyelography，IVP） 73

K

抗磁性（diamagnetism） 147

客观评价法（objective evaluation） 12

空间频率处理（spatial frequency processing） 35

空间预饱和（spatial presaturation） 139

快速全胃肠道钡餐造影（rapid barium meal study of gastrointestinal tract） 71

快速系数（turbo factor） 126

L

拉链伪影（zipper artifact） 142

劳氏位（Law method） 29

离子型对比剂（ionic contrast media） 60

连续采集（sequential acquisition） 136

量子检测效率（detective quantum efficiency，DQE） 2

量子检出效率（detective quantum efficiency，DQE） 12

零TE（zero TE，ZTE） 6

流动现象（flow phenomenon） 137

流动运动伪影（flow motion artifact） 137

流入效应（inflow effect） 138

硫酸钡（barium sulfate） 60

瘘管及窦道造影（fistulography and sinography） 78

螺旋流（spiral flow） 138

M

弥散峰度（diffusional kurtosis） 174

弥散峰度成像（diffusion kurtosis imaging，DKI） 5

弥散加权成像（diffusion weighted imaging，DWI） 5

弥散张量成像（diffusion tensor imaging，DTI） 5

弥散张量纤维束成像（diffusion tensor tractography，DTT） 173

泌尿系统造影检查（urinary system contrast examination） 73

模 / 数（analog to digital，A/D） 3

模糊度（mistiness，unsharpness） 21

模拟影像（analog image） 2

N

内镜逆行胰胆管造影（endoscopic retrograde cholangiopancreatography，ERCP） 72

内外侧斜（mediolateral oblique，MLO） 52

能量减影（energy subtraction） 35

能谱 CT（spectral CT） 3

逆行肾盂造影（retrograde pyelography） 74

尿道造影（urethrography） 76

O

偶数回波重聚相位（even echo rephasing） 139

P

膀胱造影（cystography） 75

盆腔阵列线圈（pelvic array coil） 154

频率等级（frequency rank，RN） 35

频率类型（frequency type，RT） 35

频率增强程度（degree of enhancement，RE） 35

平板探测器（flat panel detector，FPD） 24

平均弥散率（mean diffusivity，MD） 172

平均通过时间（mean transit time，MTT） 170

平面回波成像（echo planar imaging，EPI） 124

平片（plain film） 2

平片 X 线摄影（plain film radiography） 1

平扫（plain scan） 4

屏蔽效应（shielding effect） 143

屏 - 片组合（screen-film combination） 2

普通胃、十二指肠造影（routine gastroduodenography） 68

曝光时间（exposure time） 23

Q

去相位（dephasing） 124

全身弥散加权成像（whole body diffusion weighted imaging，WB-DWI） 172

R

扰相（spoiling） 130

扰相梯度（spoiler gradient） 131

人工智能（artificial intelligence，AI） 10

人类生物学基线（anthoropological base line，ABL） 28

容积比（volume rate，VR） 173

乳腺导管造影（galactography） 77

锐利度（sharpness） 21

S

三平面定位（three plane localization，3-PL） 150

三维（three dimension，3D） 3

栅比（grid ratio） 24

扫描方案（scan protocol） 134

色调谐调（tone scaling） 34

射频（radio frequency，RF） 4

深度分辨表面线圈波谱分析法（depth resolved surface coil spectroscopy，DRESS） 167

肾源性系统性纤维化（nephrogenic systemic fibrosis，NSF） 146

剩余横向磁化（residual transverse magnetization） 130

失去相位一致性（out of phase） 124

时间飞跃（time of flight，TOF） 138

时间减影（temporal subtraction） 35

实时 MRI（real time MRI） 134

食管双重对比造影（double contrast esophagography） 66

食管造影（esophagography） 66

矢状面（sagittal plane） 27

事件相关设计（event-related design） 177

视野（field of view，FOV） 12

受激回波（stimulated echo，STE） 130

受试者操作特征曲线（receiver operator characteristic curve，ROC curve） 12

术后 T 形管造影（postoperative T-tube cholangiography） 72

数 / 模转换（digital to analog，D/A） 24

数字 X 线摄影（digital radiography，DR） 2

数字减影血管造影（digital subtraction angiography，DSA） 185

数字体层融合摄影（digital tomosynthesis，DTS） 2

双重造影（double contrast study） 60

双能减影X线摄影（dual-energy subtraction radiography，DESR） 2

双源CT（dual source CT，DSCT） 3

水平面（horizontal plane） 27

顺磁性（paramagnetism） 147

四维流相位对比MRI（4D-flow MRI） 5

四肢透视（extremity fluoroscopy） 33

T

特殊吸收率（specific absorption rate，SAR） 148

梯度磁矩重聚相位（gradient moment rephasing） 139

梯度回波（gradient echo，GRE） 124

梯度破坏（gradient spoiling） 130

体素内去相位（intravoxel dephasing） 139

条带伪影（banding artifact） 133

调制传递函数（modulation transfer function，MTF） 12，37

铁磁性（ferromagnetism） 147

听鼻线（acanthiomeatal line） 28

听眶线（orbitomeatal line） 28

听眉线（acanthiomeatal line） 28

听眦线（orbitomeatal base line） 27

同相位（in phase） 124

瞳间线（interpupillary line，IPL） 28

头尾（craniocaudal，CC） 52

透视（fluoroscopy） 33

图像存储与传输系统（picture archiving and communication system，PACS） 7

图像拼接（image pasting） 39

W

网状内皮系统（reticulo-endothelial system，RES） 144

伪影（artifact） 22

胃双重对比造影（double contrast gastrography） 67

紊流（turbulent flow） 138

稳态（static state） 130

涡流（vortex flow） 138

物-像距（object-image distance，OID） 21

X

相对各向异性（relative anisotropy，RA） 173

相对脑血流量（cerebral blood flow，CBF） 170

相对脑血容量（cerebral blood volume，CBV） 170

相干（coherent） 130

相位编码（phase encoding） 13

相位对比乳腺摄影（phase contrast mammography，PCM） 53

相位重绕（phase rewinder） 131

像素移动（pixel shifting） 187

谐调曲线类型（gradation type，GT） 34

信号平均次数（number of signal averages，NSA） 135

信息采集（acquisition of information） 33

信息处理（processing of information） 33

信息的存储与输出（archiving and output of information） 34

信息转换（transformation of information） 33

信噪比（signal to noise ratio，SNR） 12

胸部透视（chest fluoroscopy） 33

旋转量（rotation amount，GA） 34

旋转中心（gyration center，GC） 34

血氧水平依赖脑功能成像（blood oxygen level dependent functional magnetic resonance imaging，BOLD-fMRI） 169

Y

阳性对比剂（positive contrast media） 59

医院信息系统（hospital information system，HIS） 8

移动CT（mobile CT，MCT） 3

移动量（gradation shift，GS） 34

阴性对比剂（negative contrast media） 59

影像接收器（image receptor，IR） 20

有效TE（effective TE） 126

右后斜位（right posterior oblique，RPO） 29

右前斜位（right anterior oblique，RAO） 29

预磁化脉冲（premagnetization pulse） 133

源-像距（source to image receptor distance，SID） 23

云存储（cloud storage） 9

云计算（cloud computing） 9

运动伪影（motion artifact） 13

运动性模糊（movement unsharpness） 23

Z

造影检查（contrast examination） 2

噪声（noise） 22

噪声等价量子数（noise equivalent quanta，NEQ） 12

增强扫描（contrast scan） 4

照射野（radiation field） 25

振荡（oscillate） 133

质量保证（quality assurance，QA） 11

质量管理（quality management，QM） 11

质量控制（quality control，QC） 11

质子密度加权成像（proton density weighted imaging，
　PDWI） 123

主观评价法（subjective evaluation） 12

驻波伪影（standing wave artifact） 143

锥形束 CT（cone beam CT，CBCT） 54

子宫输卵管造影（hysterosalpingography，HSG） 77

自动曝光控制（automatic exposure control，AEC） 25

自旋回波（spin echo，SE） 124

自由感应衰减（free induction decay，FID） 124

组块设计（blocked design） 177

最短 TE（minimum TE） 136

左后斜位（left posterior oblique，LPO） 29

左前斜位（left anterior oblique，LAO） 29

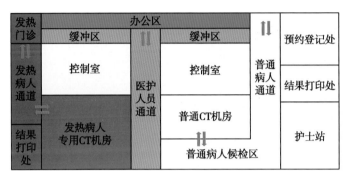

图 1-2　医院放射检查分区示意图

红色为污染区，黄色为半污染区，绿色为缓冲区，蓝色为清洁区。

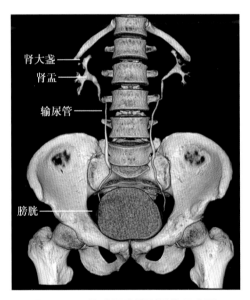

图 2-43　静脉尿路造影影像示意图

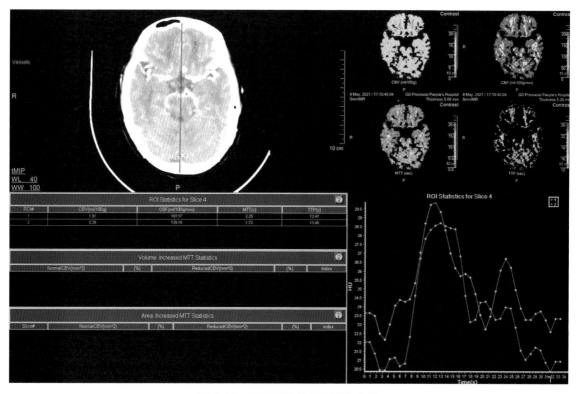

图 3-12　正常脑轴位 CT 灌注成像

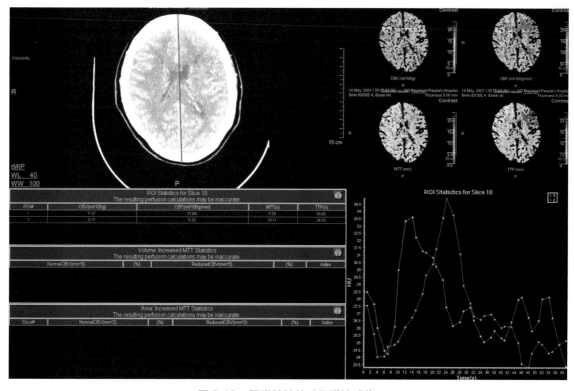

图 3-13　异常脑轴位 CT 灌注成像

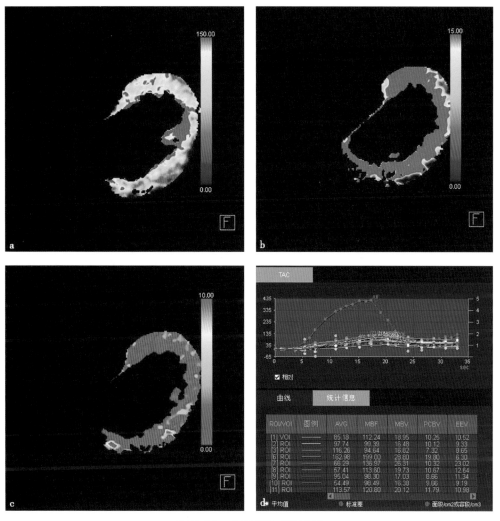

图 3-14　心肌 CT 灌注成像

a、b、c. 心肌灌注血流图；d. 心肌灌注参数表。

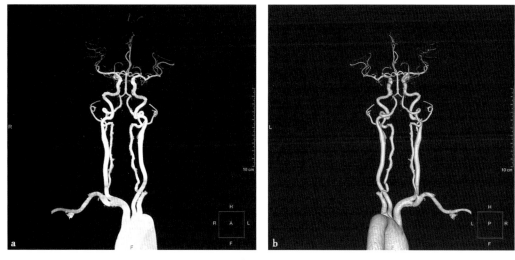

图 3-20　头颈动脉 CTA 图像

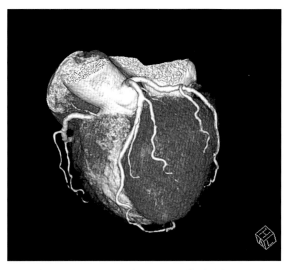

图 3-22　冠状动脉 CTA 图像清晰显示冠状动脉与心脏表面的关系

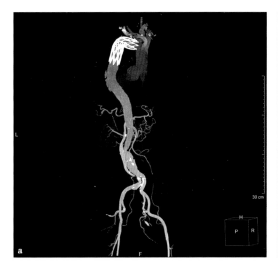

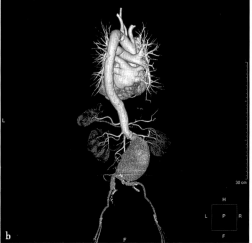

图 3-30　主动脉 CTA

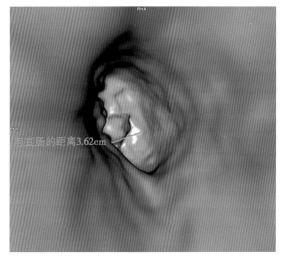

图 3-32　直肠 CTVE

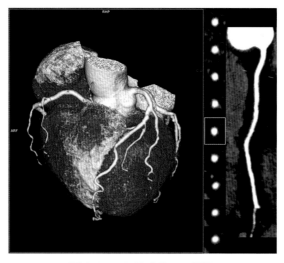

图 3-33　冠状动脉 VP 图像

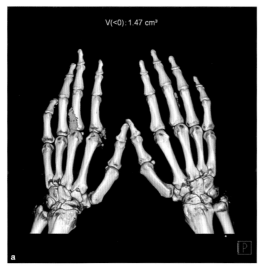
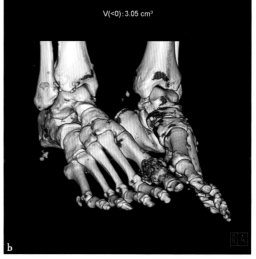

图 3-34　能谱 CT 痛风图像

a. 手多发绿色痛风结节；b. 足多发绿色痛风结节。

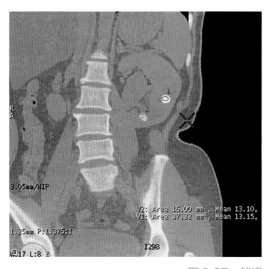
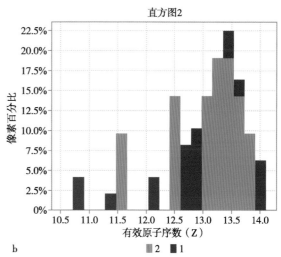

图 3-37　能谱 CT 有效原子序数图

a. 能谱 CT 有效原子序数感兴趣区定位及测量图；b. 测量组织的有效原子序数柱形图。

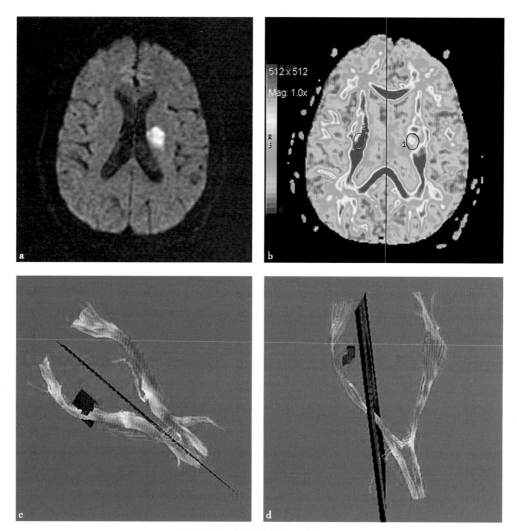

图 4-27 左侧基底节区脑梗死

a～c. 病程 1d，DWI 示左侧基底节区高信号灶（a），病灶（"1"区）FA 值较对侧（"2"区）减低（b），DTT 示左侧皮质脊髓束受压无中断（c）；d. DTT（病程 6d），病灶较前缩小，左侧皮质脊髓束无受压，患者肌力从Ⅲ级恢复为Ⅳ级。

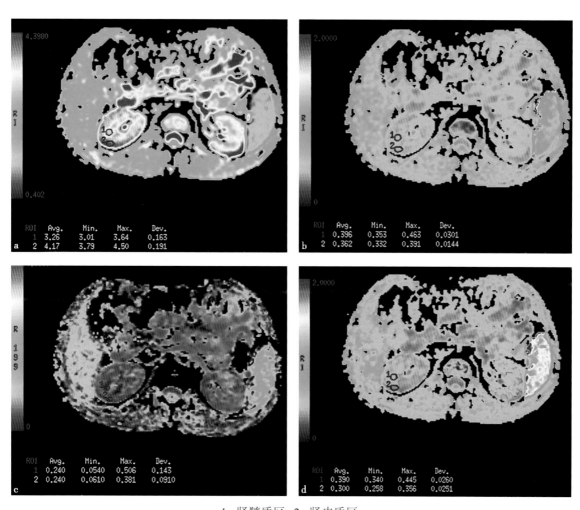

1. 肾髓质区；2. 肾皮质区。

图 4-28　肾脏 DKI

a. MD 值及伪彩图；b. MK 值及伪彩图；c. RK 值及伪彩图；d. KA 值及伪彩图。

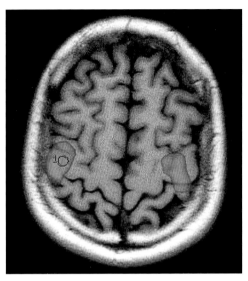

图 4-30　正常人双手对指运动 fMRI
双侧中央前回手运动区激活。

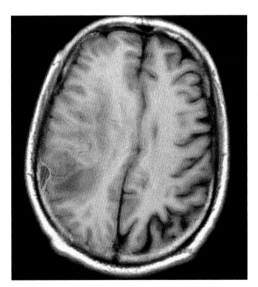

图 4-31　脑瘤 fMRI
左手对指运动, 右侧中央前回手运动区受压移位。